Tress
Psychosomatische
Grundversorgung

49,–
10/10/94

Psychosomatische Grundversorgung

Kompendium der interpersonellen Medizin

Herausgegeben von
W. Tress

unter Mitarbeit von
J. Kruse
E. Mans
U. Rosin
G. Reister
W. Wöller

Mit 54 Tabellen
und 33 Abbildungen

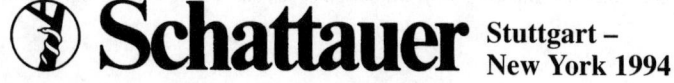 **Schattauer** Stuttgart –
New York 1994

Anschrift des Herausgebers:
Univ.-Prof. Dr. Dr. Wolfgang Tress
Ärztl. Direktor des Klin. Instituts und der Klinik für Psychosomatische Medizin
und Psychotherapie
Heinrich-Heine-Universität, Bergische Landstr. 2, 40605 Düsseldorf

Umschlagbild: Ausschnitt aus der Lithographie von Jean Cocteau: Nous croyous en Europe.
Mit freundlicher Genehmigung der VG Bild-Kunst (© VG Bild-Kunst, Bonn 1993)

Die Deutsche Bibliothek – CIP-Einheitsaufnahme

Psychosomatische Grundversorgung : Kompendium der
interpersonellen Medizin / hrsg. von W. Tress. Unter Mitarb.
von J. Kruse ... – Stuttgart ; New York : Schattauer, 1994
    ISBN 3-7945-1569-2
NE: Tress, Wolfgang [Hrsg]; Kruse, Johannes

© 1994 by F. K. Schattauer Verlagsgesellschaft mbH, Lenzhalde 3, D-70192 Stuttgart, Germany
Printed in Germany
Satz, Druck und Bindung: Mayr Miesbach, Druck und Verlag GmbH, Am Windfeld 15, D-83714 Miesbach, Germany

ISBN 3-7945-1569-2

Zum Geleit

Die Einführung der Psychosomatischen Grundversorgung in die kassen- und vertragsärztliche Versorgung über die Psychotherapierichtlinien des Bundesausschusses Ärzte und Krankenkassen ist ein Musterbeispiel für einen Prozeß, wie unter Beteiligung von Fachgesellschaften, Gesundheitsverwaltungen und engagierten Psychosomatikern, Psychotherapeuten und Psychoanalytikern eine alte Idee in ein Vertragswerk umgesetzt werden kann; hier die Idee vom integrativen und holistischen Ansatz der Psychosomatischen Medizin.

Schon vor Formulierung der Psychosomatischen Grundversorgung haben Allgemeinmediziner, Internisten, Gynäkologen u.a. in ihrem ärztlichen Handeln manchmal schon jahrzehntelang eine psychosomatische Einstellung zum Patienten praktiziert und sich dabei an dem Gedankengut Balints und von Weizsäckers orientiert. Sie umschrieben ihre Haltung mit dem Begriff der »sprechenden Medizin«, um sich deutlich von der rein naturwissenschaftlichen Medizin zu unterscheiden. Während der 70er Jahre gewann in den gesundheits- und fachpolitischen Diskussionen der Gedanke einer sogenannten allgemeinen Psychotherapie in der Primärversorgung immer mehr Raum. Der eigentliche Durchbruch der Idee von einer generellen psychosomatischen Orientierung der Ärzte gelang aber erst aus dem Bemühen der Fachpsychotherapeuten und Psychosomatiker, ihre spezialisierte Tätigkeit von der psychosomatischen Orientierung in der Primärversorgung zu differenzieren. Diesen Prozeß bis zur Formulierung der Psychosomatischen Grundversorgung in den Psychotherapierichtlinien möchte ich zum Geleit dieses Buches aus meiner persönlichen Erfahrung skizzieren.

Mit dem dritten Anlauf der Fachpsychotherapeuten und Psychosomatiker, ausgehend von der Konferenz der Leitenden Fachvertreter für Psychosomatische Medizin und Psychotherapie an den Hochschulen, eine Gebietsbezeichnung für Psychosomatische Medizin und Psychotherapie zu erreichen, begann eine heftige Kontroverse um die Stellung der Psychotherapie in der nervenärztlichen, psychiatrischen, allgemeinärztlichen und psychosomatischen Versorgung. In dieser Situation erhielt ich den ehrenvollen Auftrag, vor der Mitgliederversammlung des Deutschen Kollegiums für Psychosomatische Medizin am 15.11.1984 in Düsseldorf ein Grundsatzreferat zu halten mit dem Thema »Zur Einführung einer Gebietsbezeichnung Psychosomatische Medizin und Psychotherapie aus der Sicht der psychosomatischen und psychotherapeutischen Versorgung der Bevölkerung«. Um sowohl den Vertretern der Gebietsbezeichnung wie den Vertretern eines holistischen und integrativen Ansatzes der Psychosomatischen Medizin für alle medizinischen Gebiete gerecht zu werden, schlug ich drei Ebenen der Qualifikation für den psychosomatisch-psychotherapeutischen Bereich vor. Auf der ersten Ebene, der Primärversorgungsebene, formulierte ich die psychosomatische Basisversorgung, später Psychosomatische Grundversorgung genannt. Auf der zweiten Ebene siedelte ich Ärzte an, die neben einer Tätigkeit im Gebiet auch psychotherapeutisch tätig sein wollten, auf der dritten Ebene den Spezialisten, den Arzt für Psychosomatische Medizin und Psychotherapie. Das Konzept zur Psychosomatischen Grundversorgung konnte ich schon 1984 in die Beratung des Sachverständigenrates bei der Kassenärztlichen Bundesvereinigung zur Neuformulierung der Psychotherapierichtlinien einbringen.

Da man schon seit Jahren um Formulierungen zu einer allgemeinen Psychotherapie in der Basisversorgung bemüht war, fiel mein Vorschlag einer Psychosomatischen Grundversorgung auf fruchtbaren Boden und konnte ohne Schwierigkeiten in die Psychotherapierichtlinien übernommen werden. Die Fachpsychotherapie wurde ergänzt durch die Psychosomatische Grundversorgung als die Basis der psychosomatisch-psychotherapeutischen Versorgung der Bevölkerung.

Die Differenzierung von Psychotherapie in der Basisversorgung (Psychosomatische Grundversorgung) und Fachpsychotherapie hatte eine nicht erwartete Wirkung. Nach der Häufigkeit der Abrechnungen der in der Gebührenordnung vorgesehenen Positionen muß dieses Konzept erstaunlich schnell in der Praxis umgesetzt worden sein. Dennoch blieb lange Zeit die Realisierung der vorgeschriebenen Qualifikationskriterien zur Abrechnungsberechtigung für Psychosomatische Grundversorgung hinter den formulierten Ansprüchen zurück. Zwar hatten die Fachpsychotherapeuten und Psychosomatiker erstaunlich schnell diese neue Ebene der Versorgung aufgegriffen und entwarfen psychoanalytische, lerntheoretische oder familientherapeutische Konzepte und Curricula, jedoch setzte auch ein Minimalisierungsprozeß in den Qualifikationsanforderungen ein.

Dieses Buch bemüht sich um einen hohen Qualifikationsstandard in der Psychosomatischen Grundversorgung. Neu ist, daß sozialpsychologische Konzeptionen der Beziehung und Interaktion zwischen Arzt und Patient als Theorie den Handlungsanweisungen zugrundegelegt werden. Das Buch ist ein gelungener Versuch, den Ärzten in der Basisversorgung psychosomatische, psychotherapeutische, psychoanalytische und interpersonelle Gesichtspunkte bei der Versorgung der immer zahlreicher werdenden Patienten mit psychogenen Erkrankungen nahezubringen. Es steht in der Tradition der Psychosomatischen Medizin, die die Ur-Urenkel bzw. Urenkel und Enkel von Freud, Balint und von Weizsäcker begonnen haben, nämlich konkretes ärztliches Handeln umzusetzen und festzuschreiben.

Dortmund, im Januar 1993
Paul-L. Janssen

Vorwort

Neurosen, psychosomatische Krankheiten, pathologische Reaktionen auf belastende Lebensereignisse, z. B. somatische Erkrankungen und deren seelische wie soziale Folgen, sind die häufigsten Leidenszustände in allen industrialisierten Ländern. Bis zu 40% der Patienten des Allgemeinarztes suchen ihn aufgrund wesentlich psychisch bedingter Erkrankungen auf. Doch die psychosomatische Diagnose und die psychosoziale Therapie dieser Patienten bereiten große Schwierigkeiten. Oft soll dann eine Vielzahl hochtechnisierter Untersuchungen rein somatische Erkrankungen ausschließen. Darin liegt die große Gefahr, den Patienten durch die Magie der Technik und allfällige Bagatellbefunde iatrogen auf ein somatisches Krankheitskonzept zu fixieren. Namentlich die körperliche Ausprägung psychosomatischer Syndrome verführt den Arzt dazu, sich mit dem Patienten auf ein ausschließlich somatisches Krankheitsverständnis zu einigen. Derart bleibt solchen Kranken die adäquate Therapie ihrer Störung versagt. Das Krankheitsgeschehen chronifiziert und überzieht den Patienten wie seine Familie mit immensem Leid, verdrießt den Arzt und verursacht hohe volkswirtschaftliche Kosten.

Um diese Lücke im kassenärztlichen Versorgungssystem zu schließen, wurde mit der Psychosomatischen Grundversorgung eine liquidierbare psychosomatische Basisdiagnostik und -therapie in die Hand des primär somatisch arbeitenden, niedergelassenen Arztes gegeben. Die umschriebene Zielsetzung dieses Ansatzes ist an der aktuellen psychosomatischen Krankheitssituation orientiert und umfaßt
- bio-psychosoziale Differentialdiagnose
- psychologisches Verstehen der das Zustandsbild auslösenden Situation
- bio-psychosoziale Differentialindikation
- seelische Ursachenbehandlung durch

a) Einsichtsvermittlung in die pathogenen (innerseelischen und zwischenmenschlichen) Zusammenhänge oder durch
b) stützende (suggestive oder übende) Verfahren
- prophylaktische Umorientierung des Patienten und seiner nächsten Bezugspersonen (Änderung der Lebensweise, Überwindung von Hemmungen, Auflösen bzw. Vermeiden von Konfliktfeldern)
- Symptombeseitigung/-minderung

Der Schlüssel zur Psychosomatischen Grundversorgung ist die aktive, kontinuierliche und vertrauensfördernde Gestaltung der Arzt-Patient-Beziehung. Das diagnostische und therapeutische Gespräch im Zentrum der Psychosomatischen Grundversorgung stellt hohe Anforderungen an die interaktionelle Kompetenz des Arztes und unterscheidet sich grundsätzlich vom üblichen Arzt-Gespräch.

Das in den nachfolgenden Kapiteln vorgestellte psychosoziale Krankheitsverständnis für seelische und psychosomatische Krankheitsbilder wie für die psychosoziale Ausgestaltung chronischer Krankheitsverläufe, aber auch das Schulungs- und Trainingskonzept für Diagnose und Therapie in der Psychosomatischen Grundversorgung vermitteln diese ärztliche Kompetenz zur psychosomatischen Gesprächsführung. Wir hoffen, ein nicht allzu theorielastiges, dafür didaktisch gut aufbereitetes Modell anzubieten, mit Hilfe dessen der Arzt aus der psychosozialen Problematik wie aus der Beziehungsgestaltung des Patienten Leitlinien für den psychosomatisch-psychotherapeutischen Umgang mit seinen Kranken ableiten kann. Mit der Strukturalen Analyse Sozialen Verhaltens (SASB) und dem chronisch-maladaptiven Beziehungszirkel (CMP) stehen in der Psychotherapieforschung empirisch begründete und für die Lehre ausgereifte Konzepte zur Verfügung, um auch in der allgemeinärztlichen Sprechstunde nach einer überschaubaren Fortbildungszeit basis-psychotherapeutisch handeln zu können, zum Nutzen des Patienten wie zur Zufriedenheit des Arztes. Schließlich ist „mein Doktor" nicht nur der erste Ansprechpartner des psychosomatischen Patienten, er möchte auch mit allen seinen Problemen sich ganz in die Hand seines Doktors begeben und da auch bleiben dürfen.

Mein Dank geht an dieser Stelle in erster Linie an meine Mitautoren, ohne deren fundiertes Engagement dieses Buch nicht möglich gewesen wäre. Herrn Dr. W. Bertram vom Schattauer-Verlag bin ich aufrichtig verbunden für seine sofortige Bereitschaft, sich auf dieses Projekt einzulassen. Zahlreiche Mitarbeiter des Düsseldorfer Lehrstuhls für Psychosomatische Medizin und Psychotherapie haben durch kritische Hinweise zum vorliegenden Manuskript beigetragen und später fleißig Korrektur gelesen, während unsere Sekretärinnen, notwendigerweise nach den üblichen Dienstzeiten, die Manuskripte erstellten und gründlich bearbeiteten. Ihnen allen gilt mein herzlicher Dank.

So hoffe ich im Namen aller Mitarbeiter, daß unser Kompendium den psychosomatischen Patienten hilfreich und ihren Ärzten dienlich sein möge.

Düsseldorf, im September 1993
Wolfgang Tress

Autorenverzeichnis:

Dr. med. Johannes Kruse
Stellvertr. Direktor des Klinischen Institutes für Psychosomatische Medizin und Psychotherapie der Heinrich-Heine-Universität Düsseldorf, Moorenstr. 5, 40225 Düsseldorf

Dr. phil. Elmar J. Mans
Leitender Psychologe der Abteilung für Psychoanalytische Psychosomatik und Psychotherapie des St. Franziska Stift, Franziska-Puricelli-Str. 3, 55543 Bad Kreuznach

Priv.-Doz. Dr. med. Gerhard Reister
Leitender Oberarzt der Klinik für Psychosomatische Medizin und Psychotherapie der Heinrich-Heine-Universität Düsseldorf, Bergische Landstr. 2, 40605 Düsseldorf

Prof. Dr. med. Dr. phil. Ulrich Rosin
Ärztlicher Direktor der Werner-Schwidder-Klinik für Psychosomatische Medizin, Kirchhofener Str. 4, 79189 Bad Krozingen

Dr. med. Wolfgang Wöller
Oberarzt der Klinik für Psychosomatische Medizin und Psychotherapie der Heinrich-Heine-Universität Düsseldorf, Bergische Landstr. 2, 40605 Düsseldorf

Inhaltsverzeichnis

1. Die Stellung der Psychosomatischen Grundversorgung (PV) in der ärztlichen Psychotherapie

W. Tress

Die Notwendigkeit einer Psychosomatischen Grundversorgung wird meist unter- und selten überschätzt. Neurosen, psychosomatische Krankheiten und pathologische Reaktionen auf belastende Lebensereignisse sind die häufigsten Leidenszustände in allen industrialisierten Ländern.

1.1 Die sozial- und gesundheits- politischen Dimensionen der ärztlichen Psychotherapie

Epidemiologische Befunde verhelfen dazu, deren wirkliche Ausmaße in den Blick zu bekommen. So wurde gezeigt, daß in Praxen von Kassenärzten 30-40 % der Patientenschaft an psychogenen oder sekundär psychosomatischen Syndromen leiden. In der erwachsenen Durchschnittsbevölkerung beläuft sich die Akutprävalenz dieser psychogenen Störungen auf 25 %: Ein Viertel der erwachsenen Bevölkerung im erwerbstätigen Alter ist entweder körperlich und/oder seelisch und/oder in der Gestaltung der sozialen Beziehungen (charaktertypisches Verhalten) solchermaßen durch psychogene oder psychogen mitbedingte Beschwerden beeinträchtigt, daß sie nach den Standards der Reichsversicherungsordnung (RVO) als krank einzustufen sind und sich in dieser Hinsicht nicht vom Klientel einer psychosomatisch-psychotherapeutischen Universitätsambulanz und nur geringfügig von Patienten auf psychotherapeutischen Akutstationen unterscheiden (Schepank und Tress 1988, Schepank 1990). In dieser psychogen oder sekundär psychosomatisch kranken Bevölkerungsgruppe sind sozial schwächere Bevölkerungsschichten und, unabhängig davon, Frauen überrepräsentiert. Aktuellen Bedarf an spezifisch psychotherapeutischen Leistungen haben ca. 10 % der Bevölkerung. Hierbei ist kein spezielles Psychotherapieverfahren gemeint, sondern das breite Spektrum von verschiedenen qualifizierten Formen der Beratung über Autogenes Training, Kurz- und Fokaltherapien, Kriseninterventionen im einzel- wie auch im gruppentherapeutischen Verfahren.

Dagegen wurden 1989 nur 1,34 % der Gesamthonorarsumme, die für ambulante ärztliche Leistungen zur Verfügung stand, für qualifizierte Fachpsychotherapie aufgewandt. Der gleiche Prozentsatz wurde für Gespräche von Nervenärzten und Ärzten der Primärversorgung mit diesem Patientenkreis ausgegeben, nur 0,3 % wurden von den Ersatzkassen außerhalb der kassen- und vertragsärztlichen Versorgung für ambulante psychotherapeutische Behandlungen erstattet. Im stationären Sektor fließen 3,1 % der Gesamtausgaben in die Krankenhausbehandlungen psychogen und psychosomatisch kranker Menschen, ohne daß dabei fachpsychotherapeutische Behandlung zur Anwendung kommt. Nur ein Drittel der Gesamtsumme wurde 1989 für die stationäre Heilbehandlung in psychosomatisch-psychotherapeutischen Fach- und Reha-Kliniken ausgegeben. – 1987 fielen aber zu Lasten dieser Patientengruppe 10 Millionen Arbeitsunfähigkeitstage. – Dennoch werden die meisten psychisch und psychosomatisch Kranken erst nach durchschnittlich sieben Jahren erstmals adäquat diagnostiziert und behandelt. »Statt früh und ambulant kommt es nie oder zu spät – dann meist stationär – zur Psychotherapie. Neben einer eklatanten Unterversorgung besteht also ebenso eine Fehlversorgung der Bevölkerung mit Psychotherapie.« (Meyer et al. 1991)

Die überwiegende Mehrheit dieser Menschen kommt immer wieder einmal und viele auch recht häufig mit einem, oft aber mit mehreren Ärzten in Kontakt. Vermutlich wird keine andere professionelle Gruppe (psychosoziale Berater, Juristen, Heilpraktiker, Kleriker etc.) von den psychogen Kranken so regelmäßig und häufig in Anspruch genommen wie die ärztliche.

Das bestätigt die hohe Bedeutung und Verantwortung des niedergelassenen Arztes jeder Fachrichtung für eine sachgerechte Diagnostik und Therapie der psychogenen und psychosozialen Störungen und begründet die Notwendigkeit, die Psychosomatische Grundversorgung kassenärztlich zu installieren.

Untersuchungen des Verlaufs psychogen bedingter oder mitbedingter Syndrome zeigen, daß die Quote der insgesamt akut psychogen kranken Menschen in der Bevölkerung gleich geblieben ist. Nach drei Jahren sind zu 80 % dieselben Menschen auch weiterhin krank. Die wissenschaftliche Falschmeldung von der Spontanremission neurotischer Erkrankungen (Eysenck 1951) ist damit entlarvt. Verständlich wird aus den Verlaufsbetrachtungen aber auch die Herkunft dieser Falschmeldung: Nach drei Jahren haben 75 % der Probanden die aktuelle klinische Leitsymptomatik gewechselt; der Herzneurotiker erscheint nun alkoholkrank, der vormalige Kopfschmerzpatient imponiert jetzt neurotisch depressiv. An die Stelle einer vormals pathologischen Partnerschaftskonstellation tritt heute, nach der Trennung, eine entzündliche Darmerkrankung.

Unter Verlaufsaspekten gerät damit die nosologische Aufteilung psychogener Krankheiten in Psychosomatosen, Psychoneurosen und Persönlichkeitsstörungen sehr ins Wanken. Statt dessen empfiehlt uns die Sachlage, von dem übergeordneten Begriff der Psychogenen Erkrankungen auszugehen, das heißt von seelisch bedingten und mitbedingten Krankheitsbildern, die uns einmal mehr im leiblichen Befinden, dann eher im seelischen Erleben und sehr häufig gleichzeitig auch im zwischenmenschlichen Verhalten begegnen, wobei der Einzelfall im Laufe der Zeit mit einiger Wahrscheinlichkeit den klinischen Prägnanztyp mehrfach wechselt. Die Epidemiologie der Verläufe psychogener Erkrankungen spricht daher für eine verstärkte psychotherapeutische Fortbildung der Ärzteschaft insgesamt. Es findet sich kein Argument für zeitgenössische Überlegungen, die Versorgung psychogen Kranker aus der Verantwortung der Ärzte zu entlassen. Gerade die so wesentlich mitbetroffene Symptomebene des Körpers, die partielle Ausdrucksgemeinschaft des Organischen und des Neurotischen, die V. von Weizsäcker immer wieder nachdrücklich hervorhob, käme derart zu kurz. Oft hat nur der niedergelassene Arzt die Chance, psychosomatische Symptome noch unorganisiert in statu nascendi zu erkennen und die körperliche wie seelische Therapie in eine Hand zu nehmen. Hierzu bedarf es freilich der psychosomatischen Grundorientierung. Sie ist aber auch gefragt, wenn der Arzt seinen chronischen und älteren Patienten mit einer somatopsychischen Problematik (s. unten) dazu verhelfen will, langwierige chronische Leiden menschlich zu bewältigen und als Kranke sinnerfüllt weiterzuleben.

1.2 Begriffsdefinitionen

Das Fach Psychosomatische Medizin und Psychotherapie fand 1970 Aufnahme in die Approbationsordnung für Ärzte und damit in den Kanon der an den Medizinischen Fakultäten etablierten Pflichtfächer. Damit waren lehr- und lernbare Begriffsdefinitionen verlangt: So meinen wir mit psychogenen Erkrankungen als nosologischem Oberbegriff die Gruppe der Psychoneurosen, der Persönlichkeitsstörungen und die primären wie sekundären psychosomatischen Erkrankungen. Wir definieren psychogene Erkrankungen als

– Normabweichungen des inneren und äußeren Verhaltens und/oder körperlicher Funktionen und Strukturen, die

– ätiologisch aus den vergangenen und aktuellen psychosozialen Lebensumständen einer Person erwachsen und

– über psychische Prozesse und deren körperliche Korrelate (Zwischenhirn/Hippokampus) vermittelt werden.

Es geht also um Normabweichungen in den Dimensionen

– des Körperlichen

– des seelischen Befindens und Erlebens (insbesondere depressive Verstimmungen, Ängste und Zwänge)

– um neurotisches zwischenmenschliches Verhalten (einschließlich Süchte; also um den »guten« oder »nicht so guten« Charakter eines Menschen)

Mit den Erfolgen der Intensivmedizin und der Zunahme schwerer chronischer Erkrankungen erschließt sich der Psychosomatischen Medizin das weitere Aufgabenfeld der sekundären psychosomatischen (somatopsychischen) Störungen (Tumorpatienten, Dialysepflichtige, Unfallopfer, emotionale Probleme des »Lebens danach«: Krankheitsverarbeitung, Krankheitsbewältigung).

Ein zweites, im Rahmen des Fachgebietes wie auch der Psychosomatischen Grundversorgung, wichtiges Bestimmungselement ist die Psychotherapie als Festlegung der spezifischen Behandlungsmodalität. Nach einer vielzitierten Definition (Strotzka 1975, Dührssen 1990) meint Psychotherapie

– einen bewußt geplanten interaktionellen Prozeß
– zur Beeinflussung von Verhaltensstörungen und Leidenszuständen,
– die in einem Konsensus (möglichst zwischen Patient, Therapeut und Bezugsgruppe) für behandlungsbedürftig gehalten werden, und zwar
– mit psychologischen Mitteln (durch Kommunikation: meist verbal, aber auch averbal)
– in Richtung auf ein definiertes, nach Möglichkeit gemeinsam erarbeitetes Ziel (Symptomminimalisierung und/oder Strukturveränderung der Persönlichkeit), und das
– mittels lehrbarer Techniken auf der Basis einer Theorie des normalen und pathologischen Verhaltens.

> Psychotherapie ist also die von einer Krankheitslehre abgeleitete Art und Weise der Kommunikation zur Behandlung von seelisch (mit-)bedingten Krankheitszuständen.

Psychotherapie unterscheidet sich mithin grundsätzlich von Ratschlägen, wie sie der gesunde Menschenverstand bzw. die allgemeine Lebenserfahrung oft auch dem Arzt nahelegen. Dergleichen ist für den psychogen Kranken oft sogar schädlich (etwa die Empfehlung an den Depressiven, in Urlaub zu fahren).

1.3 Die Entwicklungsgeschichte der Psychotherapierichtlinien

Die Einführung der Psychotherapie in die kassenärztliche Versorgung kann in drei Phasen untergliedert werden (Faber und Haarstrick 1989, vgl. zu folgendem Tab. 1):

a) 1967 – 1976

Parallel zur ärztlichen Zusatzbezeichnung »Psychotherapie« wurden 1967 die ersten Psychotherapierichtlinien zwischen der Kassenärztlichen Bundesvereinigung und den Repräsentanten der gesetzlichen Krankenkassen vereinbart und in Kraft gesetzt. Man versuchte erstmals, ätiologisch orientierte Psychotherapie unter Berücksichtigung ihrer Eigengesetzlichkeit mit dem Krankheitsbegriff der Reichsversicherungsordnung wie auch mit dem gesetzlichen Erfordernis der Notwendigkeit, Zweckmäßigkeit und Wirtschaftlichkeit in Einklang zu bringen. Im wesentlichen galten als seelische Krankheit damals aktuelle seelische Störungen im zeitlichen und ursächlich abgrenzbaren Zusammenhang mit einer psychodynamisch relevanten Neurose (innerseelisches Bedingungsmoment) und einer gegenwärtig wirksamen Konfliktsituation (psychosoziale Lebenssituation). – Ausschließlich psychoanalytisch orientierte Therapieverfahren (tiefenpsychologisch fundierte Psychotherapie) wurden als Behandlungsmethode in Anspruch genommen.

b) 1976 – 1987

Eine erste Neufassung der Psychotherapierichtlinien war 1976 notwendig geworden, weil die Rechtssprechung der Sozialgerichte auch die Behandlung chronifizierter Neurosen dem Aufgabenbereich der gesetzlichen Krankenkassen zugewiesen und damit den Krankheitsbegriff der RVO erweitert hatte. Es kam zu einer wesentlichen Erweiterung sowohl des Indikationsumfangs wie auch der Leistungsgrenzen der Richtlinien. Hiermit in Verbindung stand die Einführung der ärztlichen Zusatzbezeichnung »Psychoanalyse« neben der Zusatzbezeichnung »Psychotherapie«.

c) 1987 – heute

Die zweite Novellierung der Psychotherapierichtlinien vom 1.10.1987 definierte die Verhaltenstherapie als Bestandteil der Fachpsychotherapie und nahm die Psychosomatische Grundversorgung als vorgeschaltete Maßnahme mit auf.

Die Fortschreibung der Musterweiterbildungsordnung und in deren Gefolge auch der Richtlinien trägt dem Gebietsarzt für Psychothe-

Tab. 1. Konzept zur Einführung einer neuen Gebietsbezeichnung für Psychotherapeutische Medizin (nach Wirsching 1991).

	Leistungen in der Krankenversorgung	Anforderungen/Dauer
I. Fortbildung Psychosomat. Grundversorgung	grundlegende psychodiagnost. beratende und therapeutische Leistungen	Qualifikationsnachweis
II.1 Bereichs-bezeichnung »Psychotherapie«	zusätzlich zu I.tiefenpsycholog. oder verhaltenstherapeut. Durchführung von Einzel-und Paartherapien (maximal 60 Sitzungen) Gruppen, Familien oder körperorient.Verfahren erfordern zusätzl. Fachkunde-nachweis	drei Jahre berufsbegleitend. 250 Stunden Theorie, 120 supervidierte Behandlungsstunden, Balint-Gruppe, Lehrtherapie (Einzel oder Gruppe)
II.2 Bereichs-bezeichnung »Psychoanalyse«	in Ergänzung zu II.1 oder III. psychoanalytische Standard-verfahren	fünf Jahre berufsbegleitend. 400 Stunden Theorie, 600 supervidierte Behandlungsstunden, Lehranalyse
III. Gebietsbezeich-nung »Psycho-therapeutische Medizin«	tiefenpsych.und verhaltens-therapeut. Kompetenz in allen Settings: Einzel, Gruppe, Familie, körperorientiert	fünf Jahre ganztägig, ein Jahr Psychiatrie, ein Jahr Innere Medizin, drei Jahre Psychosomatik/Psycho-therapie. 600 Stunden Theorie, 2000 supervidierte Behandlungsstunden, Balint-Gruppe, Lehrtherapie (Einzel und Gruppe).

Hinweis: Die Weiterbildung zum psychologischen Psychotherapeuten sollte analog zur gebietsärztlichen Weiterbildung in Psychosomatischer und Psychotherapeutischer Medizin gestaltet werden.

rapeutische Medizin sowie dem eigenverant-wortlich tätigen psychologischen Psychothera-peuten im Zuge des »Psychotherapeutengeset-zes« Rechnung.

1.4 Ziel und Behandlungs-methoden in der Psychoso-matischen Grundversorgung

Die Richtlinien unterscheiden die Psychoso-matische Grundversorgung ausdrücklich von der
– monologisch ärztlichen Beratung (Eröffnun-gen, Empfehlungen) und der
– dialogischen Erörterung (gemeinsames Pla-nen der Behandlung) dadurch, daß die Psy-chosomatische Grundversorgung qualitativ wesentlich höhere Anforderungen an den Arzt stellt, ohne freilich das Niveau der Zusatzbe-zeichnung »Psychotherapie« zu verlangen.

Dabei wird die psychosomatisch-psychoso-ziale Kompetenz für pathologische Beziehungen in die Organ- und Funktionspathologie inte-griert. Dies wirkt gefährlichen und chronischen Krankheitsentwicklungen (organisierte Krank-heit, »Patientenkarriere«) entgegen und ist damit eine wirksame Maßnahme der Kostendämpfung zugunsten einer »wirtschaftlichen, ausreichen-den und zweckmäßigen Behandlung« (RVO).

Die Psychosomatische Grundversorgung gehört zu den holistischen (ganzheitsmedizini-schen) Ansätzen in der Psychosomatischen Me-dizin. In einem bio-psycho-sozialen Gesamtpro-zeß verändert sich der Arzt und infolgedessen auch der Patient.

Der Arzt nämlich läßt sich von seinem Patien-ten berühren und durch die unmittelbare Begeg-nung jenseits des distanzierten Diagnostizierens nach nosologischen Kategorien verändern. Der Patient wird vom Objekt zum Subjekt. Dafür bedarf der Arzt einer zunehmenden Permeabilität für die Beziehungsgestaltung durch den Patienten. Aus dieser Sicht dient die Psychosomatische Grundversorgung jenseits aller praxisökonomischen Überlegungen auch der Psychohygiene des Arztes. Sie erleichtert seine psychophysische Not im Umgang mit für ihn schwierigen Patienten.

Definiertes **Ziel der Psychosomatischen Grundversorgung** ist die möglichst frühzeitige differentialdiagnostische Klärung komplexer (zugleich somatische, psychische und psychoso ziale Aspekte) Krankheitsbilder. Es gilt, die ätiologischen Verknüpfungen zwischen psychischen und somatischen Krankheitsfaktoren zu erkennen und in ihrer pathogenen Bedeutung im Rahmen einer bio-psycho-sozialen Gesamtdiagnose zu wichten. Neben die organmedizinische Diagnose tritt die Beziehungsdiagnose. Es folgt eine verbale oder übende Basistherapie psychischer, funktioneller und psychosomatischer Krankheiten, wobei somato- und pharmakotherapeutische Maßnahmen einander ergänzend zusammenwirken. Soweit erforderlich, wird die Indikation zur Einleitung einer ätiologisch orientierten Psychotherapie durch einen psychoanalytisch oder verhaltenstherapeutisch behandelnden Arzt gestellt. Die Psychosomatische Grundversorgung verlangt eine an der aktuellen Krankheitssituation orientierte seelische Krankenbehandlung, die folgende Ziele umfaßt:
- Symptombeseitigung (-minderung)
- Einsichtsvermittlung in die pathogenen Zusammenhänge (Zwiespältigkeiten, Konflikte)
- Verständnis für die das Zustandsbild auslösende Situation
- prophylaktische Umorientierung des Patienten und seiner nächsten Bezugspersonen (Änderung der Lebensweise, Überwinden von Hemmungen, Vermeiden von Konfliktfeldern)

Unabdingbare Grundlage ist eine aktive, kontinuierliche und vertrauensfördernde Gestaltung der Arzt-Patient-Beziehung.

Auf diese Weise deckt die Psychosomatische Grundversorgung den Behandlungsbedarf der Mehrzahl jener psychogen Kranken ab, die keiner »großen Psychotherapie« durch den Fachpsychotherapeuten bedürfen.

Als **Therapiemethoden** in der Psychosomatischen Grundversorgung sind vorgesehen:
- verbale Interventionen über wenigstens 20 Minuten, ganz orientiert an der jeweils aktuellen Krankheitssituation. Eine systematische, die Introspektion fördernde Gesprächsform will dem Patienten Einsichten in die psychosomatischen Zusammenhänge des Krankheitsgeschehens und in die Bedeutung pathogener Beziehungen vermitteln. Der Therapeut berücksichtigt und nutzt dabei die krankheitsspezifischen Interaktionen zwischen Patient und Therapeut, in denen die beziehungspathologische Grundlage der Erkrankung dargestellt wird. Darüber hinaus wird angestrebt, die Bewältigungsfähigkeiten des Kranken, eventuell unter Einschaltung der Bezugspersonen aus dem Umfeld, aufzubauen. Dabei finden tiefenpsychologische Interventionen im genannten Sinne in begrenztem Umfang sowohl über einen kürzeren Zeitraum als auch im Verlauf chronischer Erkrankungen über einen längeren Zeitraum niederfrequent Anwendung, sofern eine ätiologisch orientierte Psychotherapie nicht indiziert ist.

Die psychotherapeutisch angeleitete Gesprächsführung will
- die Innenschau des Patienten anregen,
- emotional getragene Einsichten in die psychosomatischen Zusammenhänge eines Krankheitsgeschehens vermitteln und
- die Bedeutung krankmachender Konflikte dem Patienten erhellen.

Voraussetzung hierfür ist die tragfähige Arzt-Patient-Beziehung, die Symmetrie des Dialoges, die auch aggressive Verhaltensweisen des Patienten tolerieren kann, z.B. wenn er aus unbewußten Gründen trotzig an seiner Symptomatik festhält, um sich gegen Konfliktspannungen zu schützen. Missionarisches oder dirigistisches Intervenieren des Arztes ist hier fehl am Platze. Die Akuität, die besondere Artung des Einzelfalles, die begrenzte Frequenz der Psychosomatischen Grundversorgung sowie namentlich die fehlende gruppendynamische Kompetenz des Primärarztes sprechen gegen den Einsatz der verbalen Interventionsmethode in der Gruppe.
- Übende wie suggestive Techniken, einzeln oder in der Gruppe (natürlich verbale Elemen-

te mit einschließend), insbesondere das im deutschsprachige Raum so traditionsreiche Autogene Training (nicht aber in seiner Oberstufe), die Hypnose sowie andere Entspannungsverfahren. Auch solche übende Verfahren zielen auf die Autonomie des Patienten vom Therapeuten.

Bislang können verbale Interventionen nicht am selben Tage wie übende oder suggestive Techniken eingesetzt werden, damit beide Modalitäten als Bestandteile einer übergeordneten somatopsychischen Behandlungsstrategie in ihrer Eigenständigkeit zur Wirkung kommen können. Das wiederum führt oft zu ganz praktischen Schwierigkeiten hinsichtlich der Bestellmöglichkeiten eines Patienten.

Im Sinne einer ganzheitlichen Basistherapie stehen sowohl die verbalen Interventionen wie die übend-suggestiven Verfahren im Gleichgewicht mit somatischen Behandlungsansätzen, etwa einer gezielten, zeitlich limitierten Psychopharmakotherapie, deren Unterlassung durchaus auch ein Kunstfehler sein kann.

Die Honorierung ärztlicher Maßnahmen zur Psychosomatischen Grundversorgung wird besonders durch die Ziffern 850 (differentialdiagnostische Klärung, 250 Punkte) sowie durch die Ziffer 851 (verbale Intervention, mindestens 20 Minuten, 300 Punkte) des Bewertungsmaßstabes für Ärzte (BMÄ) sowie der Ersatzkassen-Gebührenordnung (E-GO) geregelt. Übende und suggestive Verfahren werden durch die Ziffern 855 – 858 erfaßt (vgl. Tab. 2). Ganz eindeutig deckt diese Honorierung bei weitem nicht einmal die laufenden Unkosten einer durchschnittlichen Kassenpraxis. Auch die zeitlichen Vorgaben sind innerhalb einer üblichen Praxisorganisation dysfunktional und insofern vorläufig leider noch für den Arzt demotivierend und damit patientenunfreundlich, weil einer weiten Verbreitung der Psychosomatischen Grundversorgung abträglich.

Zur Entlastung der Prüfverfahren und der Therapeuten wird empfohlen, pro Behandlungsfall in der Regel 12 Sitzungen in jeder der drei zugelassenen Techniken (verbal, übend und suggestiv) zur Verfügung zu stellen. Dabei handelt es sich um keine eingrenzende Bestimmung, sondern um eine Richtschnur für die Wirtschaftlichkeitsprüfung durch die Kassenärztlichen Vereinigungen.

1.5 Voraussetzungen für die Teilnahme an der Psychosomatischen Grundversorgung

Welches sind die notwendigen Qualifikationen zur Teilnahme an der Psychosomatischen Grundversorgung?

Tab. 2. Ziffern des BMÄ zur Honorierung der Leistungen der Psychosomatischen Grundversorgung

850	Differentialdiagnostische Klärung psychosomatischer Krankheitszustände mit schriftlichem Vermerk über die ätiologischen Zusammenhänge, einschl. Beratung, bis zu zweimal im Behandlungsfall 250
851	Verbale Intervention bei psychosomatischen Krankheitszurständen unter systematischer Nutzung der Arzt-Patient-Interaktion, je Sitzung (Dauer mindestens 20 Minuten) 300
855	Übende Verfahren (Autogenes Training, Relaxationsbehandlung nach Jacobson) als Einzelbehandlung, einschl. verbaler Interventionen und Einführung des Patienten in das Verfahren, je Sitzung (Dauer mindestens 25 Minuten) 300
856	Übende Verfahren (Autogenes Training, Relaxationsbehandlung nach Jacobson) als Gruppenbehandlung (2 bis 10 Teilnehmer), einschl. verbaler Interventionen und Einführung der Patienten in das Verfahren, je Teilnehmer und Sitzung (Dauer mindestens 50 Minuten) 110
857	Übende Verfahren (Autogenes Training, Relaxationsbehandlung nach Jacobson) als Gruppenbehandlung (2 bis 6 Teilnehmer) bei Kindern und/oder Jugendlichen, einschl. verbaler Interventionen und Einführung der Patienten in das Verfahren, je Teilnehmer und Sitzung (Dauer mindestens 30 Minuten) 110
857	Behandlung einer Einzelperson durch Hypnose, einschl. verbaler Intervention, Dauer mindestens 15 Minuten 200

– Mehrjährige Erfahrung in selbständiger ärztlicher Tätigkeit
– Kenntnisse zur Entwicklung, zu den Erscheinungsformen und den Verläufen psychosomatischer Erkrankungen, einschließlich differentialdiagnostischer Abgrenzungen
– patientenorientierte Selbsterfahrung im Sinne Balints
– Grundkenntnisse in der Sozialpsychologie der Kommunikation und der Technik der therapeutischen Intervention

Die qualifizierte Fortbildung in der Psychosomatischen Grundversorgung vermittelt dem Arzt ein lehr- und lernbares Handwerk, um beziehungsdiagnostisch und beziehungsgestaltend an und in der Arzt-Patient-Beziehung arbeiten zu können.

Als Lernen mit Kopf, Herz und Hand tritt auf diese Weise neben das theoretisch-kognitive Wissen die einzuübende interaktive Praxis, die Fähigkeit zur patientenorientierten Gesprächsführung, d.h. zur emotionalen Wahrnehmung und Reflexion eigener Gefühle und Impulse in der Beziehung zum Patienten. Schließlich geht es um die Fertigkeit, daraus abgeleitete Interventionen patientengerecht zu formulieren und zeitgerecht zu plazieren (vgl. Schüffel und Maass 1990). Dazu will dieses Kompendium beitragen, didaktisch umschrieben, inhaltlich klar und doch anspruchsvoll. Ein kurzer und durchaus selektiver Abriß der Historie will dazu im nächsten Kapitel den Verständnisboden bereiten und kann durchaus mit Gewinn erst ganz zuletzt gelesen werden.

2. Zur Geschichte der Psychosomatischen Medizin

W. Tress

Das bio-psycho-soziale Wesen Mensch ist nur geschichtlich zu verstehen. Auch das Selbstverständnis des Arztes erwächst aus der Historie seines Faches. Innerhalb der Medizin ist die Psychosomatische Medizin die historische Disziplin schlechthin. Daher tut jeder psychosomatisch tätige Arzt gut daran, sich die Traditionslinien zu vergegenwärtigen, aus denen er kommt und in denen er steht.

Der psychosomatische Zugang zum Menschen ist wenigstens so alt wie unsere Kultur. So sagte schon Heraklit im 45. Fragment von den Grenzen der Seele, daß wir im Gehen sie nicht ausfindig machen können, auch wenn wir jegliche Straße abschritten, so tief sei ihr Sinn. Und im Fragment 67a lesen wir, daß gleich einer Spinne, die einen zerrissenen Faden ihres Netzes unverzüglich wieder herstellt, auch die Menschenseele bei der Verletzung irgendeines Körperteiles rasch dorthin wandere, ungehalten über die Verletzung des Körpers, mit dem sie in einem bestimmten Verhältnis fest verbunden sei.

Plutarch überliefert die Kunde von dem um 400 v. Chr. lebenden Sophisten Antiphon, der die Kunst der Leidlosigkeit ersonnen habe. Damit betrieb er die erste, historisch verbürgte psychotherapeutische Praxis. Eine Aufschrift auf seinem Haus in Korinth verkündete, er verstünde Depressive durch Worte zu heilen. Allerdings erachtete der Sophist Antiphon dieses Arbeitsfeld als unter seiner Würde und kehrte bald zu seiner ursprünglichen Kunst, der Rhetorik, zurück. Platon schließlich zeichnete die Grundlinien unserer modernen Psychosomatischen Medizin und Psychotherapie. Er verlangt im Kritias vom Arzt, nicht nur den Leib zu behandeln, sondern zugleich auch die Seele, weil die Sorgfalt sich auf das Ganze zu richten habe. Viel weiter zurück reichen natürlich die Traditionen der animistisch-archaischen Heilkunst, der die Psychosomatische Medizin so manche, indes oft verschwiegene Inspiration verdankt.

Wagen wir sogleich den Sprung in das 17. Jahrhundert. Descartes, der große Rationalist, sah den Körper von der Seele bewegt und die Seele unter der Einwirkung des Körpers. Dennoch seien Körper und Seele durch unterschiedliche Begrifflichkeiten zu erfassen, die nicht beide gleichzeitig angewendet werden können. Dieser methodische Dualismus hat in der Folge die Entwicklung naturwissenschaftlicher Modelle begünstigt, entwarf doch Descartes den Körper als Maschine. Oft wird bis heute übersehen, wie der methodische Dualismus den Mißverständnissen eines ontologischen Dualismus den Weg gebahnt hat und immer noch bahnt.

Im Geiste der Aufklärung und im Zuge der Säkularisierung nach der französischen Revolution erlebten die Einzelwissenschaften eine erste Blüte. Das Prinzip der Autorität war abgeschüttelt. Mathematische Modelle fanden Anwendung auch in anderen Wissenszweigen. Das Seelenleben dachte man als die Synthese aus Grundelementen, etwa aus Empfindungen und Assoziationen. Die Aufklärung mit ihrem kompromißlosen Programm der empirischen Analyse und theoretischen Synthese geriet zum geistigen Rückgrat der westlichen Welt mit ungeheuren Auswirkungen auf die Wissenschaften und somit auf die Medizin. Allein es fehlte ihr die historische Perspektive. Daher erblühten im späten 18. und frühen 19. Jahrhundert kontrapunktisch auch die Anthropologien, welche seelisches Verhalten, Umgebungsfaktoren und Lebensweise wieder zu einer Gesamtschau des Menschen zusammenführten.

Vor allem die romantischen Strömungen formten eine kulturelle Reaktion gegen die Aufklärung. Der Romantiker suchte im geheimnisvollen Grunde der Natur auch das Fundament der eigenen Seele. Daher der starke Sinn für alle Manifestationen des Unbewußten, für die Träume, die Geisteskrankheiten und die Parapsychologie, letztlich für die verborgenen Mächte des Schicksals. Natur ist sichtbarer Geist, Geist hingegen unsichtbare Natur, eine Vorstellung, deren Patenschaft für den Gestaltkreis eines V. von Weizsäcker oder den Situationskreis eines Th. von Uexküll kaum übersehen werden kann. Auch bei S. Freud begegnen uns typisch romantische Ordnungsversuche, so das Gesetz der Polaritäten. Handelte die Romantik von den Gegensätzen des Tages und der Nacht, der Kraft und der Materie, der Schwerkraft und des Lichtes, so geht es dem Vater der Psychoanalyse um Lust und Unlust, Aktivität und Passivität, um Subjekt und Objekt, um Eros und Thanatos. Ähnliche Visionen »aus einem Guß« haben auch heute auf dem außermedizinischen »Psycho-Markt« Konjunktur. Sie nutzen und mißbrauchen teilweise das allzu menschliche Bedürfnis nach einfachen Erklärungen. Aber zurück zum Gang der Dinge. Im ideengeschichtlichen Übergang des romantischen Denkens zur naturwissenschaftlichen Medizin disputierten die sogenannten Somatiker und Psychiker über das eigentliche Wesen der seelischen Erkrankungen.

Johann Christian August Heinroth verstand Seelenkunde als einen Leib und Seele zugleich umfassenden Begriff. In seinem Lehrbuch der Störungen des Seelenlebens von 1818 erscheint erstmals beiläufig, dort nämlich, wo Heinroth die Behandlung der Schlaflosigkeit erörtert, das Adjektiv »psychisch-somatisch«. Später formulierte er »psychisch-ärztlich«, »psychisch-krankhaft« oder einfach »anthropologisch«.

Der eigentliche Arzt der Romantik aber war Gustav Carus, zugleich Maler, Tierpsychologe und Physiognomiker. In seinem Buch »Psyche« von 1846 erklärte er das Unbewußtsein zum Schlüssel der Erkenntnis vom Wesen der bewußten Seelentätigkeit, wobei Unbewußtsein somatische und seelische Vorgänge gleichermaßen umschließt. Carus schenkte der Psychotherapie und Psychosomatik ferner eine erste Lehre tiefenpsychologischer Kommunikation, in der diverse Schichten des Bewußtseins, so vom Bewußtsein zum Bewußtsein, vom Bewußtsein zum Unbewußtsein, vom Unbewußtsein zum Bewußtsein und schließlich von einem Unbewußtsein zum anderen, verschiedene Formen zwischenmenschlicher Beziehungen ermöglichen.

Zur selben Zeit entwarf A. Schopenhauer den Menschen als irrationales Wesen, gelenkt von inneren Kräften, dem eigentlichen Willen, den der Mensch nicht kennt und von dem er kaum ahnt. Es ist dies der Wille zur Selbsterhaltung und der noch weit stärkere zur Fortpflanzung. Im Geschlechtstrieb findet das Leben seine stärkste Bejahung und, so Schopenhauer, im Konflikt mit ihm ist kein Motiv so stark, daß es des Sieges gewiß sein dürfe. Das Geschlechtsverhältnis sei der allzeit bereite Stoff zu allen Anspielungen und zum Scherz, sei die unerschöpfliche Quelle des Witzes. Thomas Mann äußerte sich beeindruckt davon, wie sehr Schopenhauers Beschreibung des Willens und des Intellekts dem entsprechen, was später Freud als die Persönlichkeitssphäre des Es und des Ich beschrieb. Auch die Traumpsychologie sowie die exponierte Stellung der Sexualität in den philosophischen Entwürfen von Schopenhauer antizipieren in erstaunlichem Maße die ersten Konzeptionen der Psychoanalyse.

Und endlich Friedrich Nietzsche! Fußend auf Schopenhauer sah er den Menschen getrieben vom Willen zur Macht, darin aber sich selbst und seine Mitmenschen ständig täuschend. »Bei allem, was ein Mensch sichtbar werden läßt, kann man fragen, was soll es verbergen? Wovon soll es den Blick ablenken? Denn jeder ist sich selbst der Fernste, weil der wesentliche Teil des Individuums in seinem Unbewußten liegt. Wenn die Leidenschaften, die Traumphantasien oder der Irrsinn walten, dann begegnet der Mensch seiner und der ganzen Menschheit Vorgeschichte.« Nietzsche beschreibt den Willen zur Macht als menschlichen Grundtrieb, der alle möglichen Ausgestaltungen erfährt, von illusorischer Befriedigung über Ersatzentladungen und die Hemmung oder gar die Wendung gegen die eigene Person bis hin zur Sublimierung.

Da nämlich der Mensch notwendigerweise in Gemeinschaft mit seinesgleichen lebt, muß er die Entladung seiner Triebe nach außen verhindern. Er wendet sie statt dessen nach innen. Die eigene Person wird Ziel hyperkritischer Kommentare und schmerzlicher Schuldvorwürfe unseres Gewissens. Das Gewissen bewahrt all das auf, was in den Jahren der Kindheit von uns regelmäßig als moralisch gut gefordert wurde, und zwar seitens der Personen, die wir verehrten oder fürchteten. Es ist nicht die Stimme Gottes in der Brust des Menschen, sondern vielmehr die verinnerlichte Stimme von nur wenigen bedeutsamen Menschen, die uns zum Verzicht auf direkte Befriedigung der Triebe anhielten und uns so der Zivilisation zuführten.

Solche Gedanken von Nietzsche und Schopenhauer wie manch anderer prägten die Theorien der frühen Psychoanalyse. Es wäre daher redundant, nun auf den anthropologischen Gehalt der Lehren S. Freuds einzugehen. Wie Nietzsche erkennt Freud in unseren Worten und Taten den Niederschlag unbewußter Triebe und Triebkonflikte. Wie für Nietzsche ist das Unbewußte ein Reich der wilden, atavistischen Begierden, die aus früheren Stadien des einzelnen wie der Menschheit stammen, keinen legalisierten Ausdruck finden und nur in den Ausbrüchen der Leidenschaften, in Träumen und Geisteskrankheiten offenbar werden.

Und doch, gleichsam im Schatten seiner monumentalen Anthropologie als Tiefenpsychologe, eröffnete S. Freud der Psychosomatischen Medizin und Psychotherapie einen neuen Weg zu ihrem Gegenstand. Schon gleich zu Anfang seiner klinischen Schriften zur psychotherapeutischen Behandlung der Anna O. durch J. Breuer spricht Freud beiläufig von einer »talking cure«, also einer Behandlung durch Sprechen. Aber, und das war die Revolution: Nicht der Arzt spricht und der Patient hört zu, sondern umgekehrt, der Patient spricht und entfaltet dabei seine subjektive Erlebnissphäre. Der Arzt aber nimmt diese Worte bewahrend in sich auf. Im Übergangsraum zwischen den beiden Protagonisten entwickelt sich eine Sprachverwirrung auf vielen Ebenen. Endlich aber übersetzt der Arzt die Klage des Patienten in bisher Unausgesprochenes, in vermeintlich Unaussprechliches. So kommt dem abgelehnten kindlichen Leben im Patienten – erstmals vielleicht – Würde und Wert zu. Seine bislang verworfene Kindlichkeit steigt in den Rang dessen, was erwachsene Menschen zu Recht miteinander bereden und bedenken dürfen, aber auch miteinander austragen und ertragen können. Solche Entwicklungsschritte muß zunächst der Arzt in sich selbst zurückgelegt haben, um sodann seinem Patienten in einem gleichen Prozeß Begleiter und Gegenüber sein zu können.

Die grundlegenden Entwicklungen der frühen Psychoanalyse zur allgemeinen Theorie und speziellen Psychogenese der Neurosen vollzogen sich außerhalb der Alma mater. Im engeren Bereich der Universität und erst recht der Medizinischen Klinik lag während der ersten zwei bis drei Jahrzehnte unseres Jahrhunderts die anthropologische Forschung darnieder. Die radikal-naturwissenschaftliche Zellularpathologie Virchows und die Bakteriologie eines Pasteur und Koch hatten die Psyche aus Krankheitslehre und Klinik verbannt. Seelische Phänomene fanden allenfalls noch als Folge körperlicher Veränderungen wissenschaftliche Beachtung. Freilich zählten psychosomatische und somatopsychische Zusammenhänge weiterhin zur unverzichtbaren Grundlage der allgemeinärztlichen Wahrnehmung und Einstellung. Akademisch aber formulierten nur vereinzelte Kliniker die ganzheitliche Gegenposition, so die Internisten F. Krauß mit einer Pathologie der Person oder Ludolf von Krehl, der die psychophysische Einheit der konkreten Person in den Satz faßte: »Krankheit als solche gibt es nicht, wir kennen nur kranke Menschen.« Für ihn ist es der Patient als Subjekt, der sein Krankheitsgeschehen entscheidend mitgestaltet. Gustav Bergmann stiftete dann den Begriff der »funktionellen Pathologie« und verwies auf den fließenden Übergang zwischen reversiblen funktionellen Organstörungen und irreversiblen somatischen Läsionen.

Von Siebeck begründete die medizinische Biographik und leitete damit über zur eigentlichen herausragenden Gestalt der Heidelberger psychosomatischen Schule, zu V. von Weizsäcker. In dessen Lehre mißt das Subjekt den Ereignissen Bedeutung zu. Ereignisse werden zu erlebten Situationen in der sinnvollen oder sinnbrüchigen Abfolge einer Lebensgestalt. So verstanden ist Psychosomatik in Behandlung und Theorie nicht bloßes Aneinanderreihen von Aussagen einer positivistischen Naturwissenschaft und einer ebenso positivistischen Psychologie. In der neuen Perspektive der medizinischen Anthropologie erhält das Leiden am Leibe einen Sinn im Leben des Menschen. Das stößt heilsame Einsichten an für die weitere leib-seelische Entwicklung. In der Konzeption des Gestaltkreises gelang es V. von Weizsäcker, die subjektive Erlebnisspäre bis in die Physiologie, bis in biologische Vorgänge der Sinnesleistungen und der Motorik hinein aufzuzeigen. Subjektivität nämlich steht schon am Anfang jeder Wahrnehmung und jeder Bewegung. Sie wählt aus, was durch Wahrnehmen und Bewegen festgestellt und ergriffen wird.

Ein fortlaufendes und wechselseitiges Erscheinen der Seele im Körper wie des Körpers in der Seele, diese Kreisfigur leib-seelischer Verbundenheit ist der Kern des Gestaltkreises. Er bringt auf den Punkt, wie leidenschaftliche Lebensbewegungen eines Menschen sich auf seinen Magen, seinen Darm oder seine Lunge auszuwirken vermögen. Damit erhob von Weizsäcker die unbewußten Leibphantasien und ungelebte Lebensentwürfe zu pathoplastischen Krankheitsmomenten. Gleichzeitig entzieht sich das Subjekt der Objektivierung und konturiert sich erst im Umgang, in der Gegenseitigkeit von Arzt und Patient. Ihr Miteinanderumgehen, jener Gestaltkreis der Arzt-Patient-Beziehung, wird zur Grundlage von Diagnostik und Therapie. Um den kranken Menschen in seiner Besonderheit zu erfahren und damit zu einer bio-psycho-sozialen Gesamtdiagnose zu kommen, muß folglich der Arzt sich mit dem Patienten in einen Umgang, in ein Handgemenge einlassen und ihn, den Patienten, so am eigenen Leibe und im eigenen Leben erfahren.

V. von Weizsäcker hat die anthropologische Medizin neu begründet, ohne eine eigene Schule zu bilden. Gleichwohl prägte sein holistischer Ansatz die Psychosomatische Medizin im deutschen Kulturraum nach dem Zweiten Weltkrieg. Der Geist V. von Weizsäckers lebt weiter, exemplarisch etwa in den Arbeiten eines Th. von Uexküll, dem deutschen Nestor der Psychosomatischen Medizin. In seinem Entwurf des Situationskreises geht es um Merken und Wirken, Bedeutungserteilung und Bedeutungsverwertung, um sinnvolles Wahrnehmen und bewirkendes Handeln. Lebende Systeme reagieren aus biosemiotischer Sicht nicht mechanistisch auf Ursachen, sie verkehren vielmehr untereinander mit Hilfe bedeutungstragender Zeichen. Gesundheit ist mithin nicht selbstverständlich, sondern prozessual ständig neu zu schaffen. Bleibt der Prozeß dahinter zurück, ist der Mensch bereits krank.

Der amerikanische Psychosomatiker George Engel proklamiert nun systemische Funktionskreise für jedes Niveau der Zeichenverwertung von der biochemisch-elektrophysiologischen Ebene über die gesamtorganismische, die seelische bis zur sozialen. Sein bio-psycho-soziales Modell erkennt die Eigenständigkeit der Phänomene auf jeder der verschiedenen Systemebenen an. Keine darf auf die andere reduziert werden. Dennoch stehen die autonomen Systemebenen miteinander in Verbindung, und zwar über historische, lebensgeschichtlich entstandene Bedeutungskoppelungen. Krankheit in dieser Sicht meint ungelöste Problemsituationen und deren Folgen auf einer, mehreren oder allen Ebenen des hierarchischen Systems, von intrazellulären bis zu sozialpsychologischen Austauschprozessen.

Soweit die anthropologische Entwicklung der Psychosomatischen Medizin und Psychotherapie, deren jüngste systemtheoretische Früchte neben der klinischen Anschauung und der therapeutischen Erfahrung wesentlich auch auf empirischen Forschungen beruhen. Sie reichen von Tierexperimenten bis zu Studien am gesunden und kranken Menschen und machen sich die gesamte Methodenvielfalt der empirischen Wissenschaft zu eigen, von der Endokrinologie, Immunologie, über detaillierte Videoanalysen von Arzt-Patient-Interaktionen bis zur Epidemiologie. – Wir aber gehen über zu dem Feld der Genese und der Therapie psychosomatischer Störungen: den zwischenmenschlichen Beziehungen.

3. Grundlagen der interpersonellen Medizin

J. Kruse, W. Wöller

Der Arzt ist in der primärärztlichen Praxis häufig mit den psychosozialen Aspekten der Erkrankungen seiner Patienten konfrontiert. Diese erfordern eine Medizin, die den ganzen Menschen in seinen somatischen, psychischen und sozialen Verflechtungen betrachtet. Das Verhalten, die Befindlichkeit, aber auch Gesundheit und Krankheit eines Patienten entschlüsseln sich dem Arzt erst, wenn er den Patienten in seiner Beziehungswelt kennenlernt. In den Kontakten zu den Eltern, zum Lebenspartner, zu den Kindern, zu den Arbeitskollegen etc. entwickelt er die Vielfalt seiner Persönlichkeit. Wie eine Hülle umgibt ihn diese Beziehungswelt. Verletzungen dieser Hülle führen zu heftigen seelischen aber auch körperlichen Reaktionen.

> Die **Psychosomatische Medizin** betrachtet den Patienten in seinen Kontakten zu seiner Umgebung, insbesondere in seinen **Beziehungen zu den Mitmenschen.** Sie ist eine **interpersonelle Medizin.**

Fallbeispiel

Frau A., eine 43jährige Sekretärin, berichtet, daß sie seit drei Jahren unter blutig-schleimigen Durchfällen, Krämpfen im Unterbauch, allgemeiner Schwäche und Fieberschüben leidet. Die internistischen Untersuchungen des Darmes führten zur Diagnose einer Colitis ulcerosa. Die Darmschleimhaut wies die entsprechenden morphologischen Veränderungen auf. Die Colitis hatte einen chronisch rezidivierenden Verlauf genommen.

Im naturwissenschaftlich-medizinischen Denken stand die Erkrankung des Colons, eines isolierten Organs, im Zentrum der Diagnose. Es wurde nach den Auswirkungen gefragt, die diese Erkrankung auf andere Organsysteme hat. Diese Informationen leiteten das diagnostische und therapeutische Handeln.

In der psychosomatischen Diagnostik indessen beziehen wir neben den somatischen Faktoren die psychosoziale Hülle des Patienten mit in das Verständnis der Krankheit ein. Die Verflechtungen der körperlichen Reaktionen mit den innerseelischen und zwischenmenschlichen Problemen der Patienten rücken ins Zentrum der Aufmerksamkeit. Wie stellt sich das bei dieser Patientin dar?

Frau A. erscheint als eine Frau, deren zwischenmenschliches Verhalten ganz durch eine enge Abhängigkeitsbeziehung zur Mutter geprägt wird. Zwar lebt Frau A. seit einigen Jahren in einer eigenen Wohnung, doch hat sie diese in unmittelbarer Nachbarschaft der Eltern bezogen. Bis zum Tod der Mutter besuchte sie täglich ihre Mutter. Es gab kein Weihnachtsfest, das Frau A. nicht gemeinsam mit ihrer Mutter verbrachte. Obwohl sie als kleines Kind mehrmals von dieser körperlich schwer mißhandelt wurde, konnte sie sich kaum von ihrer Mutter lösen. Nur zu ihren Haustieren unterhält sie eine ebenso intensive Beziehung.

Frau A. erlebt sich als sehr unsicher. Immer wieder verachtet und verurteilt sie sich, wenn sie spürt, daß andere Menschen sie nicht akzeptieren. Sicherheit kann sie nur dann spüren, wenn sie sich für andere aufopfert und von diesen Dank und Anerkennung erhält.

Unmittelbar vor dem Ausbruch der Colitis ulcerosa erkrankte die Mutter der Patientin an einem Mammakarzinom. Der zweite Krankheitsschub folgte der Diagnose der ersten Fernmetastasen der Mutter, der 3. Schub trat kurz nach dem Tod der Mutter auf. Die psychosoziale Welt der Patientin war durch die Erkrankung der Mutter erheblich beeinträchtigt worden. In engem zeitlichen Zusammenhang zu der Störung in der Beziehung zur Außenwelt entwickelte sich die somatische Erkrankung.

Zahlreiche empirische Untersuchungen stimmen mit den Erfahrungen der ärztlichen Praxis überein: Patienten entwickeln häufig eine psychische oder somatische Symptomatik zeitlich unmittelbar nach einem subjektiv belastenden lebensgeschichtlichen Ereignis.

So ist das Erkrankungs- und Sterberisiko innerhalb von 2 Jahren nach dem Tod einer nahen Bezugsperson, z.B. des Ehepartners um das 2- bis 10fache höher als bei einer Vergleichsgruppe (Jacobs und Ostfeld 1977, Helsing et al. 1981). Das erhöhte Risiko scheint besonders bei Männern einen zweigipfeligen Verlauf zu nehmen (Rogers 1988). Im ersten Jahr nach dem Verlust haben Frauen und Männer ein erhöhtes Risiko, an akuten Ereignissen wie z.B. an einer koronaren Herzerkrankung zu sterben. Langfristig (bis zu 10 Jahren) erscheint nur bei den Männern ein erhöhtes Sterberisiko vorzuliegen. Im ersten Jahr der Pensionierung ist die Sterblichkeit der Männer höher als zu jeder anderen Zeit. Dabei ist das Erkrankungsrisiko nicht zugunsten einer bestimmten Erkrankung erhöht. Das beobachtete Spektrum der Todesursachen reicht von Infekten, Unfällen, seelischen Erkrankungen mit Suiziden, kardiovaskulären Erkrankungen bis hin zu Karzinomen.

Doch mit diesen Beobachtungen werden mehr Fragen aufgeworfen als beantwortet. Wie ist der Zusammenhang zwischen der Entwicklung einer psychogenen Erkrankung und zwischenmenschlichen Konflikten zu verstehen? Welche Ausdrucksmöglichkeiten haben psychogene Erkrankungen, auf welchen Bühnen des Lebens stellen sie sich dar? Warum entwickelt ein Patient ein körperliches Symptom und keine seelische Symptomatik (Depression, Angsterkrankung etc.)? Über welche Wege können sich die seelischen Konflikte in körperlichen Symptomen zeigen? Zwar berühren diese Fragen eine Reihe von sehr zentralen theoretischen Fragestellungen (von Uexküll 1986), doch möchten wir an dieser Stelle einen pragmatischen Kompaß für die ärztliche Praxis vorstellen.

3.1 Grundkonzepte der Kommunikation: die Strukturale Analyse Sozialen Verhaltens (SASB) und der zyklisch-maladaptive Beziehungs-zirkel (CMP)

Wir haben psychogene Erkrankungen zunächst ganz allgemein als Ausdruck einer Störung in der Beziehung zur Umwelt, insbesondere einer Störung in den zwischenmenschlichen Beziehungen charakterisiert. Die Kommunikation und Interaktion des Patienten mit seiner sozialen Umgebung steht im Zentrum einer interpersonellen, psychosomatischen Medizin. Daher wollen wir einige **grundlegende Beobachtungen der Kommunikationswissenschaften** voranstellen.

Zwei Personen, die sich wechselseitig verständlich machen und sich gegenseitig beeinflussen, kommunizieren oder interagieren miteinander. Dabei können die Personen sich sowohl verbal mit Worten als auch averbal mit Handlungen, Gesten, Mimik oder Gesichtsausdruck mitteilen (Forgas 1992). Die Kanäle der Kommunikation verlaufen sehr vielfältig und häufig verwirrend, doch sie werden von uns ständig genutzt.

Wir kommunizieren ununterbrochen mit anderen Menschen. Es ist eine grundlegende Bedingung unseres Lebens. »**Man kann nicht nicht kommunizieren**« (Watzlawick et al. 1990, S. 53).

Auch der schweigende Rückzug eines Patienten, z.B. im ärztlichen Gespräch, oder ein desinteressiertes, übersehendes Verhalten in einer Partnerschaft hat einen kommunikativen

Aspekt. Schweigen kann z.B. Protest beinhalten, Aussichtslosigkeit, Hilflosigkeit. Der Rückzug aus einer Beziehung ist ebenso als eine Botschaft zu lesen wie Worte oder Gesten.

Jede Kommunikation hat einen Inhalts- und einen Beziehungsaspekt. Der **Inhaltsaspekt** umfaßt die sprachlich vermittelten inhaltlichen Fakten, während sich der **Beziehungsaspekt** häufig nicht bewußt in averbalen Mitteilungen wie im Tonfall der Stimme, in der emotionalen Gestimmtheit und in der Körpersprache äußert. Wie wir im Alltag gut beobachten können, wird die Wirkung unserer Botschaft überwiegend vom Beziehungsaspekt unserer Kommunikation bestimmt.

Wenn ein Mensch z.B. in einer Auseinandersetzung schreiend behauptet: »Ich bin doch ganz ruhig«, so ziehen wir unsere Schlußfolgerung nicht aus den geäußerten Worten des Patienten (Inhaltsaspekt), sondern aus der sehr erregten Form, in der dieser uns seine Worte mitteilt (Beziehungsaspekt).

Auch in der ärztlichen Praxis spielen **Diskrepanzen zwischen Inhalts- und Beziehungsaspekt** eine große Rolle. Sagt man z.B. zu einem Patienten: »Wir haben nun Zeit, über ein Problem zu sprechen«, so wird der Patient nach averbalen Signalen Ausschau halten, die ihm vermitteln, inwieweit der Arzt sich diese Zeit tatsächlich nehmen wird. Lassen wir uns dann zwischenzeitlich die Laborparameter hereinreichen und schauen sie durch, telefonieren wir erfreut mit einem Kollegen, schauen wir regelmäßig auf die Uhr, so wird der Patient diese Signale wahrnehmen und sein Verhalten daraufhin ausrichten. Vielleicht wird er sich zurückziehen in der Vorstellung, doch keinen Raum für die Darstellung seiner persönlichen Problematik zu erhalten.

3.1.1 Die Strukturale Analyse Sozialen Verhaltens (SASB)

Interpersonelles Verhalten läßt sich durch Kreismodelle systematisch beschreiben. Benja-min (1974, 1987, 1988) schuf eine Analysemethode zur Erfassung und Beschreibung von Interaktionsverläufen, die **Strukturale Analyse Sozialen Verhaltens (SASB).** In diesem Kreismodell (Abb. 1) lassen sich unsere zwischenmenschlichen Verhaltensweisen auf einer Ebene beschreiben, wobei dieser Kreis über zwei Achsen gespannt wird. Die horizontale Achse (**Affiliation**) erstreckt sich zwischen den Polen Zuneigung und Feindseligkeit, während die vertikale Achse (**Interdependenz**) zwischen den Polen Kontrolle und Freigabe liegt. Mit Hilfe einer Einschätzung auf diesen beiden Achsen läßt sich die Interaktion qualitativ erfassen.

In der strukturalen Analyse sozialen Verhaltens (SASB) wird das zwischenmenschliche Verhalten auf drei unterschiedlichen Ebenen, den **3 Fokussen,** abgebildet:

– Der **erste Fokus** (transitiv) beschreibt, wie der Sprecher den Adressaten beeinflußt. Es wird eingeschätzt, ob der Sprecher den Zuhörer aufmuntert oder entmutigt, oder ob er ihm eher zugeneigt ist oder ihn haßt. Im Zentrum der Aufmerksamkeit steht somit die Frage: Was macht der Sprecher mit dem Zuhörer?

– Der **zweite Fokus** (intransitiv) betrachtet das Gesprochene als die Reaktion des Sprechers auf eine Botschaft des Zuhörers. Der Sprecher zeigt Wirkung, er teilt seiner Umgebung mit, wie die Botschaft auf ihn gewirkt hat, wie es ihn betrifft. So kann er anzeigen, ob er gekränkt oder beleidigt ist, ob er sich zurückzieht, oder aber ob er sich öffnet und mitteilt.

– Der **dritte Fokus** (Introjekt) erfaßt die Einstellung des Sprechers zu sich selbst. Der Sprecher kann sich über sich selbst sehr kritisch oder lobend, kontrollierend oder freizügig äußern. Es ist quasi die Stimme des Gewissens, des inneren Beurteilers, die hier angesprochen wird.

Auch unterscheidet SASB zwischen einem Inhalts- und einem Beziehungsaspekt der Kommunikation. Wenngleich sich die SASB-Methode grundsätzlich zur Analyse beider Momente eignet, wird sie jedoch überwiegend zur Untersuchung des Beziehungsaspektes entwickelt, getreu der Leitfrage: Wer verhält sich wie zu wem, und wie reagiert jener darauf?

Beurteilen wir eine Interaktion anhand der Strukturalen Analyse Sozialen Verhaltens (Tress 1993), so bestimmen wir zunächst den Fokus (transitiv, intransitiv oder Introjekt). Anschließend schätzen wir auf der horizontalen Achse die Interaktion zwischen den Polen Zuneigung und Feindseligkeit ein. Auf der vertikalen Achse beurteilen wir die Interaktion, je nach Fokus, zwischen den Polen Unabhängigkeit gewähren und Kontrolle ausüben (transitiver Fokus), unabhängig sein und sich unterwerfen (intransitiver Fokus), und die eigene Spontaneität zulassen und Selbstkontrolle ausüben (Introjekt). Fügen wir diese Einschätzungen zusammen, so können wir eine Interaktion mindestens einem Cluster in den Rhomben (Abb. 1) zuordnen. Die Codierung erfolgt zweistellig, wobei die erste Ziffer den Fokus anzeigt (1 = transitiv, 2 = intransitiv, 3 = Introjekt). Die zweite Ziffer gibt die Einordnung der Interaktion auf dem jeweiligen Rhombus wieder, wobei die Ziffern den Rhombus im Uhrzeigersinn mit den Werten von 1 bis 8 umschreiten.

> Im Rahmen der empirischen Analyse von Interaktionen stößt man häufig auf charakteristische Beziehungsmuster, die sich in den verschiedenen Situationen des Lebens wiederfinden: Komplementarität, negative Komplementarität, Antithese und komplexe Kommunikation.

Komplementarität. Komplementäre Interaktionen verlaufen gemäß der Volksweisheit: Wie man in den Wald hineinruft, so schallt es wieder heraus. Wenden wir uns mit einem freundlichen Rat an einen anderen Menschen, so wird jener in vielen Fällen diesen Rat erwägen. Insbesondere in der Psychosomatischen Grundversorgung spielt diese Form der Kommunikation daher eine große Rolle. Fordert z.B. der Arzt wohlmeinend den Patienten auf, einmal innezuhalten und sich die eigenen Reaktionen anzuschauen, so gibt er dem Patienten die Möglichkeit, darauf einzugehen.

Negative Komplementarität beschreibt eine Beziehungsfalle, in die Ärzte und Therapeuten hineintappen können. Verhält sich ein Patient anklagend, entwertend oder vernichtend gegenüber dem Arzt oder übergeht er seine Äußerungen, so ist man als Gesprächspartner verführt, mit verdeckter, aber gleicher Münze zurückzuzahlen. Häufig schleichen sich Ärger, Zorn, Enttäuschung, aber auch Anklage etc. in die Untertöne mit ein.

Antithese. Die Komplementaritätsbeziehung kann durch ein antithetisches Verhalten unterbrochen werden, indem z.B. ein Patient auf eine freundliche Aufforderung mit gezielt kränkender Nichtbeantwortung reagiert. Das Klima der Kommunikation verändert sich dann schlagartig.

Komplexität bezeichnet einen Kommunikationsstil, in dem sehr dissonante, unterschiedliche Beziehungsaspekte – zum gleichen Zeitpunkt – zum Ausdruck gebracht werden. So möchte man einem Patienten betont freundlich etwas mitteilen, kann jedoch gleichzeitig seinen Ärger nicht ganz verbergen und bringt einerseits freundliche, andererseits verärgerte Untertöne in die Beziehung zum Patienten mit ein. Aus Analysen von psychotherapeutischen Gesprächen weiß man, daß gerade diese verdeckte Form von widersprüchlichen Mitteilungen für das Mißlingen einer Therapie von ausschlaggebender Bedeutung ist.

3.1.2 Der zyklisch-maladaptive Beziehungszirkel

Es ist vielleicht deutlich geworden, daß die Interaktion ein Prozeß wechselseitiger Einflußnahme ist. Unser Verhalten in Beziehungen ist einerseits geprägt durch die eigene Persönlichkeit und Biographie. Andererseits wird aber das Verhalten angeregt, verstärkt oder gedämpft, je nachdem, wie wir die Reaktionen des Interaktionspartners wahrnehmen und interpretieren und welche Phantasien er in uns weckt. Und auch dessen Verhalten wird durch seine Persönlichkeit und Biographie, aber auch durch seine Wahrnehmung und Interpretation unserer Aktionen bestimmt.

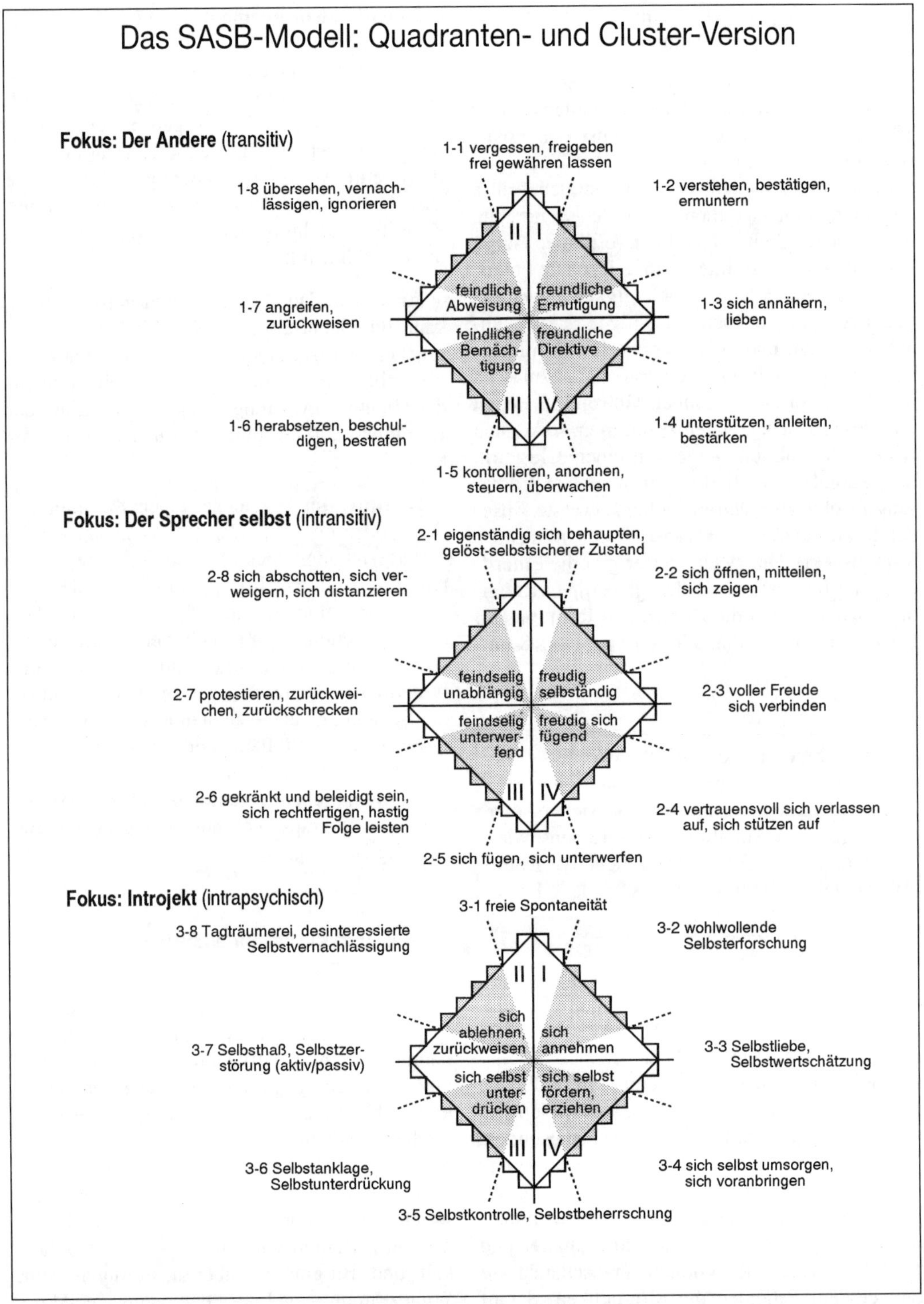

Abb. 1. Deutsche Cluster-Version des SASB-Modells (Tress et al. 1993).

Interaktionen vollziehen sich nach Art eines Regelkreises. Der Kreis hat weder Anfang noch Ende. Ursache und Wirkung lassen sich nicht voneinander trennen, sie sind aufeinander bezogen. Wie das Verhalten, so ist auch unsere Innenwelt, sind unsere Gefühle, unsere Sicht von uns selber und unser Selbstwertgefühl durch Interaktionen mitgeformt.

Fallbeispiel

Ein 21jähriger Chemiestudent, Herr N., wendet sich an eine Beratungsstelle. Er leidet u.a. unter seiner Kontaktlosigkeit. Er lebt völlig isoliert von seinen Kommilitonen. Da er, so Herr N., keine Freunde habe, fühle er sich minderwertig. Kontakte brächen nach kurzer Zeit ab, weil andere Menschen kein Interesse an ihm zeigten. Er lebt vereinsamt, arbeitet intensiv an seinem Computer und erscheint bemüht, Kontakte zu meiden.

Über seine Kindheit berichtet Herr N., daß er mehrmals über Monate von seinen Eltern getrennt wurde. Sein Vater, ein Alkoholiker, habe ihn häufig geschlagen und vor der ganzen Familie gedemütigt. Die Mutter ergriff in diesen Auseinandersetzungen Partei für den Vater, obwohl sie in Abwesenheit des Vaters über diesen lästerte. Herr N. zog sich innerlich schon früh von seinen Eltern zurück. Durch diesen Rückzug schützte er sich in seiner Kindheit, aber auch in den aktuellen Beziehungen vor Gefühlen erneuter Enttäuschung (schon wieder bin ich von meinen Eltern gedemütigt und verraten worden) sowie vor Angst- und Schamgefühlen. Da Herr N. unbewußt erwartet, daß die anderen Kommilitonen sich ebenso verhalten wie seine Eltern, zieht er sich auch von ihnen zurück und kann so den gefürchteten Gefühlen der Enttäuschung, Angst und Scham entgehen.

Wie lassen sich diese Prozesse zwischen dem interpersonellen Erleben und Verhalten und den innerseelischen Vorgängen erfassen? Strupp und Binder (1984) entwickelten ein pragmatisches diagnostisches Schema, in dem diese Verknüpfung von interpersonellem und intrapsychischem Erleben erfaßt wird. In der Modifikation nach Tress (1990) sind es vier Merkmale, die einen Beziehungszyklus prägen. Anhand dieser Merkmale erstellen wir aus dem Bericht des Patienten eine Beziehungsdiagnose:

► **Die Wünsche des Patienten und die von ihm erwarteten Reaktionen des Gegenübers**

Wir beobachten einerseits die offenen und geheimen Wünsche, Phantasien und Gefühle des Patienten, andererseits aber auch die vorgefaßten Erwartungen darüber, wie andere Menschen auf diese Wünsche, Befürchtungen und Phantasien reagieren werden. Bewußte und unbewußte Erwartungen haben sehr reale Konsequenzen. Sie bestimmen das Verhalten. So stellt ein Mensch häufig seine Wünsche zurück, z. B. wenn er erwartet, von anderen z. B. ausgelacht oder verachtet zu werden.

In unserem Beispiel wünscht Herr N. Kontakt und Nähe, erwartet jedoch, daß sich die Kommilitonen wie die Eltern zurückziehen, oder ihn, wie sein Vater es tat, aggressiv zurückstoßen.

► **Die Handlungen und das Verhalten des Patienten**

Anhand der Schilderungen des Patienten versuchen wir uns ein Bild über das offensichtliche und das verborgene Verhalten des Patienten in seiner Beziehung zu wichtigen Beziehungspersonen zu machen. Dieses Verhalten wird geprägt durch seine Wünsche, Gefühle und Phantasien, aber auch durch die erwartete Reaktion der anderen Menschen.

Herr N. zieht sich in die Welt der Bücher und der Computer zurück, wobei er aufkeimenden Kontakten aus dem Weg geht.

► **Bei anderen beobachtete Reaktionen gegenüber dem Patienten**

Wir erfassen die vom Patienten geschilderten Reaktionen der anderen Menschen auf sein Verhalten, ebenso die Impulse, die der Arzt als Reaktion auf den Patienten spürt. Die Reaktionen der anderen werden auch dadurch bestimmt, wie sie das Verhalten des Patienten wahrnehmen und interpretieren.

In unserem Beispiel deuten die Kommilitonen das Zurückweichen des Patienten nicht als Angst vor einer Beziehung, sondern als Desin-

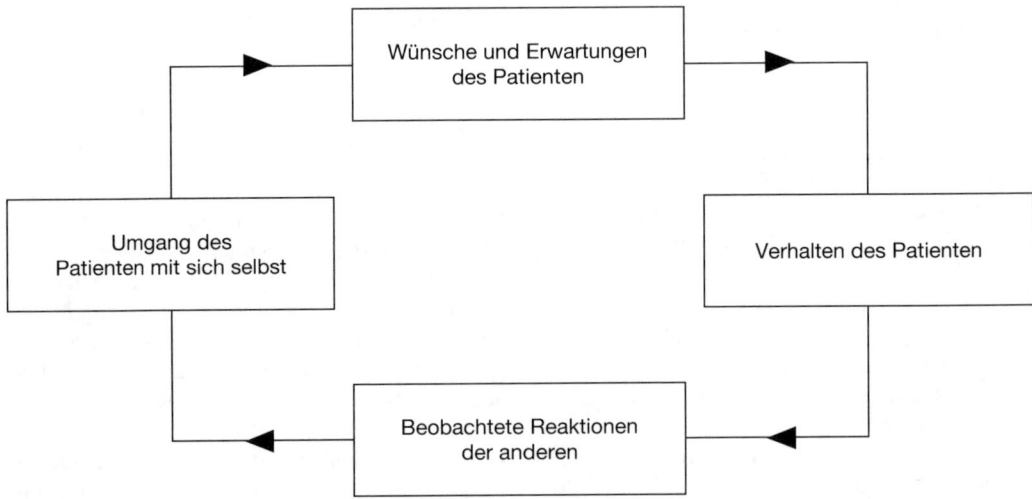

Abb. 2. Der zyklisch-maladaptive Beziehungszirkel (Strupp und Binder 1984, Tress 1990).

teresse. Sie reagieren auf den Rückzug von Herrn N. ebenso mit Rückzug. Daher nehmen sie keinen Kontakt zu ihm auf.

► **Das Verhalten und die innere Einstellung des Patienten sich selbst gegenüber**

Diese Kategorie betrifft die Frage des Umgangs mit sich selbst, ob man sich z.B. beherrscht, bestraft, anerkennt oder liebt. Dabei ist zu beobachten, in welchem Zusammenhang diese inneren Einstellungen des Patienten zu den eigenen Handlungen und zu den Handlungen der anderen entstehen. Insbesondere das negative Selbstbild wird durch die Reaktionen anderer bestärkt, wobei darauf zu achten ist, wie der Patient die Reaktionen der anderen Menschen wahrnimmt und interpretiert.

Für Herrn N. bedeutet das Abbrechen beginnender Kontakte eine Bestätigung seiner Ansicht, daß er für andere nicht interessant und wertvoll ist. Er kann das Verhalten seiner Kommilitonen nicht als »logische« Reaktion auf sein eigenes Verhalten sehen, sondern es bestätigt ihn in seiner Vorstellung, daß Kontakte nur mit Enttäuschungen enden. Somit prägen diese Erfahrungen erneut die vom Patienten erwarteten Reaktionen der anderen Menschen (siehe 1.).

Strupp und Binder beschreiben somit einen Interaktionszirkel, der sich selbst weiter unterhält und »aufschaukelt«. Abbildung 2 zeigt diesen zyklisch-maladaptiven Beziehungszirkel (CMP).

3.2 Das Symptom als Ausdruck interpersoneller Prozesse

Wir haben zunächst in allgemeiner Form dargestellt, daß sich psychogene Erkrankungen als Ausdruck einer Störung in der Beziehung zur Umwelt begreifen lassen. Nach einem ersten Exkurs, bei dem wir einige Grundlagen der Interaktionen beschrieben haben, können wir nun genauer fassen, wie sich diese Störungen entwickeln.

Gehen wir dazu von der scheinbar paradoxen Frage aus: Was ermöglicht es den Menschen, gesund zu bleiben? Diese für uns Ärzte sicherlich ungewöhnliche Fragestellung rückt Antonovsky (1987) in das Zentrum seiner Überlegungen zur Salutogenese.

Pathologische Reaktionen lassen sich häufig präziser in der Gegenüberstellung zum gesunden

Erleben und Verhalten beschreiben. Unsere Gesundheit haben wir nicht für alle Zeiten erworben. Sie muß sozusagen ständig neu aufrechterhalten und hergestellt werden. Gesund und wohl fühlen wir uns, wenn wir in einem interpersonellen Austausch unsere Wünsche, Erwartungen und Hoffnungen mit den Gegenleistungen der Umwelt abstimmen können (Strupp und Binder 1984, von Uexküll und Wesiack 1988, Christian 1989, Helmich et al. 1991). Gelingt es uns, aus unseren zwischenmenschlichen Beziehungen genug Befriedigung zu ziehen, unsere Umgebung entsprechend unseren Wünschen und Bedürfnissen zu formen und in den wechselnden Zeiten des Lebens flexibel realistische Erwartungen an andere zu stellen, dann fühlen wir uns wohl.

Fallbeispiel
Herr N. (Beispiel S. 17) hielt an seinem starren Verhaltensmuster fest. Auf die Anforderungen der neuen sozialen Umgebung im Studium konnte er nur reagieren, indem er sich von seinen Kommilitonen distanzierte. So vermied Herr N. es, Gefühle der Angst vor Zurückweisung und Gefühle von Scham zu erleben. Er befürchtete, diesen Gefühlen ausgeliefert zu sein, wenn er intensiveren Kontakt zu seinen Kommilitonen aufgenommen hätte. Herr N. ahnte, daß die Kontaktstörung in Zusammenhang mit seinen frühkindlichen Erlebnissen stand. Er konnte diese Zusammenhänge jedoch nur sehr diffus beschreiben. Vor allem fand er keinen Zugang zu den intensiven Scham- und Angstaffekten.

Psychosoziale Erkrankungen lassen sich als **Störung in den interpersonellen Austausch- und Anpassungsprozessen** verstehen. Gesunde Menschen können Störungen in ihren Beziehungen ausgleichen. Ihnen gelingt es, ihre Gefühle adäquat auszudrücken, flexibel mit anderen Menschen je nach deren Eigenarten umzugehen, Erwartungen dann zurückzunehmen, wenn sie nicht durchzusetzen sind, oder andere Menschen so zu beeinflussen, daß sie ihren Erwartungen schließlich gerecht werden. Patienten, die an einer psychogenen Erkrankung leiden, können auf die wechselnden Umstände des Lebens nur mit **starren, häufig einförmigen und deshalb charakteristischen Verhaltensmustern** reagieren. Sie sind nicht in der Lage, ihre Verhaltensmuster an den Notwendigkeiten der äußeren Realität auszurichten, da sie unter einem Konflikt leiden, dessen Kern ihnen verschlossen bleibt.

Diese zwischenmenschlichen Probleme sind in der Regel mit **schmerzhaften Gefühlen** verbunden, denen der Patient aus dem Weg gehen möchte. Doch diese Gefühle lassen sich nicht einfach zur Seite schieben. Sie wirken immer wieder störend auf die jetzigen zwischenmenschlichen Beziehungen ein.

Häufig ahnen die Patienten, daß sie Verhaltensmustern verhaftet bleiben, die sich in den Beziehungen zu den Eltern entwickelten. Sie können jedoch diese unerledigten Konflikte alleine nicht lösen. Ohne es zu registrieren, wiederholen die Patienten stattdessen immer wieder ihr ursprüngliches Beziehungsmuster, das sie als Kind in den Beziehungen zu ihren Eltern erlitten und doch auch erworben haben. Es entsteht eine scheinbar paradoxe Situation.

Die Patienten hoffen, diese Beziehungsproblematik mit den Eltern als Erwachsene zurücklassen zu können, behandeln aber gleichzeitig unbewußt ihre Beziehungspersonen häufig so, als handelten und fühlten diese wie früher die Eltern. In dem Versuch, die Vergangenheit zu meistern, verfangen sich die Patienten.

Sie scheinen nicht in der Lage, gegenwärtige Möglichkeiten für befriedigende zwischenmenschliche Beziehungen zu nutzen. Ihre eigene Entwicklungsgeschichte holt sie immer wieder ein und beengt sie in ihrer Beziehungsgestaltung. Die Einschränkungen in der Phantasiewelt, im Gefühlsleben, aber auch im Verhalten erschweren es, reife und befriedigende Beziehungen zu engen Bezugspersonen aufrechtzuerhalten. Diese Beeinträchtigungen können entweder zu verschiedenen psychogenen Symptomen führen, oder sie spiegeln sich in den zwischenmenschlichen Verhaltensmustern wider.

Schmerzhafte Kindheitserlebnisse erschweren es also dem Patienten, befriedigende Beziehungen einzugehen. Häufig sind es nicht einzelne Ereignisse, wie ein heftiger Streit zwischen den Eltern oder der Tod eines Elternteils, die zu diesen Beeinträchtigungen führen. Die Kommunikationsstörungen sind in der Regel das Endergebnis lang bestehender Eltern-Kind-Beziehungsmuster. Diese schlagen sich in ihrer Konstanz und häufigen Wiederholung auf die Entwicklung und Reifung des Kindes negativ nieder. Der Psychoanalytiker Sullivan (1953) sah daher die sich entwickelnde Persönlichkeit eines Menschen als Resultat seiner Beziehungsgeschichte.

Die mangelnde Einfühlung der Eltern in die kindliche Gefühls- und Bedürfniswelt, vor allem aber häufige **Verletzungen des Selbstwertgefühles und der Selbstachtung** belasten die Entwicklung des Kindes. Einzelne Ereignisse wie die Trennung der Eltern, Geburt eines Geschwisters, Krankheit etc. erweisen sich erst dann als problematisch, wenn die Eltern die kindlichen Bedürfnisse nach Anerkennung und Achtung mißachten und sich nicht in die Gefühlswelt der Kinder einfühlen können, weil sie häufig selbst in der Situation, z.B. einer Scheidung, gefangen sind.

Doch nicht nur das tatsächliche Elternverhalten beeinflußt die Persönlichkeitsentwicklung. Das Kind durchmischt seine Wahrnehmung des elterlichen Verhaltens mit eigenen Affekten und Phantasien. Es ist diese subjektive Wahrnehmung des elterlichen Verhaltens, das die wachsende Persönlichkeit, das Temperament und die subjektive Empfindsamkeit des Kindes prägt.

Jede gegenwärtige Interaktion ist somit mehr oder weniger stark von früheren Beziehungserfahrungen beeinflußt (Sandler und Sandler 1978). Diese früheren Beziehungen zu den El-tern sind in inneren Bildern (Repräsentanzen) festgehalten, die mit einer Vielzahl von Gefühlen, Wünschen, Gedanken, Phantasien und Erwartungen verbunden sind. Diese inneren Bilder stellen eine Landkarte unserer Beziehungen dar, die wir zu unseren Eltern, zu den Geschwistern und zu anderen Bezugspersonen durchlebt haben. In aktuellen zwischenmenschlichen Beziehungen reaktualisieren wir die verinnerlichten Beziehungen, d.h. die früheren Interaktionen werden auf der Bühne des Lebens durch den Patienten neu in Szene gesetzt.

Schauen wir kurz auf die beschriebenen Zusammenhänge zurück. Wir haben die psychogenen Erkrankungen als Ausdruck einer Störung des Patienten in der Beziehung zu seiner Umwelt, insbesondere in den interpersonellen Austausch- und Anpassungsprozessen beschrieben. Im Gegensatz zum gesunden Menschen gelingt es den Patienten mit psychogenen Erkrankungen nicht, in einem interpersonellen Austausch seine Wünsche, Erwartungen und Hoffnungen mit den Gegenleistungen der Umwelt abzustimmen. Er reagiert mit charakteristischen, fehlangepaßten Verhaltensmustern, die sich als zyklisch-maladaptive Beziehungszirkel beschreiben lassen. Diese unterhalten und verstärken die Problematik. Diese Beziehungsmuster können vor dem Hintergrund der Beziehungsgeschichte des Patienten verstanden werden. Der Patient interagiert entsprechend seiner verinnerlichten Beziehungslandkarte mit anderen Menschen. So haben wir vorgefaßte, häufig unbewußte Erwartungen, wie andere Menschen auf unsere Wünsche, Phantasien, Befürchtungen etc. reagieren werden. Entsprechend dem inneren Drehbuch und den daraus resultierenden Ängsten verhalten wir uns und sind bemüht, den anderen die Rollen zuzuweisen, die ihnen entsprechend unserer inneren Karte zugewiesen sind. Doch wie kommt es zu der Entwicklung eines Symptoms? Ein Beispiel verdeutlicht dieses:

Fallbeispiel
Eine 41jährige Patientin, Frau B., Hausfrau und Mutter, berichtete, daß sie seit ihrem 3. Lebensjahr unter einem nichtallergischen Asthma bronchiale leide. Die Erkrankung

verlaufe sehr wechselhaft. Phasen mit intensiven Beschwerden wechselten mit fast beschwerdefreien Intervallen. Insbesondere Infekte in den kalten Jahreszeiten, aber auch zwischenmenschliche Belastungen verstärkten die Beschwerden in der Art, daß mehrmals jährlich eine kurzfristige stationäre Aufnahme erforderlich wurde. Sehr eindringlich beschrieb die Patientin, wie sehr sie darunter leide, daß niemand ihr in ihrem Leiden helfe. Sie könne sich auf keinen anderen Menschen verlassen, so daß sie alles selber in die Hand nehmen müsse. Sie ihrerseits sei sehr hilfsbereit, doch diese Hilfsbereitschaft werde häufig ausgenutzt. So versorge sie ihren Mann und ihre Mutter, doch sie bekomme von ihnen nichts zurück. Zu ihrer Mutter habe sie dennoch ein gutes Verhältnis. Die Patientin putzte wöchentlich die Wohnung der Mutter. Schon in der Kindheit, so die Patientin, habe sie sich für ihre Mutter aufgeopfert. Ihre Mutter habe als Witwe (der Vater der Patientin starb, als diese 2 Jahre alt war) viel arbeiten müssen. Sie sei häufig abwesend gewesen. Wenn die Mutter verfügbar gewesen sei, habe sie sich in alles eingemischt und die Patientin kontrolliert. Anerkennung, Zärtlichkeit und Verwöhnung habe es von seiten der Mutter nicht gegeben. Diese Wünsche hätte die Mutter wohl als Ausdruck ihrer Überforderung unwirsch abgelehnt.

Ihr Ehemann wolle von ihrem Leid nichts wissen. Die Beziehung sei eigentlich harmonisch. Sie äußere gar keine Wünsche mehr, da ihr Mann mürrisch und aggressiv reagiere, wenn sie sich etwas von ihm erhoffe.

Auch von den Ärzten fühle sie sich im Stich gelassen. Diese kümmerten sich erst beim Auftreten schwerer asthmatischer Beschwerden um sie. Dann komme die Hilfe zu spät. Im Verlauf des Gespräches wurde deutlich, daß die Patientin selbst viel zu spät ärztliche Hilfe in Anspruch nimmt und sie daher zahlreiche schwere asthmatisch Anfälle entwickelte. Auch nimmt sie die verordneten Medikamente nur unregelmäßig ein. Gehäuft treten nun die Anfälle zu einer Zeit auf, in der ihre Mutter stationär im Krankenhaus behandelt wird.

Unter Mühen gelang es der Patientin, zunächst ein **zerbrechliches Gleichgewicht** in den interpersonellen Beziehungen zu finden. Frau B. hatte sich im Laufe ihres Lebens ein Umfeld geschaffen, das ihren kindlichen Beziehungsmustern entsprach. Ihr Mann ließ sich ähnlich wie die Mutter von der Patientin versorgen, eigene Wünsche äußerte sie nicht. Sie blieb solange im seelischen Gleichgewicht, wie sie die Anerkennung durch ihre nahen Bezugspersonen erlebte, die ihr nah waren und ihre Selbständigkeit nicht bedrohten. Abbildung 3 zeigt Aspekte des Beziehungszirkels dieser Patientin, mit deren Hilfe sie ein labiles Gleichgewicht aufrechterhielt.

Dieses Gleichgewicht ist jedoch starr und daher anfällig für Störungen. Wächst z.B. der Wunsch der Patientin nach Anerkennung oder entsteht bei ihr Wut über ihre Mutter, ziehen sich die Bezugspersonen zurück, weil sie z.B. den Vorwürfen von Frau B. entgehen wollen, dann aber kann Frau B. das nötige Maß an Anerkennung nicht mehr bekommen. In dem Beispiel erkrankte die Mutter. Frau B. sorgte sich, die Mutter zu verlieren. Diese wurde während des Krankenhausaufenthaltes zunehmend mürrisch und fordernd. Nichts von dem, was die Tochter aufopferungsvoll für sie tat, war ihr gut genug. Frau B. sah sich gezwungen, die Mutter immer intensiver zu versorgen. Sie konnte keine andere Form der Beziehung zu ihrer Mutter eingehen, z.B. indem sie mit der nörgelnden Mutter als erwachsener Frau über die Situation sprach. Da sie vermehrt über ihr Schicksal klagte, zog sich der Mann von der Patientin zurück. Diese hielt starr an ihren Verhaltensmustern fest, verachtete sich selber und fühlte sich hilflos und ohnmächtig. Es entwickelten sich zunehmend schwere asthmatische Anfälle. Abbildung 4 zeigt uns nun den maladaptiven Beziehungszyklus dieser Patientin, in welchem das mühsam aufrechterhaltene Gleichgewicht zusammenbricht.

Frau B. kann aus ihren Beziehungen mit anderen Menschen nicht mehr genügend Befriedigung ziehen. Wünsche nach Versorgung, Nähe und Anerkennung kann sie nicht aussprechen, ihren Ärger und ihre Enttäuschung nimmt sie nicht wahr, geschweige denn, daß sie sie offen ausdrückt. So kann die Patientin ihre Umwelt

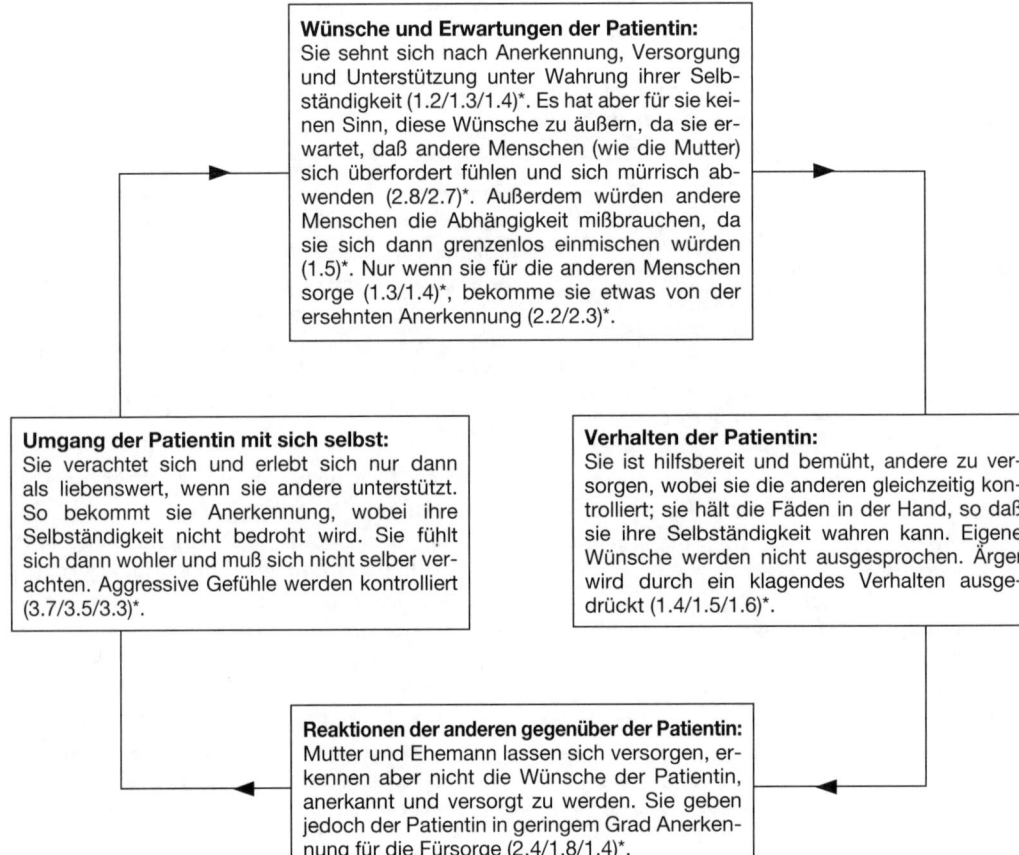

Wünsche und Erwartungen der Patientin:
Sie sehnt sich nach Anerkennung, Versorgung und Unterstützung unter Wahrung ihrer Selbständigkeit (1.2/1.3/1.4)*. Es hat aber für sie keinen Sinn, diese Wünsche zu äußern, da sie erwartet, daß andere Menschen (wie die Mutter) sich überfordert fühlen und sich mürrisch abwenden (2.8/2.7)*. Außerdem würden andere Menschen die Abhängigkeit mißbrauchen, da sie sich dann grenzenlos einmischen würden (1.5)*. Nur wenn sie für die anderen Menschen sorge (1.3/1.4)*, bekomme sie etwas von der ersehnten Anerkennung (2.2/2.3)*.

Umgang der Patientin mit sich selbst:
Sie verachtet sich und erlebt sich nur dann als liebenswert, wenn sie andere unterstützt. So bekommt sie Anerkennung, wobei ihre Selbständigkeit nicht bedroht wird. Sie fühlt sich dann wohler und muß sich nicht selber verachten. Aggressive Gefühle werden kontrolliert (3.7/3.5/3.3)*.

Verhalten der Patientin:
Sie ist hilfsbereit und bemüht, andere zu versorgen, wobei sie die anderen gleichzeitig kontrolliert; sie hält die Fäden in der Hand, so daß sie ihre Selbständigkeit wahren kann. Eigene Wünsche werden nicht ausgesprochen. Ärger wird durch ein klagendes Verhalten ausgedrückt (1.4/1.5/1.6)*.

Reaktionen der anderen gegenüber der Patientin:
Mutter und Ehemann lassen sich versorgen, erkennen aber nicht die Wünsche der Patientin, anerkannt und versorgt zu werden. Sie geben jedoch der Patientin in geringem Grad Anerkennung für die Fürsorge (2.4/1.8/1.4)*.

Abb. 3. Der Beziehungszirkel von Frau B., der es der Patientin ermöglicht, ein labiles Gleichgewicht aufrechtzuerhalten.
* Die in Klammern gesetzten Ziffern entsprechen den SASB-Clustern (Abb.1)

nicht direkt über kommunikative Prozesse in der Form beeinflussen, daß diese mehr auf ihre Wünsche eingeht. Sie kann aber auch nicht auf ihre Wünsche verzichten. In dieser Situation, in der das interpersonelle Gleichgewicht zerbricht, entwickelt die Patienten im Rahmen ihrer chronischen Erkrankung vermehrt asthmatische Beschwerden.

Menschen, die über eine stabile Gesundheit verfügen, gelingt es, das Gleichgewicht flexibel zu erhalten. Sie können ihre Gefühle mal mehr, mal weniger zeigen, ihre Hilflosigkeit ausdrücken und so vermehrte soziale Unterstützung finden. Dazu beherrschen sie ein Repertoire fein abgestimmter Zeichen.

Analysen des verbalen und averbalen Kommunikationsverhaltens lassen deutlich werden, wie komplex unsere Regulationssysteme im zwischenmenschlichen Verhalten sind: Blick, Mimik, Sprachmelodie, Körperhaltung etc. geben dem anderen Menschen Aufschluß über unsere Befindlichkeit und führen zu einer Einpassung seines Verhaltens in unsere Stimmungen. Die Anpassung der Umwelt an unsere Bedürfnisse gelingt somit in einer befriedigenden Form, wenn wir über die Fähigkeit verfügen, die Gefühle wahrzunehmen, auszudrücken und sie beim anderen lesen zu können.

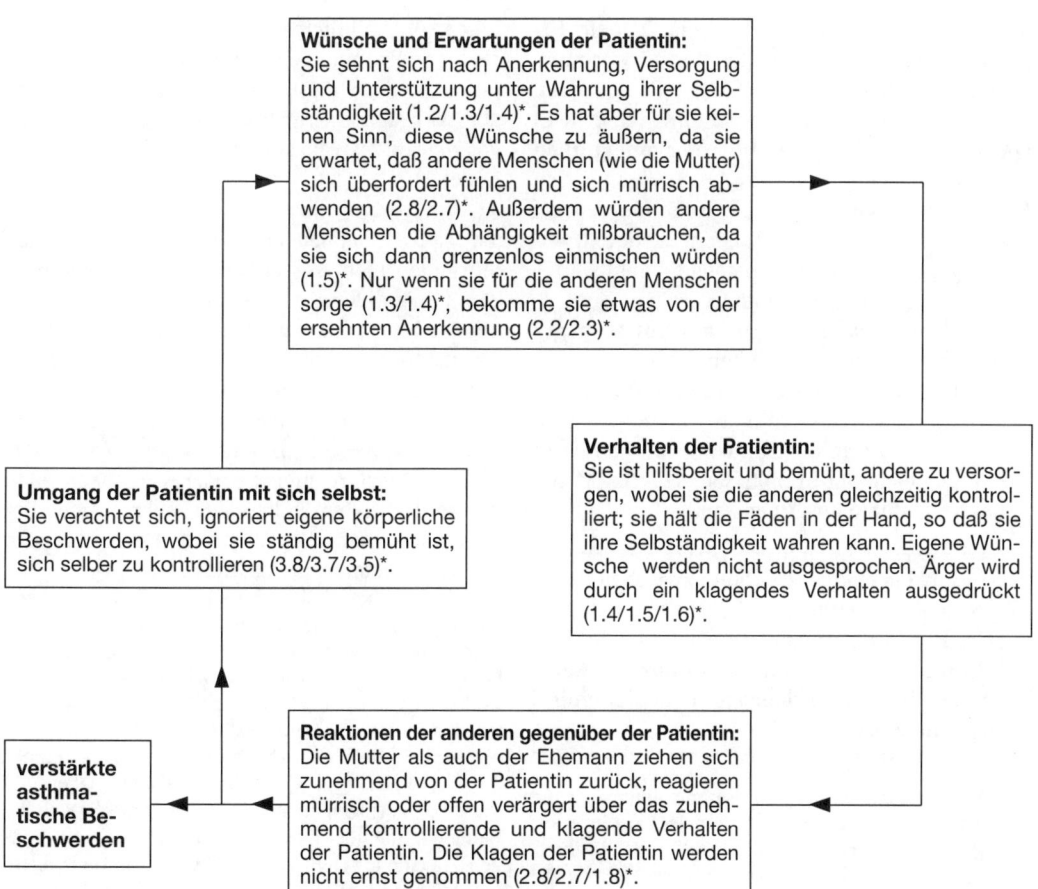

Wünsche und Erwartungen der Patientin:
Sie sehnt sich nach Anerkennung, Versorgung und Unterstützung unter Wahrung ihrer Selbständigkeit (1.2/1.3/1.4)*. Es hat aber für sie keinen Sinn, diese Wünsche zu äußern, da sie erwartet, daß andere Menschen (wie die Mutter) sich überfordert fühlen und sich mürrisch abwenden (2.8/2.7)*. Außerdem würden andere Menschen die Abhängigkeit mißbrauchen, da sie sich dann grenzenlos einmischen würden (1.5)*. Nur wenn sie für die anderen Menschen sorge (1.3/1.4)*, bekomme sie etwas von der ersehnten Anerkennung (2.2/2.3)*.

Verhalten der Patientin:
Sie ist hilfsbereit und bemüht, andere zu versorgen, wobei sie die anderen gleichzeitig kontrolliert; sie hält die Fäden in der Hand, so daß sie ihre Selbständigkeit wahren kann. Eigene Wünsche werden nicht ausgesprochen. Ärger wird durch ein klagendes Verhalten ausgedrückt (1.4/1.5/1.6)*.

Umgang der Patientin mit sich selbst:
Sie verachtet sich, ignoriert eigene körperliche Beschwerden, wobei sie ständig bemüht ist, sich selber zu kontrollieren (3.8/3.7/3.5)*.

verstärkte asthmatische Beschwerden

Reaktionen der anderen gegenüber der Patientin:
Die Mutter als auch der Ehemann ziehen sich zunehmend von der Patientin zurück, reagieren mürrisch oder offen verärgert über das zunehmend kontrollierende und klagende Verhalten der Patientin. Die Klagen der Patientin werden nicht ernst genommen (2.8/2.7/1.8)*.

Abb. 4. Der zyklisch-maladaptive Beziehungszirkel von Frau B.
* Die in Klammern gesetzten Ziffern entsprechen den SASB-Clustern (Abb.1)

Gefühle sind Brücken

Die Gefühle sind Bindeglieder zwischen unserer Physiologie, unserem Denken und unserem Handeln. Sie stellen eine Nahtstelle zwischen sozialen, somatischen und seelischen Aspekten unseres Lebens dar.

Wie die moderne Affektforschung (Krause 1992) zeigt, versuchen wir, im **zwischenmenschlichen Verhalten** durch unseren Gefühlsausdruck, insbesondere durch die Mimik und die Art des Sprechens, anzuzeigen, welches Verhalten wir von anderen Menschen wünschen und was an Verhalten von uns folgen wird. Ge-

fühle sind somit immer verbunden mit dem Wunsch, andere Menschen zu beeinflussen. So sind wir z.B. bemüht, mit einem freundlichen Lächeln andere zu gewinnen, wir wollen sie mit unserem Ärger einschüchtern, erwecken Mitleid durch unsere Trauer etc. Die Gefühle sind also darauf gerichtet, die Umwelt nach unseren Bedürfnissen zu formen.

Gefühle sind verbunden mit **physiologischen Veränderungen** im Körper. Die Tränen, die wir weinen, wenn wir traurig sind, das Herzklopfen, das wir bei Aufregung und Ärger verspüren, sind bekannte physiologische Begleitreaktionen affektiver Zustände. Es ist allerdings umstritten, wie spezifisch diese physiologischen Begleitreaktionen für einzelne Affekte sind. Neuere Ergebnisse lassen vermuten, daß den sogenannten **Primäraffekten** (Glück, Trauer, Wut, Ekel, Angst, Überraschung, Verachtung, Interesse) **spezifische physiologische Veränderungen** zuzuordnen sind (Levenson et al. 1990). Mit den Gefühlen ist immer eine spezifische Innervation der Skelettmuskulatur verbunden, die dem Menschen seine Handlungsbereitschaft signalisiert.

Die physiologischen Begleitvorgänge der Gefühle können ablaufen, **ohne bewußt wahrgenommen zu werden.** Sie können aber auch bemerkt, benannt und bewertet werden. Wir fassen dann innerlich das Gefühl in Worte wie z.B. Trauer, Wut, Zorn, etc., und wir bringen es in Zusammenhang mit Erlebnissen. Häufig prägen intensive Gefühle unser Denken.

> Es gibt eine enge Beziehung zwischen dem Ausdruck der Gefühle und deren physiologischen Begleitreaktionen: **Je weniger wir die Gefühle wahrnehmen und ausdrücken können, desto intensiver ist die begleitende körperliche Reaktion.**

Gut untersucht ist dieser Zusammenhang u.a. für den Anstieg des Blutdrucks. Schon Hokanson et al. (1961, 1963) wies nach, daß der Blutdruck bei gezielt vorgenommenen Frustrationen ansteigt. Er senkte sich rasch bei den Personen, die ihrem Ärger Ausdruck verleihen konnten. Das Äußern versteckter Aggressionen hatte keinen blutdrucksenkenden Effekt. Auch blieb der Blutdruck bei den Personen erhöht, die ihren Ärger gegen andere unbeteiligte Menschen, nicht aber gegen den Menschen, der sie frustriert hatte, richteten. Esler (1976) und Perini et al. (1982) wiesen darauf hin, daß Hypertoniker mit hohem Plasmareninspiegel im Vergleich zu Normotonikern nicht nur weniger Aggressionen entwickeln konnten, sondern eher geneigt waren, sich zu unterwerfen, und sich schlecht behaupten konnten. Sie nahmen auch die zugefügten Frustrationen nicht wahr. Ebenso konnte Sapira et al. (1973) zeigen, daß Hypertoniker im Gegensatz zu Normotonikern nicht in der Lage waren, angemessenes Verhalten eines Arztes von unhöflichem, desinteressierten und aggressivem Arztverhalten zu unterscheiden.

Menschen, die ihre Gefühle nur unzureichend wahrnehmen können und eine geringe Fähigkeit haben, diese dem anderen mitzuteilen, reagieren einerseits mit vermehrten physiologischen Begleitreaktionen. Im Gegensatz zu anderen Menschen, die, bildlich gesprochen, dadurch einen Teil der Spannungen abführen können, haben sie nicht die Möglichkeit durch das Sprechen über belastende Erlebnisse und Gefühle Schutz vor den intensiven körperlichen Reaktionen zu finden.

Andererseits bemerken diese Menschen die sich anbahnenden zwischenmenschlichen Störungen nicht so schnell, da sie die Gefühle der anderen kaum lesen können. Es ist ihnen somit die Möglichkeit genommen, diese Konflikte rechtzeitig auszugleichen bzw. bei anderen Menschen Ausgleichsbemühungen zu induzieren. Nur wer über seine Probleme spricht, kann andere dazu bewegen, sich in seine Lage zu versetzen. Daher reagieren andere Personen dann verständnisvoller, stellen sich mehr auf den betreffenden Menschen ein und lassen ihn sein Gleichgewicht schneller finden.

Sehr eindrucksvoll sind in diesem Zusammenhang die Untersuchungen von Pennebaker und Hoover (nach Traue 1989). Menschen, die vor dem 17. Lebensjahr Traumata, wie z.B. Scheidung der Eltern, Tod eines Elternteils, sexueller Mißbrauch etc. erlebten, hatten im späteren Leben mehr körperliche Beschwerden, mehr Krankheiten und verbrachten mehr Tage als Patient im Krankenhaus als Menschen, die diesen Schicksalen nicht ausgeliefert waren. Doch die Patienten, die über ihre Schicksalsschläge mit Freunden sprachen, waren seltener krank, als diejenigen, die sich wenig oder gar nicht über die Traumata mit Freunden austauschten. Eine weitere Studie bestätigt diese Ergebnisse. Menschen, die ihren Partner durch Unfall oder Selbstmord verlieren, erkranken um so häufiger, je weniger sie mit Freunden über das Ereignis sprechen können (Pennebaker und O'Heeron 1984).

> Insbesondere nicht wahrgenommene negative Gefühle wie **Ekel, Wut, Ärger, Trauer, Angst** und **Furcht** scheinen mit physiologischen Reaktionen verbunden zu sein, die in eine psychogene Erkrankung münden können.

3.3 Manifestation psychogener Erkrankungen in körperlichen, seelischen und charakterologischen Symptomen

Psychogene Erkrankungen manifestieren sich auf unterschiedlichen Bühnen des Lebens. Sie können sich als **seelische Symptomatik** z.B. in Form einer Depression, Angst- oder Zwangserkrankung manifestieren. **Charakterologisch** zeigen sich die Störungen z.B. in einem überangepaßten, unterwürfigen, zwanghaften Charakter oder aber in Süchten und dissozialen Verhaltensweisen. Als **körperliche Erkrankung** äußern sie sich im Rahmen der funktionellen Symptome oder der psychosomatischen Erkrankungen mit organpathologischen Befunden.

Die Manifestation psychogener Erkrankungen in Form einer seelischen oder charakterologischen Symptomatik ist häufig unmittelbar nachzuvollziehen. Doch mit dieser Aufgliederung verbinden sich zumindest zwei Fragen: Warum entwickelt ein Patient eine Depression, ein anderer eine Sucht und ein dritter eine funktionelle Darmerkrankung? Wie läßt es sich erklären, daß Patienten ihre Problematik in Form eines körperlichen Symptoms erleben, daß sie, wie wir es nennen, somatisieren?

Eine hinreichend befriedigende Antwort auf diese Fragen wissen wir noch nicht. Es ist nicht bekannt, warum z.B. ein Patient in einer Ehekrise ein Magengeschwür, ein anderer eine Depression und wieder ein anderer eine funktionelle Darmerkrankung entwickelt. Auch die Frage, warum der eine Patient ein Magengeschwür, der andere in einer ähnlichen Situation eine Colitis ulcerosa entwickelt, bleibt letztlich unbeantwortet. Lange Zeit glaubte man (Alexander 1977), daß bestimmte psychogene Erkrankungen durch spezifische Konflikte ausgelöst werden. Diese **strenge Konfliktspezifität** läßt sich jedoch nicht aufrechterhalten. Zwar finden sich bei einzelnen Erkrankungen gehäuft ähnliche Konfliktkonstellationen. Innerhalb des gleichen Krankheitsbildes gibt es jedoch verschiedene psychologische Untergruppen, so daß der Konflikt für jeden Patienten individuell diagnostiziert werden muß. Wie aber vollzieht sich der geheimnis-

volle Sprung vom seelischen Erleben ins körperliche Symptom? Für das ärztliche Handeln haben sich unseres Erachtens die folgenden **drei Modelle** als hilfreich erwiesen.

a) **Die körperliche Symptomatik als symbolischer Ausdruck eines Konfliktes (Konversion)**

> In den **Konversionssymptomen** drücken sich die Konflikte eines Menschen körperlich in **symbolischer** Form aus. Diese Symptome sind als eine symbolische Mitteilung an die Umgebung zu lesen, eine Mitteilung, deren Inhalt dem Patienten jedoch nicht bewußt ist.

So kann z.B. eine psychogene Erblindung ausdrücken, daß man etwas nicht sehen will, eine Armlähmung kann symbolisieren, daß man gerne zuschlagen möchte, obwohl man es nicht darf etc. Wünsche und Affekte drücken diese Patienten nicht mit Worten oder Handlungen, sondern mit der Sprache ihres Körpers aus. Sie benutzen eine **Gebärdensprache**. Daher prägte von Üexküll den Begriff der **Ausdruckskrankheit** für diese Symptome. Sie betreffen vor allem die Funktionen der willkürlichen Motorik (psychogene Lähmungen oder Gangstörungen), der Sensorik (psychogene Anästhesien oder Blindheit) und des Bewußtseins (psychogene Synkopen oder Anfälle). Doch wird der Begriff auch auf Erkrankungen anderer Organsysteme, insbesondere von Organen, von denen wir ein inneres Abbild haben, bezogen.

Konversionssymptome entstehen, wenn einen Menschen insbesondere sexuelle oder aggressive Bedürfnisse bedrängen, die ihm aber nicht bewußt werden dürfen, da sie mit seinen moralischen Vorstellungen und denen seiner Umgebung in Konflikt stehen. Wenn sich diese Impulse und Wünsche nicht in realen Beziehungen verwirklichen lassen oder wenn man sie nicht aufgeben kann, dann drängen sie dennoch nach Ausdruck. Im körperlichen Symptom zeigt sich dann der Wunsch und das Verbot in entschärfter, weil symbolisch verschleierter Form. So wird dem Konflikt die Bedrohlichkeit genommen, indem er vor der eigenen Person und den anderen verborgen dargestellt wird. Die Angst vor den Impulsen wird reduziert. Daher erscheinen die Patienten häufig angstfrei, ruhig und zeigen fast ein wenig Gleichgültigkeit gegenüber den Einschränkungen durch die Erkrankung. Gleichzeitig wird der Umgebung der Wunsch nach Hilfe und Unterstützung signalisiert.

Ursprünglich war das Konversionskonzept sehr eng an die Diagnose einer hysterischen Persönlichkeit gekoppelt. Neuere Forschungen zeigen jedoch, daß die Konversion auch bei anderen Persönlichkeitsstrukturen, z.B. depressiven, auftreten kann.

b) Körperliche Symptomatik als Ausdruck eines Affektäquivalentes im Rahmen einer Konfliktproblematik

Als Affektäquivalente bezeichnet man körperliche Begleiterscheinungen starker Affekte. Die körperliche Erregung kann das einzige sein, was der Patient von diesem Gefühl spürt. Das Symptom drückt in diesem Fall nicht eine unbewußte Problematik des Patienten aus. Es ist die **physiologische Begleitreaktion** eines bewußten (**Affektkorrelat**) oder unbewußten (**Affektäquivalent**) Gefühls. Bewußte oder unbewußte Affekte werden in vegetative Spannungen umgesetzt. Diese führen dann zu physiologischen Dysfunktionen, die ihrerseits nun z.B. funktionelle Erkrankungen zur Folge haben können.

In Anlehnung an Mitscherlich (1966), Ermann (1987) und Küchenhoff (1992) gehen wir davon aus, daß bei einer Reihe von psychosomatischen Patienten, insbesondere Patienten mit funktionellen Erkrankungen, **spezifische Auslöser** für diese Form der Somatisierung zu beobachten sind. Häufig sind es **Menschen mit rigidem neurotischen Charakter,** die in einer **spezifisch auslösenden Situation ein unangenehmes Gefühl abwehren** müssen. Dieses Gefühl wird dann ausschließlich in Form körperlicher Veränderungen erlebt. Insbesondere sind es Gefühle von **Angst, Depression, Trauer, Wut** und **Verachtung,** die zu körperlichen Beschwerden führen können.

c) Körperliche Symptomatik als Ausdruck unreifer Affekte im Rahmen einer unspezifischen Belastungssituation

Bei einer dritten Gruppe von Patienten ist die Erkrankung nicht mit einem spezifischen Konflikt, sondern mit **unspezifischen Belastungen** verbunden. Es sind Patienten, die sich oft überkontrolliert, affektsteif, unverbindlich freundlich, in Mimik und Gestik unbeweglich und starr verhalten. Die Patienten verfügen scheinbar über eine sehr eingeschränkte Ausdrucksfähigkeit für Gefühle und haben kaum Zugang zu der Welt ihrer Phantasien. Ihre Gefühle erscheinen als diffuse, undifferenzierte Empfindungen, die sich nur als Wohlbehagen oder Mißempfindung äußern. Spezifische Ängste oder Aggressionen werden nicht wahrgenommen. Das Denken ist sehr konkret, haftet an den alltäglichen Problemen und erlaubt es nicht, emotionale Inhalte miteinzubeziehen. Ihre Beziehungen erscheinen mechanistisch und leer. Es fällt ihnen schwer, sich selbst und andere in ihrer Einzigartigkeit wahrzunehmen und zu akzeptieren. Dabei sind sie in ihrem Selbst- und Selbstwerterleben von den Reaktionen der anderen extrem abhängig. Auf recht unspezifische Belastungen reagieren diese Patienten mit somatischen Reaktionen.

Diese körperlichen Symptome sind nicht als ein symbolischer Ausdruck für einen Konflikt anzusehen. Sie sind ein Anzeichen für die **mangelnde Fähigkeit des Patienten, eigene Gefühle, Wünsche und Empfindungen in differenzierter Form zu erleben** und sie in einer Beziehung auszudrücken. Die körperlichen Beschwerden sind die Folge der anhaltenden vegetativen Spannungen. Insbesondere Patienten mit psychosomatischen Erkrankungen im engeren Sinne lassen sich in diese Gruppe einordnen.

In den beiden zuletzt besprochenen Gruppen ist die Frage, warum ein bestimmtes Organ oder eine Gruppe von Organen erkrankt, schwer zu beantworten. Es scheinen **genetische Veranlagungen** eine Rolle zu spielen, die quasi einen **»locus minoris resistentiae«** schaffen, an dem sich das Symptom bei anhaltender vegetativer Spannung entwickelt. Ein »somatisches Entgegenkommen«, d. h. ein korrespondierender somatischer Faktor, scheint für die Entstehung einer psychosomatischen Erkrankung eine notwendige Bedingung zu sein.

3.4 Nosologische Grundkonzepte der Psychosomatischen Medizin

Psychogene Erkrankungen lassen sich in Anlehnung an Hoffmann et al. (1991) pragmatisch danach aufgliedern, ob sich die Symptome überwiegend auf körperlichem, psychischem oder charakterlichem Gebiet zeigen.

a) Psychogene Erkrankungen mit körperlicher Symptomatik

Unter den **psychosomatischen Erkrankungen im engeren Sinne** gruppieren wir Erkrankungen ein wie z.B. das Asthma bronchiale, das Ulcus pepticum duodeni, die Colitis ulcerosa, die essentielle Hypertonie, das atopische Ekzem u.a. Die Konfliktverarbeitung dieser Patienten führt zu anhaltenden vegetativen Spannungen, deren Folge organische Läsionen darstellen.

Die zweite Erkrankungsgruppe, in der sich seelische Konflikte in körperlichen Symptomen niederschlagen, stellt die Gruppe der **funktionellen Syndrome** dar. Hier sind insbesondere funktionelle Erkrankungen des Herz-Kreislauf-Systems, der Atemwege, des Magen-Darm-Traktes und der Harn- und Geschlechtsorgane zu nennen. Auch die sogenannte vegetative Dystonie fällt unter diese Krankheitsgruppe, ebenso wie Schlafstörungen, sexuelle Störungen, Erröten etc.

Eine dritte Gruppe stellen Patienten mit **Konversionsneurosen** dar. Konversionsneurotische Symptome finden sich überwiegend an der Skelettmuskulatur und den Sinnesorganen. So zählen die psychogene Blindheit, die psychogene Taubheit, psychogene Parästhesien und Dysästhesien und im Bereich der Motorik psychogene Paresen zu dieser Erkrankungsgruppe. Eine primäre Organläsion liegt in dieser Erkrankungsgruppe meist nicht vor. Die Symptome

dieser Erkrankungsgruppe lassen sich häufig symbolisch verstehen.

b) Psychogene Erkrankungen mit überwiegend psychischer Symptomatik

Vor allem Patienten mit **Psychoneurosen** weisen eine überwiegend psychische Symptomatik auf. Hier sind die neurotischen Depressionen, einige Formen der Angstneurosen und Phobien, die Zwangsneurose, aber auch die Hysterie zu nennen. Diese seelische Symptomatik zeigt sich somit in Form von depressiven Verstimmungen, von Ängsten, von Zwangsimpulsen und -handlungen und vielem anderen.

Von dieser Gruppe der Psychoneurosen abzugrenzen sind Patienten, die unter schweren Formen von Angsterkrankungen, hypochondrischen Symptomen und unter Depersonalisations- und Derealisationsphänomenen leiden. Sie gehören zur sogenannten Gruppe der »frühen Störungen«, die wir unter den Begriffen **atypische Neurose, Borderline-Syndrom** und **narzißtische Neurosen** zusammenfassen.

Eine überwiegend psychische Symptomatik weisen auch die Patienten auf, die unter einer sogenannten **sekundären psychosomatischen Störung** leiden. Dieses sind seelische Erkrankungen, die sich infolge organischer Erkrankungen bilden. Die Depressionen onkologischer Patienten, Angsterkrankungen von Patienten mit Dialyse etc. fallen unter diesen Begriff.

c) Patienten mit Charakterneurosen und Persönlichkeitsstörungen

Unter **Charakterneurosen** verstehen wir Störungen, die zu keinem subjektiven Leidensgefühl und auch zu keiner eigentlichen neurotischen Symptomatik führen. Meist weisen diese Patienten erheblich gestörte zwischenmenschliche Beziehungen auf. Charakterneurosen in diesem Sinne sind z.B. hysterische Persönlichkeiten oder narzißtische Persönlichkeiten. Häufig leiden die Partner solcher Patienten mehr unter der Charakterneurose als die Patienten selbst.

Ebenso ohne ein ausgeprägtes subjektives Leidensgefühl erscheinen zahlreiche Patienten, die der Gruppe der sogenannten **»frühen**

Störungen« zuzurechnen sind. Es sind in der Regel Persönlichkeitsstörungen, die dadurch gekennzeichnet sind, daß sie die Steuerungsfähigkeit über ihre Persönlichkeit beizeiten verlieren, moralische Vorstellungen nicht als Leitbilder für ihr Handeln erleben und bewahren können, die Auswirkungen ihres Verhaltens auf andere Menschen nicht antizipieren können und von daher häufig an den Anforderungen des täglichen Lebens, insbesondere der Berufswelt, scheitern. Zu dieser Gruppe zählen die Patienten mit **Süchten, Soziopathien, Delinquenz** und **Perversionen**. In der Regel leiden diese Patienten nicht unter ihren Symptomen, sondern unter den sich z.B. aus der Sucht ergebenden Folgen wie Arbeitsplatzverlust, Schulden, Scheidung etc.

4. Die Grundlagen der Arzt-Patient-Beziehung

4.1 Das Umfeld der Arzt-Patient-Beziehung: Der Arzt und seine Psychohygiene im beruflichen Spannungsfeld

J. Kruse, U. Rosin, W. Wöller

Das berufliche Umfeld des Arztes ist sehr komplex. Nicht nur die Patienten, sondern auch die Öffentlichkeit, die Krankenkassen, die Berufsorganisationen etc. stellen Anforderungen an den Arzt, die ihn in seinem Handeln einbinden. Betritt ein Patient die ärztliche Praxis, so befinden sich auch diese außerhalb der unmittelbaren Arzt-Patient-Beziehung liegenden Einflüsse mit im Raum.

Aus den Sozialwissenschaften wissen wir, daß die gegenseitigen Erwartungen der beteiligten Personen die Gesprächsatmosphäre einer Beziehung prägen. Der Arzt und sein Patient treffen mit teilweise sehr differierenden Vorerfahrungen und Erwartungen aufeinander. Der Patient hat Vorstellungen über »die Ärzte«, der Arzt hingegen über »seine Patienten«. Solche generalisierten Vorurteile ermöglichen im Alltag eine schnelle Orientierung. Sie erschweren es jedoch, den Patienten oder den Arzt in seiner Individualität zu sehen. Mißverständnisse im Umgang sind die Folge. Diese Schwierigkeiten treten auch in der Arztpraxis auf und führen nicht selten zu einem Arztwechsel, wenn der Patient sich in seinen individuellen Anliegen nicht wahrgenommen fühlt. Der Arzt kann dazu beitragen, diese Komplikationen zu reduzieren, indem er sich sowohl die eigenen Erwartungen als auch die vermuteten Haltungen des Patienten vergegenwärtigt. Wir werden in diesem Kapitel einige ärztliche Verpflichtungen, Erwartungen und Haltungen beschreiben. Mit diesen rationalen und emotionalen Voreinstellungen warten zahlreiche Ärzte in ihren Sprechzimmern, noch bevor der Patient eingetreten ist.

4.1.1 Ärztliche Rollen und Rollenkonflikte

Die ethischen Normen des Arztes

Die Gesellschaft stellt hohe ethische Anforderungen an das ärztliche Handeln. Eine Übersicht über diese Erwartungen zeigt Tabelle 1.

Tab. 1. Ethische Anforderungen an den Arzt (modifiziert nach Parsons 1951).

– größtmögliche fachliche Kompetenz erwerben und ausüben, um den Patienten optimal zu behandeln

– den Patienten unabhängig von Alter, Geschlecht, Rasse, Religion und sozialer Herkunft behandeln

– affektiv neutral bleiben; der Arzt muß auch ihm unsympathische Patienten und sogar die Patienten, die ihm möglicherweise schaden werden, gut behandeln

– die Patienten niemals zur Befriedigung eigener emotionaler Bedürfnisse mißbrauchen (z.B. Geld, Ansehen, Sexualität)

– das Wohl des Patienten und die Interessen der Gesellschaft höher stellen als seinen eigenen Nutzen (z.B. Verdienst)

Diese **hohen, ja übermenschlichen Idealanforderungen** beziehen sich auch auf den Umgang mit emotional sehr belastenden Situationen. In diesen sollte der Arzt ruhig und nicht durch Emotionen geleitet reagieren, sondern neutral und kompetent auftreten. Selbstverständlich wird auch erwartet, daß er - ohne Ausbildung und Unterstützung - fachmännisch und problemlos über Sexualität, Tod und Sterben, Schmerzen, Ehe- und Lebensprobleme mit den Patienten sprechen und Entscheidungen fällen kann, die das spätere Leben seines Patienten entscheidend prägen können. Emotional sollte er fähig sein, sich im Laufe eines Arbeitstages z.B. auf einen gleichaltrigen, sterbenden Patienten, auf eine schwangere Frau und anschließend auf eine depressive alte Frau einzustellen. Diese Forderungen sind als ein **Idealbild** anzusehen, dem jedoch wohl kein Arzt nachkommen kann. Das Dilemma für den Arzt besteht darin, daß er sich diese utopischen Normen zu eigen gemacht hat, obwohl er erlebt, daß er ihnen nicht in ausreichendem Maße nachkommen kann.

Primärärztliches Handeln ist pragmatisch

Diesen extremen Idealanforderungen steht das sehr pragmatisch ausgerichtete Handeln des Primärarztes gegenüber. Freidson (1979) und Heim (1986) beschreiben, daß der niedergelassene Arzt im Alltag auf spezifische gesundheitliche Probleme seiner Patienten stößt, die in wissenschaftlichen Fachbüchern und Zeitschriften nur unzureichend berücksichtigt werden. Der idealtypische Lehrbuchfall stellt in der Praxis eine Seltenheit dar. Dennoch muß der Arzt in der täglichen Sprechstunde unmittelbar handeln. Er sucht daher konkrete Handlungsanweisungen. In der Regel leitet ihn dabei die eigene Erfahrung. Er zieht das Lernen aus den eigenen Erfahrungen dem Wissen aus Büchern vor. Wie Lüth (1981, S. 188) in seinem Buch »Vor der ersten Sprechstunde« beschreibt, ist der niedergelassene Arzt auf sich selbst angewiesen: Die Aufgaben des niedergelassenen Arztes »fordern also, ganz anders als die Klinik, Engagement und die Ausbildung sowohl der Sinne als auch des selbständigen Denkens. Diagnose ist, zumindest in der Praxis des niedergelassenen Arztes, nicht etwas, was man ablesen kann, sondern **Resultat von Denken!«.**

Da der Primärarzt seine diagnostische und therapeutische Sicherheit nicht auf das Studium von Lehrbüchern oder durch den Einsatz zahlreicher apparativer Untersuchungen stützen kann, entwickelt er einen diagnostischen und therapeutischen Subjektivismus. Dieser wird aus der täglichen, persönlichen Erfahrung gespeist. Er ist jedoch mit Unsicherheit und Ungewißheit verbunden.

Die Gesellschaft stellt hohe ethische Idealanforderungen an den Primärarzt. Der Primärarzt sieht sich häufig vor Probleme gestellt, auf die die Wissenschaft keine befriedigenden Antworten gibt. Es resultieren diagnostische und therapeutische Unsicherheit. In der Sprechstunde ist der Arzt jedoch auch in den Bereichen zum Handeln gezwungen, für die es keine überprüfbaren Erkenntnisse gibt. Das ärztliche Vorgehen wird dann durch die persönlichen Einstellungen des Arztes bestimmt.

Der Arzt zwischen den Interessengruppen

An den Arzt werden von zahlreichen Bezugsgruppen eine ganze Reihe differierender, häufig sich widersprechender Erwartungen gestellt, die zu einem Konflikt innerhalb der Arztrolle, einem **Intra-Rollenkonflik**t (Meyer-Fehr 1986) führen. Der Patient fordert z.B. die Krankschreibung, die Verschreibung von spezifischen Medikamenten, und er dringt auf eine optimale medizinische Diagnostik und Therapie. Der **Arbeitgeber des Patienten** erwartet hingegen, daß der Patient nur solange arbeitsunfähig geschrieben wird, wie eben notwendig. Für die Arzthelferinnen ist der Primärarzt **Arbeitgeber.** Sie wünschen sich eine geregelte Arbeitszeit, gute Bezahlung, sowie Lob und Anerkennung für ihre Arbeit. Die **Krankenkassen** fordern eine kostengünstige Diagnostik und Behandlung, während die **pharmazeutische Industrie** den Primärarzt als Kooperationspartner bei der Verschreibung von neu entwickelten Medikamenten wirbt. Auch ist der Arzt in der Rolle des **Geschäftsmannes,** der seinen Kleinbetrieb unter den Bedingungen eines »Gesundheitsmarktes« führen muß, um rentabel arbeiten zu können. Daher sind **Kollegen** einerseits Konkurrenten im Kampf um die Gunst der Patienten, andererseits erwarten sie Kooperation und Zusammenarbeit, z.B. bei der Vertretung in Ferienzeiten. Die unterschiedlichen Bezugsgruppen stellen somit an den Arzt sehr divergente Forderungen, die sich zum Teil sehr direkt auf die Behandlung des Patienten beziehen. Der Arzt ist gefordert, die unterschiedlichen, ja häufig gegensätzlichen Erwartungen in der Diagnostik und Therapie zu einem Kompromiß zu führen.

Der Arzt zwischen Beruf und Privatleben

Die Arbeitsbelastung in den medizinischen Berufen ist in der Regel hoch. Dennoch ist die Ärztin/der Arzt häufig Mutter oder Vater, Ehefrau oder Ehemann, Mitglied im Sportverein, etc. Diese unterschiedlichen Rollen, die sie einnehmen, können miteinander in Konflikt geraten. Wir sprechen dann von einem **Inter-Rollenkonflikt** (Meyer-Fehr 1986). Insbesondere Ärztinnen leiden sehr unter der Doppelbelastung. Sie müssen im Vergleich zu ihren männlichen

Kollegen mehr Zeit für Tätigkeiten außerhalb der beruflichen Arbeit aufwenden. Viele von ihnen verzichten daher auf eine Spezialisierung. Die Inter-Rollenkonflikte sind eine wesentliche Ursache dafür, daß die Scheidungsraten bei Ärztinnen höher sind (Heim 1992a) als bei den ärztlichen Kollegen.

Viele Studien belegen, wie problematisch es ist, die Rolle der Ehefrau und Mutter, aber auch des Ehemannes und Vaters mit der Rolle des Arztes in Einklang zu bringen. Die **Ehen der Ärzte** sind nicht selten durch die hohe Arbeitsbelastung beeinträchtigt. Mit dem Hinweis, kranke Menschen versorgen zu müssen, macht sich der Arzt häufig unangreifbar, sodaß der Ehepartner mit verdeckten Scham- und Schuldgefühlen reagiert, wenn er sich gegen die berufliche Überbeanspruchung wehrt. Häufig reagieren die Ehepartner mit Depressionen oder einer Abhängigkeitsproblematik. Insbesondere die Ärzte, die sich in die psychosoziale Situation ihrer Patienten einfühlen können, erleben es dann als besonders schmerzlich, wenn die Beziehung zum Partner und zu den Kindern leidet. Willi (1986) weist darauf hin, daß manche Ärzte in eine **Schuld- und Angstspirale** geraten. Sie empfinden Schuldgefühle wegen der Vernachlässigung der Familie. Wenden sie sich aber mehr der Familie zu, so haben sie die Sorge, die Patienten zu vernachlässigen und beruflich zu versagen. Diese Angst wird durch dauernde Erreichbarkeit und Präsenz in Schach gehalten. So gründet sich die Karriere eines Arztes nicht selten auf die Angst vor dem Versagen, die mit erhöhtem Einsatz kompensiert wird. Dieses Engagement führt zu beruflicher Anerkennung mit der Übernahme noch größerer Verantwortung, so daß der Arzt noch weniger Zeit für seine Familie aufbringen kann.

4.1.2 Arbeitsbelastung des Arztes

Die seelischen Anforderungen an den Arzt sind außerordentlich hoch. Steht er bei einem Patienten vor der Aufgabe, Entscheidungen zu fällen, die für das weitere Leben des Patienten unwiderrufliche Konsequenzen haben können, so ist er bei anderen Patienten mit deren Angst und Hoffnungslosigkeit konfrontiert. Insbesondere der Primärarzt muß bei vielen Patienten mit

einer diagnostischen und therapeutischen Unsicherheit leben. Im Gegensatz zum angloamerikanischen Raum wurden diese Berufsstressoren und deren Auswirkungen im deutschen Sprachraum lange Zeit verleugnet, wohl, wie Heim (1992a) vermutet, weil es kaum vorstellbar war, daß eine Tätigkeit, die mit großer Motivation und Befriedigung ausgeübt wird, zugleich schädigend sein könnte. Doch die ausgeprägte Berufsbelastung steigert das Risiko der Ärzte zu erkranken, sie senkt die manuellen, intellektuellen und affektiven Fähigkeiten des Arztes und sie führt insbesondere bei den Mitarbeitern in den Pflegeberufen zu häufigen Arbeitsplatzwechsel.

Wie sehen die Stressoren im ärztlichen Beruf aus? Tabelle 2 zeigt die Ergebnisse einer Befragung (Pröll und Streich 1984) von Krankenhausärzten, Mitgliedern des Marburger Bundes, zu ihrer subjektiv erlebten Arbeitsbelastung.

Tab. 2. Arbeitsbelastung von 3770 Krankenhausärzten (Pröll und Streich 1984).

Belastungsmomente	Häufigkeiten in %
Zeitdruck/Streß	80,8
hohe Konzentrationsanforderungen über lange Zeit	79,1
häufiger, schneller Entscheidungszwang	75,5
unregelmäßiger Arbeitsanfall	54,9
ständiger Umgang mit schwerkranken Patienten	53,7
erschwerte Versorgung durch Personalmangel	49,6
Belastung durch unqualifiziertes Personal	43,1
hohe körperliche Belastung	40,5

Herschbach (1991) erfragte bei 299 Ärzten aus 54 Kliniken/Abteilungen die Stärke der Belastungen bei Ärztinnen und Ärzten. Unspezifischer Zeitdruck/Streß, das Miterleben von langen, fortschreitenden Krankheitsprozessen, das Mitleid mit Patienten, insbesondere mit denjenigen, die eine mangelnde Unterstützung durch Angehörige erfahren, belasteten diese Ärzte ebenso wie die Einschränkungen des Privatlebens, die große Rolle der Büroarbeiten sowie die Durchführung von Aufklärungsgesprächen.

Über die Arbeitsbelastung von Primärärzten im deutschsprachigen Raum liegen kaum Untersuchungen vor. In einer amerikanischen Studie an 291 niedergelassenen Ärzten beschreibt Wolfgang (1988), daß die Ärzte sich insbesondere durch die unmittelbare Verantwortlichkeit für das Wohlergehen des Patienten belastet fühlten (s. Tab. 3).

Tab. 3. Faktoren der Arbeitsbelastung bei Primärärzten in der Reihenfolge ihrer Ausprägung (Wolfgang 1988).

1. die unmittelbare Verantwortlichkeit für das Wohlergehen des Patienten
2. die Bemühungen um das emotionale Wohlergehen der Patienten
3. die Unvereinbarkeit von Beruf und Familie
4. die häufigen Unterbrechungen durch das Telefon
5. der Umgang mit schwierigen Patienten
6. die starke Arbeitsbelastung

Über die Zusammenhänge zwischen psychosozialen Belastungen und Erkrankungen wissen wir bei den Patienten viel. Es verwundert daher nicht, daß auch die erhebliche Belastung des Arztberufes mit einer Reihe von Gesundheitsrisiken einhergeht.

4.1.3 Die Gesundheit der Ärzte

Zwar entspricht die Lebenserwartung der Ärzte jener der Durchschnittsbevölkerung, doch ist die **Mortalität** der Ärzte gegenüber einer Gruppe von Menschen mit vergleichbarer Bildung erhöht (Heim 1992a). Vor allem haben sie ein erhöhtes Risiko, an einer psychosozialen Erkrankung zu leiden: Sowohl englische wie skandinavische Studien legen nahe, daß die Suizidalität um das 2- bis 3fache erhöht ist und überdurchschnittlich häufig bei den Ärzten **Depressionen, Alkoholismus, Medikamentenmißbrauch** und **Eheprobleme** zu diagnostizieren sind. Insbesondere Ärztinnen haben ein vielfach erhöhtes Suizidrisiko. 25 bis 40 % aller Ärztinnen leiden im Verlaufe ihres Lebens an einer Depression (Carlson et al. 1981). Die Diagnose einer seelischen Erkrankung stellen jedoch die meisten Ärzte bei sich selbst nicht. Sie

haben, so Feuerlein (1986), eine Art berufsspezifische und rollenspezifische Abwehr gegenüber gravierenden und dementsprechend psychisch belastenden Diagnosen bei sich selbst.

Die Betreuung und Behandlung seelisch erkrankter ärztlicher Kollegen stellt in der Bundesrepublik Deutschland im Gegensatz zu den angloamerikanischen Ländern ein Problem dar. Insbesondere der Alkoholismus bei Ärzten führt eher zu ordnungspolitischen Forderungen nach Entzug der Approbation, als zu konkreten Hilfen für den betroffenen Arzt. Der Arzt kann nur selten auf das normale Behandlungsnetz zurückgreifen. Daher sind in bestimmten Bereichen spezielle Institutionen eingerichtet, die nur Ärzten und Führungskräften vorbehalten sind. Auch gibt es in einzelnen Großstädten Gruppen der Anonymen Alkoholiker, in denen sich nur Ärzte zusammenfinden. Dennoch gibt es für Ärzte, die an einer psychosozialen Erkrankung leiden, insgesamt nur wenig Behandlungsmöglichkeiten. In der Bewältigung der Belastung sind die Ärzte auf sich alleine gestellt, im Gegensatz zu Managern, für die Streßreduktionsprogramme, Anleitungen zur Führung der Mitarbeiter, Programme zur Gesprächsführung etc., zum Alltag zählen.

4.1.4 Bewältigung der Belastung im ärztlichen Beruf

Die Erkrankungen der Ärzte lassen sich als mißglückte Versuche verstehen, die Belastungen des Arztberufes zu meistern. Es wurde jedoch kaum erforscht, wie Ärzte ihre Belastungen erfolgreich bewältigen können. Heim (1992b) benennt vier sehr anschauliche idealtypische Grundmuster der Bewältigung der Belastung in den medizinischen Berufen. Auch wenn sie in einer Untersuchung an Zahnärzten ermittelt wurden, haben sie unseres Erachtens dennoch Relevanz für den Primärarzt:

Der Macher

▶ Er ist tatkräftig, initiativ, effizient, sachbezogen und geht die Probleme häufig als guter Organisator an. Er kontrolliert die Situation und seine Gefühle, spaltet unangenehme Gefühle ab und weist die Schuld gerne Dritten zu. Durch Leistung stärkt er sein Selbstbewußtsein, Unangenehmes übersieht er. Negativ kann sich auswirken, daß er zu fordernd, zu unduldsam, sehr kalt und machtbewußt vorgeht. In die Situation insbesondere depressiver Mitarbeiter und Patienten kann er sich nicht ausreichend einfühlen.

Der Vermeider

► Er gilt als unkompliziert, oberflächlich, umgänglich, effizient, aber nicht immer zuverlässig. Er bagatellisiert Probleme, sucht kompensatorische Ersatzbefriedigungen, möchte Selbstbestätigung und vermeidet komplizierte Situationen. Von Patienten und Mitarbeitern wird auf die Dauer der nötige Tiefgang vermißt, sie fühlen sich gelegentlich übergangen und nicht ernstgenommen. Ihm fehlt das engagierte Zupacken und die klare Problemanalyse sowie u.a. die reflektierte Selbstkritik.

Der Umgängliche

► Er ist stets um Anerkennung bemüht und möchte von allen geliebt und respektiert werden. Daher ist er zugewandt, offen, umgänglich, sozial integriert, feinfühlig und kooperativ. Gegenüber kritischen und aggressiven Patienten ist er jedoch leicht verunsichert. Er ist häufig verletzt, leicht entmutigt und rasch belastet durch zwischenmenschliche Konflikte. Spannungen löst er vorzugsweise mit Alkohol oder Tranquilizern.

Der Problemtürmer

► Er kann in der Arbeit nur Komplikationen, Verwicklungen und Mühe sehen. Er ist in einer negativen Weise selbstkritisch, leidet unter der Kritik der Patienten und fühlt sich unzureichend anerkannt. Infolge seiner Selbstkritik ist er ethisch sehr engagiert, pflichtbewußt, verläßlich und arbeitsam. Dabei kann er auch einfühlsame Gespräche führen. Häufig ist er sehr familienorientiert und findet dort seinen Rückhalt. Er hat ein starkes Helferbedürfnis, zieht sich zurück, um kritische Situationen zu meistern, und bemüht sich um eine klare Analyse von Problemsituationen. Bei starken Schuldgefühlen greift er zu Alkohol oder Psychopharmaka.

4.1.5 Erwartungen des Arztes an seine Patienten

Zu Beginn des Kapitels haben wir beschrieben, daß vom Arzt erwartet wird, daß er neutral, ohne affektive Reaktionen und ohne Vorurteile

einen Patienten unabhängig von seinem Geschlecht, seinem Sozialstatus und anderen Merkmalen betrachtet. Auch wenn wir um größtmögliche Objektivität bemüht sind, wird unsere Wahrnehmung von unseren Einstellungen, Werthaltungen und Stereotypien beeinflußt. Wohl kein Arzt ist in der Lage, die ganze Fülle der von einem Patienten zur Verfügung gestellten Informationen zu verarbeiten. Wir selektieren daher unsere Information aufgrund früherer Erfahrungen. Die Anwendungen von Stereotypen oder Klischees erlauben es uns, Eindrücke zu kategorisieren und die Unsicherheit zu mindern.

Problematisch werden die Erwartungen jedoch in der Arzt-Patient-Beziehung, wenn negative stereotype Einstellungen in Form eines Vorurteils selbst durch andersartige Erfahrungen nicht zu korrigieren sind. So haben wir dann das Bild »des Ulcuspatienten« oder »des Asthmatikers« vor uns und malen uns vor unserem inneren Auge die Schwierigkeiten in der Beziehung zu dieser Patientengruppe aus. Solche negativen Erwartungen des Arztes erschweren, wie zahlreiche Studien belegen, die Beziehungen insbesondere zu den in Tabelle 4 beschriebenen Patientengruppen (Heim 1986).

Aus diesen **negativen Erwartungen** können Probleme in zweierlei Hinsicht entstehen:

► Der Arzt steht in der Gefahr, gerade bei den schwierigen Patienten nicht mehr die Individualität zu sehen, sondern »sie über einen Kamm zu scheren«. Solch stereotype Wahr-

Tab. 4. Patientengruppen, denen der Arzt häufig mit negativen Erwartungen begegnet (Heim 1986).

– **Frauen** erhalten nicht die gleiche sorgfältige Abklärung wie gleichaltrige Männer

– jüngeren Patienten wird mehr Aufmerksamkeit geschenkt als **älteren Menschen**

– **sozial auffällige Patienten,** wie z.B. Prostituierte oder Straffällige, lösen weniger ärztliche Aufmerksamkeit aus

– **aggressive, unkooperative und kritische** Patienten werden nicht so sorgfältig behandelt

– **Alkoholiker sowie Drogenpatienten** gelten als faul, unzuverlässig und vergeßlich

– die meisten Ärzte ziehen körperlich Kranke den **seelisch kranken Patienten** vor

nehmung gerade bei negativer Einstellung verkompliziert nun die ohnehin schwierige Beziehung zu diesen Problempatienten. Häufig sind es sehr kränkbare Menschen, die darum ringen, in ihrer Einzigartigkeit wahrgenommen zu werden. Handelt der Arzt entsprechend seiner negativen Voreinstellung, so kränkt er unweigerlich den Patienten. Es entwickeln sich dann sehr schnell Schwierigkeiten in der Arzt-Patient-Beziehung. Diese können sich in Form eines Beziehungsabbruchs, der Unzuverlässigkeit des Patienten oder auch in der unzureichenden Abklärung somatischer Beschwerden durch den Arzt äußern. Durch das problematische Verhalten des Patienten wird dann der Arzt in seiner stereotypen Einstellung wiederum verstärkt, so daß sich diese Beziehung annähernd als maladaptiver Beziehungszirkel (s. Kap. 3) beschreiben läßt (Abb. 1).

► Zahlreiche Patienten sind bemüht, die Anerkennung ihres Arztes zu erhalten. Sie wollen den Arzt nicht verärgern. Berichtet werden von ihnen nur die Beschwerden, die der Arzt akzeptiert. Reagiert der Arzt mürrisch, ungehalten oder gelangweilt auf bestimmte Anga-

ben oder Verhaltensweisen des Patienten, so wird dieser lernen, daß diese Beschwerden nicht mit dem Arzt zu besprechen sind. Daher wird der Patient z.B. sein Alkoholproblem oder die depressive Symptomatik nicht mehr vortragen, wohl aber über die begleitenden körperlichen Beschwerden berichten. In dieser Form selektiert somit auch der Arzt, mit welchen Beschwerden die Patienten zu ihm kommen. Dieses beschrieb Balint mit der apostolischen Funktion des Arztes. Ärzte wissen manchmal, was für ihre Patienten gut ist und worunter sie leiden, auch wenn die Patienten ihre Beschwerden noch gar nicht geschildert haben.

4.1.6 Die Balint-Gruppe: Emotionale Entlastung, Selbsterfahrung und Erweiterung des Verhaltensrepertoires

Die oben dargestellten vielfältigen Belastungen, denen Ärzte insbesondere in der Situation als »freie« Niedergelassene ausgesetzt sind, können häufig nur mit unzureichenden Kompromissen oder mit körperlichen, seelischen und so-

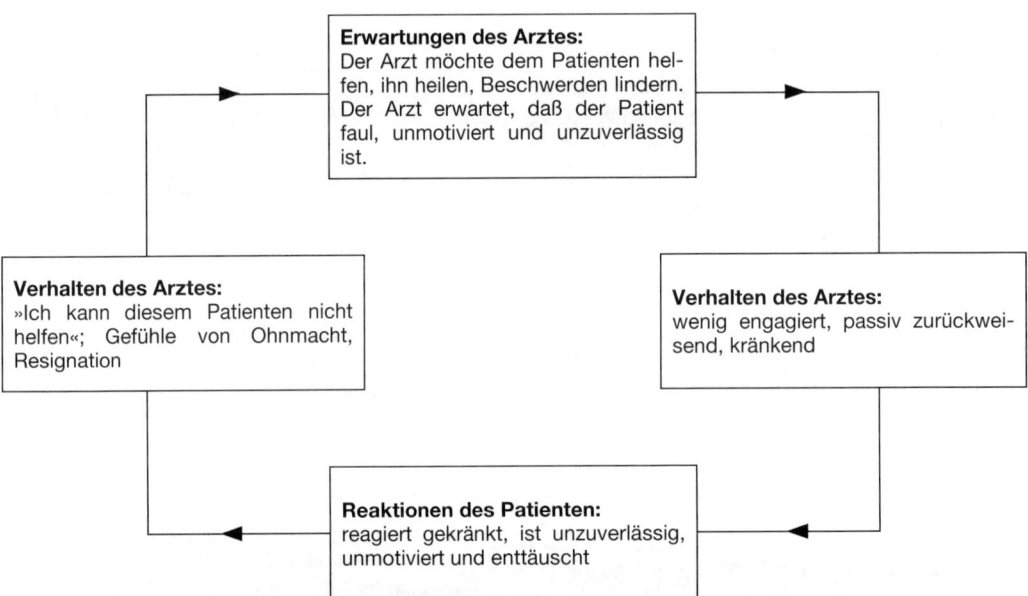

Abb. 1. Maladaptiver Beziehungszirkel des Arztes in der Beziehung zu »Problempatienten«.

zialen Symptomen, durchaus von Krankheitswert, bewältigt werden. Auch ein Coping dieser Folgeerscheinungen ärztlicher Berufstätigkeit wird kaum bewußt und gezielt angestrebt; sind doch die Ärzte, zu denen Ärzte (wenn überhaupt) in Behandlung gehen, eben auch Kollegen mit meist weitgehend identischen professionellen Risikofaktoren.

Die Teilnahme an einer Balint-Gruppe kann für die Ärzte in ihren Beziehungen zu schwierigen Patienten entlastend und hilfreich sein. Der ungarische Psychoanalytiker Michael Balint hat kurz nach dem Krieg in London eine spezifische Gruppenarbeit mit niedergelassenen Ärzten entwickelt: Die Teilnehmer erzählen Episoden aus problematischen Begegnungen mit ihren Patienten. Dabei stellen sie auch, oft allerdings erst auf Nachfrage, ihre persönlichen Gefühle und ihr eigenes Verhalten gegenüber dem jeweiligen Kranken dar. Dieser interpersonalen Orientierung entspricht, daß die Kollegen in der Balint-Gruppe beim Zuhören darauf achten, welche Gedanken, Phantasien, Empfindungen, Körpersensationen und Handlungstendenzen in ihnen entstehen. Ihre Eindrücke werden zunächst überwiegend indirekt ausgesprochen, nämlich im Rahmen von zwei Vorstellungen: einerseits, wie sie sich in der Situation des Arztes dem vorgestellten Patienten gegenüber erlebt hätten und andererseits, wie es für sie gewesen wäre, wenn sie der Patient in der erzählten Episode gewesen wären. Diese beiden Rahmensetzungen für die dosiert-freie Diskussion sind der Grund dafür, daß die Balint-Gruppenarbeit als patientenzentrierte Selbsterfahrung des Arztes bezeichnet wird. Im Verlauf der Zusammenarbeit eines solchen Seminars werden die Teilnehmer gut miteinander vertraut, so daß sie sich auf selbst nicht wahrgenommene oder nicht reflektierte Einstellungen aufmerksam machen können: so zum Beispiel Stereotypien im Umgang mit

bestimmten Kranken und die Einsicht, daß es kaum »die« Problempatienten, sondern eher spezifische Probleme einzelner Ärzte gibt. Die Grenzen zur personenzentrierten Selbsterfahrung des Arztes sind etwas künstlich und verändern sich im Rahmen der Arbeitsvereinbarungen der Gruppe. Balint thematisierte das mit dem Begriff eines wesentlichen, auf das Berufsfeld begrenzten Wandels in der Person des Arztes.

Das entscheidende Ziel und letztliches Kriterium für die Effizienz dieser Gruppenarbeit ist eine Veränderung im tatsächlichen Verhalten des Arztes den Patienten in seiner Praxis gegenüber. Die Erweiterung des Verhaltensrepertoires des Arztes in der Beziehung zu seinen Patienten ist ein Ausdruck der veränderten Einstellung zu sich selbst als Arzt und zum Erleben und Verhalten der Patienten. Damit die erforderlichen Einsichten möglich sind, muß der Arzt sich sicher sein können, in der Balint-Gruppe eine emotionale Entlastung von Problemen in der Praxis zu finden, auch dann, wenn er selbst ein wichtiger Ursachenfaktor für mißglückte Episoden gewesen ist.

Die von uns oben beschriebenen gesellschaftlichen Belastungen und institutionalisierten Rollenkonflikte des Arztes werden in manchen Balint-Gruppen zu wenig berücksichtigt: Dies liegt daran, daß die meisten Leiter dieser Seminare eine ausgeprägte arztzentrierte Sichtweise haben und mit sozialwissenschaftlichen Konzepten wenig vertraut sind. Die von manchen Autoren vertretene systemische Erweiterung der Balint-Gruppenarbeit ist dringend erforderlich, um zu vermeiden, daß zuviele Probleme aus Arzt-Patient-Beziehungen der Person des Arztes »angelastet« werden, was für seine Psychohygiene sicherlich ungünstig wäre und bei den Konfliktlösungsstrategien nicht ausreichend hilfreich ist.

4.2 Interpersonelle Medizin in der ärztlichen Sprechstunde

U. Rosin, W. Tress

In diesem Kompendium der interaktionellen Medizin haben wir uns bereits mit dem Konzept der Gesundheit und der Salutogenese (vgl. Kap. 3.1) beschäftigt. Wir widmen uns jetzt Überlegungen, wie die jeweiligen Krankheitsmodelle des Arztes seine Haltung zur Psychosomatischen Grundversorgung (mit-)bestimmen. Diese Krankheitsmodelle wirken sich insbesondere aus auf:
► Diagnose
► Therapie
► Stellenwert der Beziehung zwischen Patient und Arzt
► psychotherapeutische Technik
► Durchführung der Psychosomatischen Grundversorgung.

Es handelt sich um Einstellungen, die meist nicht in »reiner« Form vorliegen; sie sind den einzelnen Ärzten oft nicht bewußt, sie können jedoch als solche durchaus einer Reflexion zugänglich werden. Dieses Bewußtmachen gehört zu den Lernzielen bei der Fortbildung in der Psychosomatischen Grundversorgung.

4.2.1 Krankheitstheorien

Das Defekt-Reparatur-Modell

Krankheit wird in diesem Modell als eine Störung der physikalisch-biologisch-physiologischen Mechanismen und Regelkreisläufe verstanden.

Diagnostik im Defekt-Reparatur-Modell bedeutet in erster Linie das Erkennen von Funktionsveränderungen (z.B. anormale Laborwerte und Störungsmuster im EKG) oder von Deformationen (z.B. morphologische Abweichungen beim Röntgen und in der Sonographie). Ziel der diagnostischen Maßnahmen ist eine möglichst quantifizierende Objektivierung.

Therapie ist eine Art von Reparieren, ein Eingriff, der die ursprüngliche Form und/oder Funktion wiederherstellen soll, z.B. Ektomie eines Neoplasmas, Dilatieren eines stenotischen Gefäßes, Substitution oder Suppression abnormer Konzentrationen (etwa von Insulin und Neurotransmittern).

Die Beziehung zwischen Patient und Arzt ist in diesem weitgehend an den Naturwissenschaften orientierten Krankheitsmodell etwas Akzidentelles. Beide, Patient und Arzt, sind eben »auch« Menschen. Sie erwarten wechselseitig das an Beziehung voneinander, was in der jeweiligen Gesellschaft selbstverständlich ist: Freundlichkeit, Verständnis und Anteilnahme.

Die ökonomisch-funktionellen Zwänge der Praxisorganisation bewerten überwiegend nur das medizinisch-instrumentelle Tun als honorierbare Leistung, während die Beziehungsgestaltung den Arzt Zeit kostet und damit einen Verlust an Einnahmen bedeutet. Ein alltagsweltlich-höflicher Sprechstil (mit fragenden Aufforderungen »bitte«) nimmt etwa 15 % mehr Zeit in Anspruch als apersonal-imperative Aufforderungen. Beim Abhören von Tonbandaufzeichnungen von Arzt-Patient-Gesprächen in Praxen oder bei Visiten im Krankenhaus ist man immer wieder erstaunt, wie – an alltagsweltlichen Kriterien gemessen – unhöflich viele Ärzte sind. Und man wundert sich ebenfalls darüber, was die meisten Patienten »mit sich machen lassen«. Befragt man diese Kranken, so sagen sie häufig, sofern sie sich überhaupt kritisch äußern: »Natürlich finde ich das unmöglich, wie der Arzt sich verhalten hat. Aber, er hat eben keine Zeit 'dafür', und mir ist die Hauptsache, daß er sein Handwerk versteht.« – An diesen Formulierungen wird deutlich, daß auch viele Patienten das Defekt-Reparatur-Modell auf ihre Krankheit anwenden.

Bei Krankheiten, in deren Ätiopathogenese die somatischen Anteile gegenüber den psychischen und sozialen Determinanten sehr weit im Vordergrund stehen, hat das naturwissenschaftliche Modell etwas überzeugend Objektives. Das »Menschliche« hingegen, so wird dann befürchtet, oft auch mit Recht, kann zu Störungen bei Diagnostik und Therapie führen: Ärzte lassen schon immer die ihnen nahestehenden Menschen von anderen Kollegen untersuchen und behandeln. Dies besonders deshalb, weil sie befürchten und auch zum Teil diese Erfahrung haben machen müssen, daß sie selber, aus Angst vor Entdeckung einer schlimmen Krankheit, bei einem Angehörigen etwas übersehen könnten. Und sie wissen, daß sie kaum fähig wären, eine schmerzhafte Maßnahme bei einer ihnen lieben Person durchzuführen.

Das Defekt-Reparatur-Modell hat für die **psychotherapeutische Technik** zumindest zeitweise eine große Bedeutung gehabt. Freud forderte die Psychoanalytiker auf, sie sollten »nüchtern«, mit naturwissenschaftlich-objektivierender Haltung, die tabuierten Themen, wie z.B. Sexualität und Geld, erfragen. Sie dürften sich dabei weder von üblicher Scham einerseits noch von persönlicher Neugierde andererseits (ver-)leiten lassen. Er meinte, zumindest zeitweise, die sogenannte Deutungsarbeit müsse ohne (Mit-)Gefühl, »kaltblütig« wie bei einem guten chirurgischen Eingriff, durchgeführt werden. – In manchen verhaltenstherapeutischen Schriften findet man noch das Selbstverständnis, daß der Therapeut eine Art Ingenieur für soziales Management sei, um damit dem Patienten ein »Umlernen« zu ermöglichen.

Im Hinblick auf die **Psychosomatische Grundversorgung** bietet das Defekt-Reparatur-Modell sowohl eine Erklärungsmöglichkeit für psychogene Störungen als auch Handlungsanleitungen für therapeutisches Vorgehen. Auch sogenannte Organiker erkennen aufgrund der objektiv-empirischen Untersuchungen an, daß psychische Vorgänge und soziale Faktoren als Stressoren über zerebro-neuro-physiologische und biochemische Prozesse Funktionsstörungen und schließlich auch morphologisch faßbare Läsionen verursachen können. Die Therapie solcher Krankheiten besteht darin, einerseits die bereits gestörten Organstrukturen und -funktionen wieder einzuregeln und andererseits, als Prophylaxe, dazu beizutragen, die Stressoren zu vermeiden. Die (menschliche) Beziehung zwischen Arzt und Patient ist in diesem Defekt-Reparatur-

Modell zunächst ein akzidenteller Faktor, sie gewinnt jedoch insofern einen höheren Stellenwert, als der Arzt (im optimalen Fall) als sympathisch-wohlwollende Autorität den Patienten z.B. dazu motivieren kann, die verordneten Behandlungen sorgfältig durchzuführen. Oder der Arzt könnte seinen Patienten »entlasten«, indem er mit anerkennend-väterlicher Haltung zum Ausdruck bringt, der Patient habe in seinem Beruf doch schon sehr viel erreicht; vielleicht sollte der »Streß«-Kranke jetzt seine ehrgeizig-rivalisierende Haltung in einer karriereorientierten Institution aufgeben und sich eine Tätigkeit mit mehr Muße in einer ruhigeren Firma gönnen. – Solche Empfehlungen resultieren aus dem, was man als gesunden Menschenverstand bezeichnet; es handelt sich um alltagsweltliche Vorstellungen und vorwissenschaftliche eigene Lebenserfahrungen, die aber eher für normal-durchschnittlich Gesunde als für psychisch erheblich gestörte Menschen zutreffend sind.

Das Ganzheitsmodell

Im Ganzheitsmodell wird der Kranke und seine Krankheit als eine umfassende »Organisation« gesehen, als etwas Übersummatives aus biologischen, psychischen und sozialen Komponenten. Die Betonung liegt auf den wechselseitig-systemischen Beeinflussungen, z.B. zwischen Mensch und Umwelt, Seele und Leib oder Gehirn- und anderen Körperfunktionen.

Diagnostisch geht es beim Ganzheitsmodell um die differentielle Einschätzung der körperlichen, der seelischen und der sozialen Anteile bei Entstehung und Verlauf der Krankheit. Der Arzt hat, über seine Rolle als objektivierender Untersucher hinaus, auch die Aufgabe, »weiche« Daten zu ermitteln und sie in ihrer Bedeutung einzuschätzen. Seine teilnehmende Beobachtung zielt überwiegend darauf, sich in die Erlebnisperspektive seines Patienten hineinzuversetzen und sich dessen Sicht von sich selbst, seiner Krankheit, seinen Beziehungspersonen und der Umwelt insgesamt zu erschließen.

Eine **Therapie,** die sich an diesem Ganzheitsmodell orientiert, berücksichtigt, wie sich die drei Dimensionen (Somatisches, Psychisches und Soziales) gegenseitig ergänzen und verschränken oder beeinträchtigen. Ein Arzt wird z.B. vermuten, daß die Symptome einer schweren Kreislaufdysregulation bei einem jungen Vater damit zusammenhängen könnten, daß seine Frau sich nach der Geburt »ihres« Sohnes fast ausschließlich diesem widmet, daß sie sich nicht mehr, wie früher, fürsorglich um ihn, den Mann, kümmert. In einem solchen »Fall« (der Mann erlebt sich ja als in ihrer Gunst abgefallen) könnte der Arzt seine »Verordnung« psycho-sozio-somatisch ausrichten: Er könnte dem Patienten, z.B. in Anwesenheit der Ehefrau, ein »Training des Kreislaufs« empfehlen, so, daß der Mann in Begleitung seiner Frau täglich eine Stunde spazierengeht, zunächst mit ihr allein, später auch mit dem Kinderwagen, der zugleich einen Halt darstellt.

Die **Beziehung zwischen Patient und Arzt** an sich hat in diesem Ganzheitsmodell einen hohen Stellenwert. Die Art, wie der Patient sich dem Arzt gegenüber gibt, wird vom Arzt daraufhin reflektiert, ob dieser sich in anderen Beziehungen ähnlich verhält. Der Arzt erwägt, ob die ihm unangemessen erscheinenden Erlebnis- und Verhaltensmuster des Patienten als eine psychische Disposition zu verstehen sind, die an der Ätiopathogenese der Symptomatik beteiligt gewesen sein könnten. Auch überlegt der Arzt, wie diese »Eigenschaften« des Patienten sich förderlich oder beeinträchtigend auf seine eigenen therapeutischen Maßnahmen auswirken könnten. Vielleicht würde der Arzt wahrnehmen, daß die Ehefrau einen phallischen (Sohn-besitzenden) Triumph über die (Kreislauf-) Schwäche ihres Mannes genießt. Der Arzt würde auch ermitteln, welche subjektive Krankheitstheorie dieser Patient hat: Ob er z.B. meint, das nächtliche Weinen seines kleinen Sohnes hätte bei ihm zu so viel Schlafmangel geführt, daß er sich erkältet und dies zu einem Durcheinander seines (Versorgungs-)Kreislaufs geführt hat. Auf dem Hintergrund solcher Überlegungen könnte der Arzt, als Initialmaßnahme, die kurzfristige Gabe eines leichten Schlaf- und eines Kreislaufmittels als erste Stabilisierung erwägen. Danach wäre sein Ziel, mit der Ehefrau gemeinsam eine Klärung der triadischen Konstellation Vater, Mutter und Kind zu versuchen. – Der Arzt würde somit seine Beziehung zum Patienten als ein Vehikel der therapeutischen Intervention einsetzen. Er übernähme reflektiert-gezielt die Rolle einer

symbolisch spendend-versorgenden Mutter, indem er symbolisch einen Saft zum Einschlafen und Tropfen für den Kreislauf anbietet.

Das Ganzheitsmodell gibt für die **psychotherapeutische Technik** wichtige Orientierungspunkte. So könnte der Arzt z.B. körperorientierte Verfahren (Überweisung etwa zur konzentrativen Bewegungstherapie oder Musiktherapie) dazu einsetzen, dem Patienten ihm bisher nicht zugängliches Erleben zu vermitteln. Ziel ist es, interdisziplinär, schulenunabhängig und integrativ, also bio-psycho-sozial vorzugehen, um den Menschen in seiner Ganzheit (wieder-)herzustellen.

Für die **Psychosomatische Grundversorgung** besitzt das Ganzheitsmodell eine überzeugende Plausibilität. Das Erlernen und Gewichten des jeweiligen Stellenwertes von somatischen, psychischen und sozialen Faktoren legt es nahe, »pragmatisch« auf allen drei Ebenen einzuwirken. Die jeweiligen persönlichen Akzentsetzungen des Arztes haben jedoch einen oft wenig kontrollierbaren Einfluß darauf, bei welchem Kranken mit welchen Symptomen in welcher Situation welcher Aspekt welche Gewichtung erfährt.

Das Interpersonalitätsmodell

Aus der Sicht des Interpersonalitätsmodells ist Krankheit in jeweils unterschiedlichem Ausmaß einerseits ein die Beziehungen zwischen dem Patienten und den für ihn bedeutsamen Menschen beeinflussender Faktor, andererseits Ergebnis dieser Beziehungen. Der psychosoziale Anteil an seinen Symptomen ist eine Erscheinungsform seiner Persönlichkeit, von der einige Anteile in aktuellen Interaktionen mobilisiert und manifest werden. Für die (Fehl-)Anpassung des Individuums an die jeweilige äußere Realität sind die bewußten Ich-Funktionen und die unbewußten Abwehrmechanismen bedeutsam (vgl. Kap. 3).

Diese Strukturen und ihre Funktionen sind ein Ergebnis von Beziehungserfahrungen (Interpersonalität), die im Verlauf der biographischen Entwicklung immer wieder in ähnlicher Weise stattgefunden haben und somit »gelernt« worden sind. Gesundheit im Sinne eines körperlichen, seelischen und sozialen Wohlbefindens ist Resultat einer aktiven Auseinandersetzung mit anderen Personen: Salutogenese findet statt, indem der Mensch beeinträchtigte Ich-Funktionen kompensiert, nämlich mittels der Beziehung zu anderen Menschen, die komplementäre Eigenschaften haben. Gesundheitserhaltung und Selbstheilungsvorgänge gelingen jedoch oft nicht: In den Ausführungen zur strukturalen Analyse sozialen Verhaltens (vgl. Kap. 3.1) wurde bereits dargestellt, daß die seelisch gestörten Menschen eine ausgeprägte Tendenz haben, andere Personen immer wieder verzerrt wahrzunehmen und sich damit unangemessen zu verhalten. Sie ziehen auf diese Weise die anderen aktiv in ihre maladaptiven Zirkel hinein.

Die **Diagnostik** im Interpersonalitätsmodell orientiert sich an der sogenannten Zwei-Personen-Psychologie. Der Arzt berücksichtigt, wie er mit seiner »persönlichen Gleichung«, mit seinen antwortenden Gefühlen sowie in seinen Gegenübertragungstendenzen auf die Interaktions-»Angebote« der anderen Person reagiert. Das eigene Erleben des Arztes wird als ein diagnostisches Mittel eingesetzt: Wenn ein Patient z.B. mit offensichtlich psychogenen Kopfschmerzen permanent-penetrant darauf beharrt, daß in seinem Gehirn etwas mit der Durchblutung nicht in Ordnung sei und viele Ärzte ihn bisher nur noch nicht richtig untersucht hätten, dann löst er damit zumindest eine skeptische Reserviertheit beim Zuhörer aus. Falls dieser Patient seine Symptome anklagend vorträgt, dann wird der Arzt wahrscheinlich bei sich Reaktionen wie Ärger, Langeweile oder Ohnmacht wahrnehmen. Aus dem, was der Patient jetzt auch mit diesem Arzt »macht«, versucht der Arzt darauf zurückzuschließen, welche Art von Beziehung dieser Kranke wahrscheinlich zu den anderen Kollegen hat entstehen lassen. So etwa Unstimmigkeiten und Mißverständnisse, geringe wechselseitige Wertschätzung des Patienten als Person und wohl auch eine Abnahme der Bereitschaft, ihn so zu sehen, wie er sich selbst wahrnimmt. Der Patient seinerseits will als Leidender beachtet und gesund »gemacht« werden; der Arzt andererseits möchte als kompetenter Helfer wahrgenommen werden. Der erwähnte Patient mit seinen Kopfschmerzen achtet, aufgrund seiner vielfältigen negativen Vorerfahrungen, überwiegend darauf, ob der Arzt »alles« bei ihm untersucht und seine subjektive Krankheitstheorie, daß nämlich die Gehirndurchblutung gestört sei, ernst nimmt und möglichst auch übernimmt. Nur eine geschulte Selbstwahrnehmung, theoriegeleitetes Verständnis sowie abgestimmte Dosierung und Timing der Interventionen begrenzen die Gefahr, daß auch dieser Arzt in den maladaptiven Zirkel handelnd einbezogen wird. Es ist tatsächlich sehr schwer, sich auf die Beziehung zu solchen Patienten personal-subjekthaft einzulassen, gerade wenn der Patient den Arzt wie eine (Nicht-)Person benutzen »will«, die lediglich der Befriedigung seiner Ansprüche dienen soll (heute verbreitete Schlagworte sind z.B. »doctor shopping« oder Ex-und-hopp-Arzt). – Diagnostik ist in der Sicht des Interpersonalitätsmodells ein Prozeß mit wechselseitiger Beeinflussung von Patient und Arzt. Inhalt und Art des Sprechens sowie Mimik, Gestik und Haltung des Arztes sind teils reaktive, teils aber auch aktiv-autonome Beiträge zu einer Beziehungsgestaltung, die von beiden Personen bestimmt wird (vgl. die Grundkonzepte der Kommunikation, Kap. 3.1).

Für die **Therapie** ergeben sich aus dem Interpersonalitätsmodell wichtige Orientierungspunkte. So klärt der Arzt, in Beziehung zu welchen Menschen die (psychogenen) Kopfschmerzen des oben erwähnten Patienten aufgetreten sind; auch, ob im Kontakt zu verschiedenen Personen die Beschwerden mal stärker und mal schwächer werden. Bedeutsam ist, auf welche anderen Symptome, im Privat- oder Berufsbereich, sich die Beschwerden wie auswirken und was sich ändern würde, wenn der Patient gesund würde. Weiterhin schätzt der Arzt ein, wieviel der negativen Eigenschaften, die der Patient ihm in seinem maladaptiven Zirkel indirekt zuschreibt, für ihn, den Arzt, erträglich sind, ohne daß er sich als Person gekränkt fühlt. Darüber hinaus findet der Arzt für sich heraus, welche seiner individuellen Reaktions- und Handlungstendenzen dieser aktuellen Situation unangemessen wären: Es würde sich dabei um die sogenannten Standardreaktionen des Arztes handeln.

Dem oben erwähnten Kopfschmerzpatienten gegenüber könnte der Arzt z.B. den Impuls haben zu sagen: »Die Durchblutung des Gehirns ist in Ordnung, aber offenbar stimmt in ihrem

Kopf tatsächlich etwas nicht!« Damit wäre für den Patienten der maladaptive Zirkel »geschlossen«: Er würde sich als ein unschuldig-mißhandeltes Opfer einer Vaterfigur erleben, die ihm Gutes, hier Gesundheit, absichtsvoll-bösartig verweigert. Diese interpersonellen Prozesse haben einen großen Einfluß auf die therapeutischen Maßnahmen, so z.B. auf die Wahl und die Wirkung der Medikamente, die vom Arzt verordnet bzw. die bei dem obigen chronischen Kopfschmerzpatienten wahrscheinlich ab- und umgesetzt werden. Die rezeptierten Präparate können, je nach Art der Arzt-Patient-Beziehung, quasi als Geschenk oder wie eine Strafe, als Wohltat oder Giftanschlag erlebt werden und sind vielleicht vom Arzt untergründig auch so gemeint. Analoges gilt für die Empfehlungen bezüglich der Lebensführung, so z.B. welche der bisherigen Einschränkungen der Patient aufgeben, welche Aktivitäten er aufnehmen könnte.

Die regelkreisartigen Interaktionsprozesse haben einen Ausgangspunkt in den Erwartungen des Patienten an den Arzt; die Wünsche des Patienten (vgl. Kap. 3.1) werden oft nur in entstellter Form deutlich. Die Hoffnungen dieses Kopfschmerzpatienten auf Hilfe durch den Arzt sind bereits reduziert und deformiert in seiner unangemessen wirkenden Forderung, nach bereits vielen diagnostischen Maßnahmen »ohne Befund« endlich erstmals »richtig« untersucht zu werden. Der Arzt hat, deutlich befremdet, den Eindruck, daß dieser Kranke »eigentlich« etwas anderes möchte. Diese Wahrnehmung wird noch dadurch verstärkt, daß der Kranke sehr nachdrücklich und anklagend wiederholt, welche Diagnostik er erwartet; so, als ob er sich bereits sicher sei, daß der Arzt sich nicht seinem Kopf-Schmerz widmen würde. Das Verhalten des Patienten ist so, als erwarte er nicht Anteilnahme, sondern Zurückweisung seines tatsächlich inadäquaten Untersuchungsanspruchs.

Die offensichtliche Unangemessenheit hinsichtlich Art, Qualität und Quantität der Wünsche löst in der alltagsweltlich-mitmenschlichen Kommunikation eine Tendenz zu Klarstellung (Rückmeldung; feedback) und eine Zurückweisung aus (»So nicht!« oder »Mit mir nicht«). Für den Arzt in der Praxis, insbesondere hinsichtlich der Vielzahl problematischer Patienten und wegen des hohen Zeitdrucks, ist es sehr schwer,

sich nicht so zu verhalten, wie der Patient es provoziert. Hilfreich ist, wenn der Arzt sich vorstellt, daß die Reaktionen, die der Patient üblicherweise auslöst, den spezifischen maladaptiven Zirkel dieses Menschen verstärken, so daß er sich schließlich wieder als nicht akzeptiert, als schwer enttäuscht erlebt, auch als nicht interessant und gar nicht liebenswert. Die interpersonalen Überlegungen des Arztes waren also, wie im Zirkel im Kapitel 3.1 beschrieben:

Der Wunsch des Patienten, Hilfe für seinen (von uns zunächst nur angenommenen seelischen) Schmerz zu erhalten; Erleben von Zurückweisung, »Verschiebung« und Entstehung des Symptoms Kopfschmerzen. Erneutes Erleben von Enttäuschung, da seine Beschwerden durch die bisherigen ärztlichen Untersuchungen und Behandlungen nicht gebessert werden konnten.

Die Erwartung des Patienten, daß der erneute Arztbesuch nicht zur ersehnten Besserung führen würde, löst wieder eine anklagende Vorwurfshaltung aus, die zumindest zu diesem frühen Zeitpunkt diesem Arzt gegenüber nicht gerechtfertigt ist.

Der Arzt nimmt diesen Patienten als einen anspruchlich-aggressiven Menschen wahr und wird, wenn er nicht direkt auf das negative Beziehungsangebot reagiert, ihn bestenfalls distanziert-objektivierend untersuchen und behandeln.

Hätte der Arzt so mit dem Patienten kommuniziert, wie dieser »in den Wald hineingerufen hatte«, so würde der Patient sich wahrscheinlich abgelehnt oder bestraft fühlen. Damit würde auch das schlechte Selbstbild, das dieser Patient von sich hat, erneut bestätigt: Er würde sich als Menschen erleben, dem immer wieder etwas vorenthalten und der ungerecht behandelt wird. Obgleich er sich als unschuldiges Opfer böser anderer erleben mag, wird er sich die Frage stellen: »Warum immer ich?« Und selbst wenn er keine Einsicht bezüglich seines eigenen Anteils an den unerfreulichen Interaktionen erzielt, so wird er sich doch insgesamt als nicht geliebt und wohl auch als nicht liebenswert erleben. Dieses negative Selbstbild wird, gerade wenn er seine Wünsche nach wohliger Versorgung wieder spürt, dazu führen, daß er von den anderen Menschen negative Reaktionen erwartet. Somit hätte sich der maladaptive Zirkel erneut geschlossen, er würde bestätigt und damit verstärkt werden.

Der Stellenwert, den die **Arzt-Patient-Beziehung** im Interpersonalitätsmodell hat, ist bereits im vorangehenden Abschnitt zur Therapie verdeutlicht worden.

Für die **psychotherapeutische Behandlungstechnik** ermöglicht das Interpersonalitätsmodell eine besondere Wahrnehmungseinstellung, -verarbeitung und Handlungsorientierung. Die Berücksichtigung dieser Diskrepanz zwischen Wirkung des Verhaltens des Patienten einerseits und seinen (von uns so angenommenen) Wünschen andererseits ermöglicht es dem Psychotherapeuten, diese für den Patienten üblichen Reaktionstendenzen bei anderen bei sich gerade nicht manifest werden zu lassen. Ziel ist es also, dem Patienten eine seinen sonstigen Erwartungen entgegengesetzte emotional-korrigierende Erfahrung zu vermitteln. Dazu ist ein echter, aber doch jeweils ganz selektiver Ausdruck der eigenen Gefühle von Seiten des Therapeuten erforderlich, mit sorgfältiger Beachtung der Selbstwertregulierung, der Frustrationstoleranz und der Verarbeitungsfähigkeit des Patienten.

Für den Arzt in der **Psychosomatischen Grundversorgung** kann das Interpersonalitätsmodell sehr hilfreich sein: Mittels der Wahrnehmungsausrichtung auf die maladaptiven Zirkel ist eine rasche Orientierung zumindest über aufrechterhaltende und verstärkende Anteile von psychogenen Störungen möglich. Es ist für den vom Praxisstreß sehr beanspruchten niedergelassenen Arzt deutlich entlastend, wenn er mit Hilfe eines Rückkopplungskonzepts Übersicht gewinnt, sich rasch eine Leitlinie für sein Verhalten entwickeln kann und auch erstaunlich schnell erste Erfolge seines Vorgehens bemerkt.

Die drei Krankheitstheorien sind hier in idealtypischer Abgrenzung beschrieben worden. Die meisten Ärzte haben in sich, ohne daß sie dies bewußt reflektiert haben und ohne daß sie ihr latentes Wissen explizit machen können, eine individuelle »Mischung« dieser und anderer Theorien entwickelt. Die einzelnen Modellanteile werden auch noch unterschiedlich »zusammengesetzt«, je nachdem welches Krankheitsbild, welche Persönlichkeit, welche psychosoziale Situation des Patienten und welche momentane Befindlichkeit des Arztes gerade vorliegen. In

diesem Sinn ist es ganz naheliegend, Krankheitstheorien unter systemischen Aspekten zu betrachten.

4.2.2 Ebenen der Arzt-Patient-Beziehung

Die bereits beschriebenen Beispiele aus den Praxen verdeutlichen, wie kompliziert die Arzt-Patienten-Beziehung in ihren bewußten und auch in ihren nicht reflektierten Anteilen ist. Dies gilt auch und gerade, wie Ton- und Videobandaufzeichnungen mit Patientenbefragungen zeigen, bei »einfachen« Krankheiten und für ärztliche Routinebehandlungen.

Um eine schnellere Übersicht und praxisgerechte Handlungsanleitungen zu gewinnen, ist es sinnvoll, die Arzt-Patient-Beziehung, die an sich eine nicht aufteilbare Gesamtheit ist, unter verschiedenen Aspekten zu betrachten. Die folgende Dreiteilung in Real-, Arbeits- und Übertragungs-/Gegenübertragungsbeziehung hat sich im ärztlichen Alltag gut bewährt. – Wir beziehen uns im folgenden zur Verdeutlichung wieder auf das Beispiel des Patienten mit den psychogenen Kopfschmerzen.

Realbeziehung

Um ein Bild von der Realbeziehung zu gewinnen, stellen wir uns vor, in einem Eisenbahnabteil mit diesem Patienten zu sitzen. Wir malen uns aus, er würde diesmal nicht über Krankheiten und Ärzte, sondern mit einem Mitreisenden über Nachbarn, Kollegen und Arbeitgeber sprechen. Wahrscheinlich würden wir ihn, wegen seiner verbittert-vorwurfsvollen und nicht nur latent aggressiven Haltung »nicht mögen«, und wir würden wohl auch kaum etwas mit ihm zu tun haben wollen. Eventuell würden wir uns schon bald einen Platz in einem anderen Abteil suchen. – Diese Vorstellung zur Realbeziehung könnte unsere Aufmerksamkeit darauf lenken, in unserer Praxis als Arzt auf diesen Patienten nicht automatisch und wie im Reflex mit abgrenzender Distanz zu reagieren.

Arbeitsbeziehung

Der Arbeits-»Auftrag« dieses Patienten mit psychogenen Kopfschmerzen war, die Durchblutung des Gehirns, die nicht in Ordnung sei, solle »richtig« untersucht und einreguliert werden. Auf das sorgfältige Erfragen der Qualität seiner Beschwerden, der Entstehungs- und Verlaufscharakteristika, reagierte dieser Patient jedoch unwirsch mit dem Anspruch, daß »endlich etwas gemacht wird«. Bei seinen weiteren Fragen erfuhr der Allgemeinarzt, daß dieser Patient bereits internistisch-stationär, dann in einer neurologischen Klinik, auch mit Vorstellung in einer anästhesistischen Schmerzabteilung, abgeklärt ist. Offenbar aber erwartete der Patient weitere apparativ-diagnostische Untersuchungen. – Unter diesen Umständen konnte der Arzt in der Allgemeinpraxis seinerseits zunächst nicht die vom Patienten geforderte Arbeitsvereinbarung eingehen, denn die erneute Durchführung technischer Maßnahmen hätte den Patienten ja in seiner »organischen Fixierung« weiter bestätigt und unvertretbare Kosten verursacht. Eine Möglichkeit, eine hilfreiche Arzt-Patient-Beziehung, eine sogenannte »helping alliance«, herzustellen, besteht darin, mit dem Patienten zunächst seine Krankengeschichte und die bei ihm sorgfältig gesammelten Untersuchungsbefunde zu besprechen.

Übertragungs-/ Gegenübertragungsreaktionen

Die freundlich-interessierte und nicht distanzierende Einstellung eines psychosomatisch kompetenten Arztes würde bei diesem Patienten wahrscheinlich die negativen Erwartungen seines maladaptiven Zirkels, seine Übertragungsreaktionen (z.B. des Bildes vom »bösen« Vater) offenbaren: sein Gefühl, vielfach schmerzlich-ungerecht benachteiligt worden zu sein. Die bewußten emotionalen Antworten des Arztes könnten einerseits Mitleid und Hilfsbereitschaft, andererseits ein Sichbedeckthalten sein. Auf die der Definition nach zunächst unbewußten Gegenübertragungsreaktionen könnte der Arzt durch folgende Phänomene bei sich aufmerksam werden: Wenn er z.B. erstaunt feststellen würde, daß er, entgegen seiner bewußten Absicht und zunächst auch unbemerkt, die Gesprächszeit mit diesem Patienten sehr deutlich überzogen hat; er könnte dies für sich als einen Indikator für in ihm wirksam gewordene Wiedergutmachungstendenzen interpretieren. Oder der Arzt bemerkt, wiederum mit Überraschung, daß er innerhalb weniger Minuten mehrfach etwas vom Patienten

Gesagtes rein akustisch nicht verstanden, den »Faden verloren« hat sowie in Gedanken bei einer für ihn schönen Freizeitbeschäftigung war. Die Selbstinterpretation des Arztes könnte sein, daß es sich um Hinweise auf eine innere Distanzierung von diesem anspruchlichen und latent-aggressiven Patienten handelt.

Diese Selbstwahrnehmungen ermöglichen dem Arzt nun auch, die im Patienten vor sich gehenden, diesem wahrscheinlich auch gar nicht bewußten Prozesse zu erschließen.

Grenzen und Übergänge zwischen Real-, Arbeits- und Übertragungs-/ Gegenübertragungsbeziehung

Die oben beschriebenen drei Beziehungsaspekte, die in der Wirklichkeit nicht getrennt voneinander existieren, sind eine hilfreiche Orientierung für das Verstehen interpersoneller Prozesse in der Arzt-Patient-Beziehung und eine Anleitung für systematisch planendes Handeln in der Praxis.

Erhebliche Probleme entstehen dann, wenn der Arzt – sei es aus noch zu geringer Kompetenz oder aufgrund seiner eigenen Psychodynamik – aus der Gesamtbeziehung fälschlich einen der drei Aspekte hervorhebt, andere hingegen zu wenig berücksichtigt, so z.B. wenn er ein Interaktionsphänomen auf der Realebene »liest«, obwohl es sich überwiegend um einen Übertragungsprozeß handelt. So kann es z.B. sein, daß er dem Patienten dessen maßlos wirkende Vorwürfe gegen Ärzte in der medizinischen und neurologischen Klinik »glaubt«, der Arzt also die Angaben des Patienten als Tatsachen nimmt. Eine für den Patienten sehr angenehme Folge würde sein, daß er den Eindruck hat, endlich einmal einen Doktor gefunden zu haben, der »auf meiner Seite steht«. Da die neurotischen Wiederholungsmuster aber sicherlich schon bald, trotz größter Bemühungen des Arztes, wieder zu den oben beschriebenen maladaptiven Zirkeln führen, werden die beiderseitigen Enttäuschungen um so größer sein.

4.2.3 Die »Droge Arzt«

Der Ausdruck »Droge Arzt« ist durch Michael Balint sehr verbreitet worden. Die mit dieser

Bezeichnung gemeinte therapeutische Wirkung des Arztes wurde schon oft in früheren Zeiten beschrieben, so z.B. von Hippokrates oder Paracelsus. Die Formulierung »psychische Arzeney« findet sich bereits bei Jacobi (1839), der dem Arzt empfahl, sich durch »Selbsterforschung und Selbsterfahrung« gut zu kennen. – Balint hat, bei der Verschreibung von Medikamenten, beobachtet, »daß das am häufigsten verwendete Heilmittel der Arzt selbst ist. Nicht die Flasche Medizin und die Tabletten sind ausschlaggebend, sondern die Art und Weise, wie der Arzt sie verschreibt«. Es gibt Autoren, die die ganze Geschichte der Medizin als eine Geschichte von Plazebo und Plazebohaltungen schildern. Damit ist gemeint, daß die Person und das Handeln des Arztes allein, ohne daß eine pharmakologische oder physikalische Wirkung eingetreten ist, zu einer Änderung der Beschwerden führen kann. Dabei handelt es sich nicht nur um Einflüsse auf psychogene oder lediglich »psychisch überlagerte« Beschwerden, sondern auch um Änderungen bei überwiegend somatischen Krankheiten.

Balint hat auch auf unerwünschte Nebenwirkungen der »Droge Arzt« hingewiesen. Bei der Gabe von Plazebos treten, je nach Art der Arzt-Patient-Beziehung, auch zusätzliche Beschwerden als Nebenwirkungen auf; die Art dieser Befindensänderungen sind oft ein Hinweis darauf, wie der Patient auf den Arzt reagiert. Wenn z.B. Übelkeit, Kopfschmerzen, Verstopfung oder Verwirrtheit auftreten – dies sind die häufigsten Plazebonebenwirkungen -, so kann man darin einen Hinweis auf die Störungen in der Interaktion sehen.

Die Sicht der interpersonellen Medizin ist auf beide Beziehungspartner und ihr Zueinander, auf Patient und Arzt, ausgerichtet. In diesem Sinne sprach Balint von einer Zwei-Personen-Psychologie, und er untersuchte, gerade bei Ärzten in Allgemeinpraxen, den iatrogenen Anteil an der Entstehung von Schwierigkeiten in den Beziehungen zu Patienten. Das, was man heute eher dezent als die ärztlichen Determinanten der Non-compliance bezeichnet, und was auch immer noch viel zu wenig untersucht wird, hat Balint bereits vor mehr als vierzig Jahren unter dem Schlagwort »apostolische Funktion des Arztes« zum Hauptforschungsgegenstand der nach ihm

benannten Seminare gemacht. Er beschrieb, daß jeder Arzt »eine vage, aber fast unerschütterlich feste Vorstellung davon (habe), wie ein Mensch sich zu verhalten habe, wenn er krank ist«.

Für den Arzt, der in der Psychosomatischen Grundversorgung tätig wird, ist ein Kennenlernen und Verändern seiner persönlichen apostolischen Funktion sehr wichtig; es ist quasi ein Aufheben der selbstbetäubenden Wirkung der »Droge Arzt«. Am besten haben sich hierfür die Balint-Gruppen bewährt (vgl. Kap. 4.1.7).

4.2.4 Subjektive Krankheitstheorien

Die oben dargestellten Krankheitstheorien (Defekt-Reparatur-, Ganzheits- und Interpersonalitätsmodell) sind von Wissenschaftlern entwickelt worden. Sie sind »objektiv«, von ihrem Anspruch her, im Vergleich zur (subjektiven) Sicht der Patienten von ihrer Krankheit. Für die interpersonelle Medizin ist es charakteristisch, daß dem einzelnen Menschen ausdrücklich zugestanden wird, sich eine »Theorie« über seine Gesundheit und seine Krankheit zu bilden. Es ist entscheidend, daß diese Perspektive auch tatsächlich ernstgenommen und berücksichtigt wird; und dies auch dann, wenn sie aus der Sicht der (Schul-)Medizin, und somit aus der Perspektive der meisten Ärzte, nicht zutreffend bzw. sogar falsch und abergläubisch erscheint.

Viele Behandlungen führen deshalb nicht zum erwünschten Erfolg, weil die subjektive Krankheitstheorie der Patienten den ärztlich verordneten Maßnahmen – angemessen aus rein medizinischer Sicht – entgegensteht. Fast alle Kranken fragen sich nach »Ursache« und nach »Sinn« ihrer Beschwerden. Und für viele Menschen spielen – gerade bei Herzinfarkt, Krebs oder seelischen Symptomen wie Angst und Depression – Vorstellungen von Schuld und Sühne oder Mahnung und Umorientierung eine große Rolle. Die meisten Menschen erzählen den Ärzten von diesen Vorstellungen nicht, auch wenn sie direkt nach der eigenen Ansicht zur Entstehung der Beschwerden gefragt werden. Dies geschieht einerseits aufgrund von Schamgefühlen, weil sie erwarten, daß der Arzt sie mit wissenschaftlich begründeten Argumenten widerlegt. Andererseits können viele Kranke ihre Einstellungen zu sich selbst und zur Krankheit nicht hinreichend deutlich verbalisieren.

Damit steht der Arzt vor der Schwierigkeit, die subjektive Krankheitstheorie des Patienten – die diesem selbst meist nur diffus bewußt und dazu auch oft noch widersprüchlich ist – zu rekonstruieren. Da es sich zudem bei den Einstellungen zu Gesundheit, Krankheit und Tod um gefühlsmäßig sehr belastende Inhalte handelt, ist bei direktem Nachfragen durch den Arzt mit zunächst eher intellektuell-rationalisierenden, konventionellen und sozial erwünschten Antworten zu rechnen. Und selbst wenn es dem Arzt gelingt, die persönlich-subjekthaften, lebensgeschichtlichen und sozial bedeutsamen Anteile zu erfahren, so sind manche Anteile der subjektiven Theorien nicht konstant, sondern vom Stadium der Erkrankung oder von der sich verändernden Beziehung zum Arzt abhängig.

Für den Arzt in der Psychosomatischen Grundversorgung wird es kaum möglich sein, die subjektiven Krankheitstheorien seiner Patienten zu erschließen. Aber allein das Wissen um die Bedeutung dieser Einstellungen der Patienten zu ihren Beschwerden führt dazu, daß der Arzt sich grundsätzlich ernstnehmend und weitgehend wertneutral-tolerant einstellt und verhält.

4.2.5 Aufgaben des Arzt-Patient-Gesprächs

Die Psychosomatische Grundversorgung wurde eingeführt, damit die Ärzte aller Fachrichtungen neben den somatischen Aspekten auch seelische und soziale Faktoren in Diagnostik und Therapie bei allen Patienten und bei allen Krankheiten ganzheitlich-integrativ einbeziehen. Um den Besonderheiten der interpersonellen Kommunikation beim psychosomatisch ausgerichteten Gespräch gerecht zu werden, bedarf es eines speziellen Wissens und eines unter Anleitung erlernten Könnens.

Der Arzt hat beim Gespräch im Rahmen der Psychosomatischen Grundversorgung besondere Aufgaben, in deutlicher Abgrenzung von anderen ärztlichen Leistungen: Beim Beratungsgespräch geht es darum, den Patienten über Untersuchungsergebnisse zu informieren und Empfehlungen zu geben; bei der Erörterung werden, mit dem Kranken gemeinsam, therapeutische

Maßnahmen geplant. Im psychosomatisch-diagnostischen Gespräch bemüht der Arzt sich um eine möglichst frühzeitige differentialdiagnostische Abklärung komplexer Krankheitszustände, unter Berücksichtigung somatischer, psychischer und sozialer Aspekte. Beim psychosomatisch-psychotherapeutischen Gespräch setzt der Arzt, neben der üblichen somatischen Therapie, spezielle Interventionen ein, um eine seelische Entlastung, das Gewinnen von Einsichten, eine Änderung pathogener Einstellungen und eine Prophylaxe gegen Chronifizierung zu erreichen.

Zunächst muß der Arzt im Gespräch mit seinen Patienten, um die diagnostischen und therapeutischen Aufgaben wirksam durchführen zu können, bestimmte Rahmenbedingungen und eine angemessene Atmosphäre herstellen. Einige Orientierungspunkte dafür seien unten aufgezählt. Manche dieser Hinweise mögen ganz banal erscheinen, in der Praxis ist es jedoch keineswegs selbstverständlich, daß sie auch tatsächlich berücksichtigt und eingehalten werden; andere dieser Richtlinien sind, verglichen mit den im Medizinstudium und im Krankenhaus erlernten Vorgehensweisen, recht ungewohnt.

Zum Rahmen des Gesprächs:

– Störungen sollten während der geplanten Zeit möglichst vermieden werden; dies bedeutet eine entsprechende vorherige Information der Arzthelferinnen.
– Das Gespräch sollte im Sitzen auf möglichst für Patient und Arzt gleichen Stühlen durchgeführt werden, ohne trennenden Schreibtisch, eventuell »über Eck«. Die meisten psychosomatisch orientierten Kollegen lassen bei diesem Gespräch den Kittel an, um damit zu signalisieren, daß auch die Kommunikation mit dem Patienten zum Arztsein gehört.

Interpersonale Grundeinstellungen:

– Festigen der Kooperation (Arbeitsbündnis): Fördern der Mitteilungsbereitschaft; insbesondere Anregen zum Erzählen von Erlebnissen und Beziehungsepisoden. Nicht unterbrechen!
– freundliches Interesse signalisieren

– aktives Zuhören
– selber wenig sprechen (dennoch wird dabei ärztliche Leistung erbracht!)
– Beachten des Para- und Nonverbalen
– offene Fragen stellen, die nicht einfach mit Ja oder Nein beantwortet werden können
– ruhiges Nachfragen, gelegentlich auch mit vorsichtigen »Konfrontationen« (Hinweise auf Widersprüche)
– Bemühen um Verstehen, Ernstnehmen
– Fokussieren auf das Erleben
– Verständnissicherung durch Zusammenfassungen
– Fördern von Einsichten in Zusammenhänge
– Bestätigen und Unterstützen
– Zuwendung auch zum Geglückten und Erfolg, dem »Positiven«, nicht nur Defizite feststellen, sondern Ermitteln von Ressourcen und Bewältigungsmöglichkeiten
– Vermitteln von Hoffnung

Spezielle Haltungen des Psychosomatikers:

– »Abstinenz«. Verzicht des Arztes, eigenen Bedürfnissen nachzukommen: keine Selbstentlastung von ärgerlichen Affekten, nicht persönliche Wert- und Weltanschauungen mitteilen, nicht eigenen Tendenzen und Impulsen folgen, wie z.B. ganz aktiv-rasch »helfen«.
– »Gleichmäßige« Aufmerksamkeit. Der Arzt bemüht sich darum, möglichst vielen verschiedenen Themen des Patienten mit etwa gleicher innerer Zuwendung zuzuhören.
– Differenzieren zwischen dem, was der Patient tatsächlich gesagt und gezeigt hat und dem, was möglicherweise »hinter« diesem Manifesten sein könnte.
– Grundsätzliches Akzeptieren von Widerstreben und Widerstand, mit der Einstellung, daß auch das nicht unmittelbar Nachvollziehbare einen »guten Grund« in der subjektiven psychischen Selbstregulierung des Patienten hat.
– Ausdrücklich unterscheiden zwischen dem, was man einerseits als Arzt bei sich erkannt hat, und dem, was man andererseits dem Patienten mitteilt; diese Mitteilung soll sich an der Frustrationstoleranz und der Assimilationsfähigkeit des Patienten orientieren. Alles,

was gesagt wird, soll auch echt sein. Es muß aber eine Selektion beim Ausdruck eigener »Antworten« stattfinden, es sollte keinesfalls ein sogenanntes »feedback« stattfinden.
– Ausrichtung des Arztes auf die Gefühle, die in ihm in Antwort auf den Patienten auftreten. Reflexion dieser eigenen inneren Vorgänge: Versuch, auf Vorgänge im Patienten rückzuschließen, insbesondere auf unbewußte Prozesse, die für die Entstehung der psychosomatischen Symptome mitverantwortlich sein könnten.
– Achten auf Interaktions-»Szenen« zwischen Patient und Arzt: Wenn zwischen Patient und Arzt konflikthafte Situationen entstehen, erwägt der Arzt, ob es sich hierbei um typische Interaktionsmuster des Patienten handelt, z.B. um maladaptive Zirkel, die, wenn der Arzt darum nicht wüßte, erneut manifest würden.

Strukturierung des Gesprächsablaufs:

– freundliche Begrüßung
– Sichern, daß über Ziele, Vorgehen und Dauer des Gesprächs zwischen Patient und Arzt Übereinstimmung besteht
– nach einer kurzen Pause, die den Übergang zum »eigentlichen« Gespräch markiert: Eröffnen mit einer offenen Frage
– den Patienten etwas entwickeln lassen; dabei versucht der Arzt, einen Fokus zu finden, ihn im Zusammenhang mit anderem zu sehen, sodann den Fokus zu thematisieren und ihn zu verbreitern
– deutliche Zusammenfassung etwa fünf Minuten vor dem beabsichtigten Ende des Gesprächs
– etwas Zeit für »anderes« am Ende des Gesprächs einplanen, damit es nicht zum »Türschwellen«-Gespräch kommt
– Ausblick
– Verabschiedung, rechtzeitig und in Ruhe.

4.2.6 Das diagnostisch-psychosomatische Gespräch

Die ganzheitliche Vorgehensweise soll vor extremen diagnostischen Reduzierungen, vor einseitigem Somatisieren und vor einseitigem Psychologisieren schützen.

Das diagnostisch-psychosomatische Gespräch wird eingesetzt, wenn der Arzt bei seiner somatischen Anamnese- und Befunderhebung wahrnimmt, daß an den Beschwerden des Patienten psychosoziale Faktoren erheblich beteiligt sein könnten. Ziele sind:

– Wichten der psychosozialen Faktoren an Entstehung und Verlauf der Beschwerden. Dazu gehört auch das Klären der sogenannten psychischen Überlagerungen, d.h. ein Erkennen der Auswirkungen einer primär ganz oder überwiegend somatisch bedingten Erkrankung auf das Erleben und das Verhalten.

– Abgrenzen, ob und welche psychotherapeutischen Maßnahmen, in Ergänzung zu anderen Behandlungen (z.B. Medikamenten), indiziert sind.

Das diagnostische Gespräch im Rahmen der Psychosomatischen Grundversorgung ist ein spezielles Verfahren, das sich einerseits von Formen der Befragung bei der Anamneseerhebung, andererseits von den psychotherapeutisch-psychoanalytischen Erstgesprächen (»Erstinterview«; tiefenpsychologisch erweiterte Anamnese) deutlich unterscheidet. Die beiden Abgrenzungsgesichtspunkte sind: Es findet kein »Abfragen« von Fakten statt, und es wird darauf verzichtet, frühkindliche Konflikte aus biographischen Daten zu rekonstruieren.

Die beiden wichtigsten Gesichtspunkte für unsere interpersonelle Diagnostik sind:

– Welche innerseelische und zwischenmenschliche Bedeutung haben die Beschwerden? (Einsicht in möglicherweise zugrundeliegende Konflikte und deren Bewältigung; psychische Struktur und Bewältigungsmechanismen)

– Wie ist die Beziehung zwischen Patient und Arzt?

Für die Beantwortung der ersten Frage berücksichtigen wir folgende Aspekte:

– Was belastet den Patienten bei seinen Beschwerden am meisten? (Hier kann die Frage hilfreich sein: »Wie alt fühlen Sie sich?«)

– In (oder nach!) welcher Beziehungskonstellation sind die Symptome erstmals aufgetreten? Wann geht es besser, wann ist es schlechter geworden?

– Auf welche Menschen wirken sich die Leiden dieses Kranken am deutlichsten aus? (»Sekundärer Krankheitsgewinn«)

– Welche Theorie über Entstehung und mögliche Besserung der Krankheit hat dieser Patient, welche Krankheitstheorien bestehen in seinem sozialen Umfeld? Was hat er oder haben die anderen bereits »gegen« seine Krankheit getan? (Eine günstige Frage ist: »Was haben Sie sich gedacht, wie ich Ihnen helfen könnte?«)

Im Hinblick auf die Arzt-Patient-Beziehung geht es darum, daß der Arzt sich bemüht, wahrzunehmen, was der Patient mit ihm »macht«; z.B. welche Gefühle, Vorstellungen und Handlungsimpulse im Arzt entstehen. Aus diesen sehr subjektiven Prozessen versucht der Therapeut darauf rückzuschließen, wie der Patient sonst Interpersonalität entfaltet, und wie zugänglich er für Einflußnahme durch andere Menschen ist. Auf diese Weise erfährt der Arzt etwas darüber, welche Differentialindikationen für psychotherapeutische Verfahren gestellt werden, wofür der Patient »geeignet« sein könnte. Solche Kriterien sind z.B.:

– Motivation und Kooperationsfähigkeit

– Einsichtsbereitschaft in psychogene Aspekte der Beschwerden

– Selbstwahrnehmungs-, Affektdifferenzierungs- und Verbalisierungsfähigkeit

– Ertragenkönnen von Unsicherheiten und Frustrationen

– Flexibilität und Veränderungsbereitschaft

Das diagnostisch-psychosomatische Gespräch hat somit die Aufgabe, das intra- und interpersonelle Kräftespiel in seiner Bedeutung für die jeweilige Symptomatik und im Hinblick auf eine mögliche Therapie zu erkennen.

4.2.7 Interventionstechniken

Mit Interventions-»Techniken« meint man in der Psychotherapie eine Vielzahl meist verbaler Vorgehensweisen. Art, Häufigkeit und Aufeinanderfolge dieser Interventionen sind für die unterschiedlichen Behandlungsmethoden charakteristisch (was nicht bedeutet, daß sie nur und ständig zur Anwendung kämen): so z.B. die Deutung für das psychoanalytisch orientierte

Vorgehen und die Konfrontation für kognitiv-behaviorale Strategien.

In unsystematischer Reihenfolge seien hier einige der vielfältigen Interventionstechniken aufgeführt. Für die Arbeit in der Psychosomatischen Grundversorgung ist es hilfreich, sich vorzustellen, welche Art der Intervention am besten dazu geeignet ist, das jeweilige Therapieziel zu erreichen.

Konkretisierung: Der Arzt greift etwas auf, was der Patient gesagt hat. Er bittet den Kranken darum, zu einem bestimmten Thema noch etwas zu erzählen. Hier ein Beispiel, wie der Arzt mit einer offenen Frage Konkretisierung der Phänomene anstreben könnte:»Sie sagten, daß Sie sich nach der einen Äußerung Ihrer Frau schlecht gefühlt haben. Inwiefern? Was haben Sie da sonst noch bei sich bemerkt?«

Konfrontation (oder auch Demonstration): Der Therapeut weist den Kranken darauf hin, daß zwischen ihnen beiden die Vereinbarung besteht, ausführlicher darüber zu sprechen, was die Äußerung der Ehefrau bei dem Patienten ausgelöst hatte, daß er statt dessen aber immer wieder auf andere Themen zu sprechen kommt. Mit dieser Konfrontation wird versucht, den Patienten auf das Ausweichen vor einem ihm wohl unangenehmen Thema aufmerksam zu machen.

Klärung: Es handelt sich um detaillierte und meist mehrfache Interventionen zu einer bereits mit Hilfe der Konfrontation aufgezeigten Thematik. Der Therapeut macht dem Patienten mit jeweils konkreten Einzelbeispielen deutlich, an welchen Stellen er – logisch abrupt, was als Hinweis auf ein Sichentfernen von einem Konflikt verstanden wird – »ausgewichen« ist.

Deklarationen sind Aufforderungen des Arztes an den Patienten, etwas Bestimmtes zu tun oder zu unterlassen. Diese dezidierten Äußerungen können sich z.B. auf das Verhalten des Patienten in der Behandlungssituation oder auf Aufgaben im Alltag beziehen. So kann der Arzt z.B. einem Phobiker empfehlen, bestimmte Situationen nicht mehr zu vermeiden, damit er neue Erfahrungen gewinnen kann.

Deutung meint das Aufzeigen eines dem Patienten nicht bewußten Zusammenhangs zwischen Entstehungsfaktoren einerseits und Auswirkungen auf Erleben und Verhalten andererseits. So könnte im obigen Beispiel die Äußerung seitens seiner Ehefrau auf den Patienten so ähnlich wie eine Beschimpfung seiner Mutter in der Kindheit gewirkt haben, ohne daß er dies jedoch bemerkt hat.

Durcharbeiten ist das wiederholte Besprechen einer bestimmten Thematik anhand verschiedener Beispiele. Bei dem obigen Patienten würde z.B. ausführlich besprochen, nach welchen Äußerungen anderer Personen (im Privat- und im Berufsleben; in Vergangenheit und in der Gegenwart; auch in der Beziehung zum Arzt) er sich »schlecht« gefühlt hat. Vielleicht würde sich dann zeigen, daß dieses Sichschlechtfühlen damit zusammenhängt, daß in dem Patienten Reaktionsweisen gegen andere entstehen, die er nach seiner Ethik und Moral als »böse« und als »schlecht« bewertet.

Zudecken meint ein Vorgehen, bei dem der Therapeut einen ihm einsichtig gewordenen Konflikt nicht anspricht, sondern quasi schützend etwas darüberlegt. Die häufig eher negativen Konnotationen zu Persuasion (Überredung), Suggestion oder Manipulation sollten uns nicht davon abhalten, »zudeckend« in diesem Sinne zu intervenieren: Bei einem dekompensierten psychischen Gleichgewicht können so einerseits die Bewältigungsfähigkeiten (Abwehrmechanismen) gestärkt, andererseits die unrealistisch-übergroßen Ängste vor Es-Impulsen, durch Appell an eine vernünftig-intellektuelle Betrachtung, reduziert werden. – Eine gegensätzliche Interventionsweise wäre das »Verbreitern der Erlebnislücke« oder das »Verstärken der Ambivalenzen«, was hier sicherlich, gerade im Rahmen der Psychosomatischen Grundversorgung, nicht indiziert ist.

5. Psychosomatische Aspekte spezieller Krankheitsbilder

J. Kruse, W. Wöller, E. Mans

Psychogene Erkrankungen lassen sich, wie im Kapitel 3 ausgeführt, als Ausdruck einer Störung des Patienten in der Beziehung zu seiner Umwelt verstehen. Im Gegensatz zu gesunden Menschen gelingt es dem Patienten nicht, in den Beziehungen zu den Mitmenschen seine Wünsche, Erwartungen und Hoffnungen mit den Gegenleistungen der Umwelt abzustimmen. Auf Situationen, die eine Anpassungsleistung erfordern, reagiert er mit charakteristischen, der jeweiligen Situation nicht angepaßten Verhaltensmustern, die sich als **zyklisch-maladaptive Beziehungszirkel (CMP)** beschreiben lassen (vgl. Kap. 3). Mit dem CMP liegt ein pragmatisches diagnostisches Schema vor, das in vereinfachter Form die problematischen Beziehungszirkel erfaßt und Hinweise für den therapeutischen Umgang mit dem Patienten im Rahmen der Psychosomatischen Grundversorgung gibt.

Im Mittelpunkt unserer Darstellung der einzelnen Krankheitsbilder stehen daher die Erläuterungen dieser fehlangepaßten Beziehungszirkel. Sie können einerseits in eine psychogene Erkrankung münden. Andererseits schlagen sie sich im Umgang des Patienten mit seiner chronischen Erkrankung nieder und prägen die Arzt-Patient-Beziehung. Je nach klinischer Relevanz werden wir den CMP entweder in seiner Bedeutung für die Genese einer Erkrankung oder für die Krankheitsverarbeitung des Patienten – wie sie sich in der Arzt-Patient-Beziehung manifestiert – darstellen.

Zur Beschreibung der Interaktionen des Patienten und des Arztes führten wir im Kapitel 3 die strukturale Analyse sozialen Verhaltens (SASB) ein. In diesem Modell wird das zwischenmenschliche Verhalten auf drei Ebenen qualitativ erfaßt. Die in Klammer stehenden Ziffern beziehen sich auf die Cluster-Version von SASB, wie sie auf S. 16 dargestellt wird.

Die einzelnen Krankheitsbilder sind mit der beschriebenen Psychodynamik und den Beziehungsmustern oftmals gekoppelt.

> Der Zusammenhang zwischen der psychosozialen Problematik des Patienten und seinem Krankheitsbild ist jedoch nie so eng, daß wir automatisch von der Erkrankung auf die zugrundeliegenden Konflikte und Verhaltensmuster schließen können. Daher muß die psychosoziale Diagnostik bei jedem Patienten individuell erfolgen.

5.1 Herz-Kreislauf-System

5.1.1 Myokardinfarkt

Krankheitsbild: Typischerweise retrosternale Schmerzen, mit Ausstrahlung je nach Lokalisation des Infarktes in den linken Arm, in den Rücken usw. Auch »stumme« Infarkte.

Ätiologie: Multifaktoriell; genetisch, Ernährung, Rauchen, psychosomatisch.

Auslösende Situation:
– Dekompensation der Selbstwertregulierung, z.B. durch erzwungenen Ruhestand
– Gefühl, überflüssig zu sein; ausbleibende Beförderung
– Mißverhältnis zwischen eigener Idealvorstellung und erbrachter Leistung.

Wenige Tage vor Infarkt finden sich häufig Zeichen von Müdigkeit, Erschöpfung, Hoffnungslosigkeit, Depression als Ausdruck versagender Mechanismen der Selbstwertregulierung.

Primärpersönlichkeit/Psychodynamik: Das sogenannte »Typ-A«-Persönlichkeitsmuster charakterisiert eine Gruppe dieser Patienten (s. Tab. 1). Es besteht eine Abhängigkeit von der Arbeit und der damit verbundenen Anerkennung (arbeitssüchtige Persönlichkeit, »workoholic«).

Psychodynamisch dient das durch seine Hyperaktivität imponierende »Typ-A«-Persönlichkeitsmuster der Abwehr von **passiven Versorgungs- und Abhängigkeitswünschen.** In der Herkunftsfamilie findet sich meist ein emotional kühles, leistungs- und arbeitsorientiertes Klima, Wertschätzung wird früh als nur über Leistung erreichbar erfahren, passive Abhängigkeitswünsche konnten kaum gelebt werden. Vielfach werden **Autoritätskonflikte** mit den Eltern berichtet.

Tab. 1. Typ-A-Persönlichkeitsmuster.

- Hyperaktivität und Zielstrebigkeit
- beständiger Wunsch nach Anerkennung
- permanentes Gefühl von Zeitdruck
- starke Leistungs- und Konkurrenzorientierung
- überspielen Krankheit mit Leistung/Sport
- Neigung, alle Abläufe zu beschleunigen
- außergewöhnliche geistige und physische Wachheit
- nach Entspannung Gefühle der Schwäche

Neben dem Typ-A-Verhalten gehen verlängerte Trauerreaktion nach Verlusten, Depression, aggressives Rivalitätsverhalten, Feindseligkeit, die sich in einem zynischen, wenig vertrauensvollen Verhalten mit häufigem Ausdruck von Aggressionen äußert, ausgeprägte Ängstlichkeit, sowie soziale Isolierung, verbunden mit chronischen familiären Schwierigkeiten mit einem erhöhtem Infarktrisiko einher.

Reaktive Veränderungen:
- **Depression:**
- stiller, unauffälliger Rückzug
- Patienten wirken verlangsamt und interesselos
- **Ursache:**
- Verlust des gesunden Körpers (Schwäche, Hilfsbedürftigkeit, Abhängigkeit)
- körperliche Beeinträchtigung
- Zerbrechen des Selbstbildes (Trauer ist eine notwendige Phase einer gelungenen Krankheitsverarbeitung!)
- **Angstsymptomatik:**
- Gelegentlich panische Todesangst
- häufig indirekte Äußerungen

- **Ursache:**
- Vernichtungsschmerz, Todesvorstellung (»Infarkt führt zwangsläufig zum Tod«)
- Bedrohung des Selbstwertgefühles (krank zu sein kränkt den leistungsorientierten Patienten)
- Angst vor Verlust der Wertschätzung anderer
- Abhängigkeit im Krankenhaus
- auch ein ängstliches, überfürsorgliches Verhalten der Angehörigen kann die Ängste verstärken und zu einer Chronifizierung beitragen.

Besonderheiten der Arzt-Patient-Beziehung: sind in Abbildung 1 beschrieben. Auffälligstes Verhaltensmerkmal von Herzinfarktpatienten ist die **Verleugnung der Beschwerden** (im Unterschied zu Patienten mit Herzneurose!), die dazu führt, daß Patienten ärztliche Hilfe erst stark verzögert aufsuchen. Oft werden noch unter dem Eindruck ausgeprägter Herzschmerzen zahlreiche, unter Umständen riskante Tätigkeiten ausgeführt, bevor Hilfe in Anspruch genommen wird. Die Bagatellisierungstendenzen haben den Sinn, ein **Selbstbild von Stärke und Unabhängigkeit** aufrechtzuerhalten, das zur Regulierung des Selbstwertgefühls notwendig ist. Dem Arzt soll diese Demonstration der Stärke die Unabhängigkeit des Patienten verdeutlichen. So wendet der Patient sich gegen die tiefer liegenden Wünsche nach einer beschützenden und nahen Beziehung, in der er die Abhängigkeit fürchtet. Autoritäre ärztliche Behandlungsstile werden unbewußte Abhängigkeitswünsche und zu deren Abwehr bewußte Selbständigkeitsdemonstrationen verstärken: Der autoritäre Arzt gibt dem Patienten zwar Hilfe, vermittelt ihm aber auch das Gefühl der Unterlegenheit und Kontrolle. Der Patient wird sich daraufhin bewußt selbständig und autonom geben (2-1) und den Arzt meiden (2-8). Je mehr der Arzt ihm wegen seines oft riskanten Krankheitsverhaltens Vorwürfe macht (1-6), desto mehr wird der Patient sich verschließen und die Symptome verleugnen, da er sich vor der Kränkung, die die Erkrankung für ihn bedeutet, schützen möchte (2-8/3-8/3-6).

Psychosomatische Grundversorgung: zielt darauf, den Patienten in der Verarbeitung der Erkrankung zu unterstützen, so daß er sich rea-

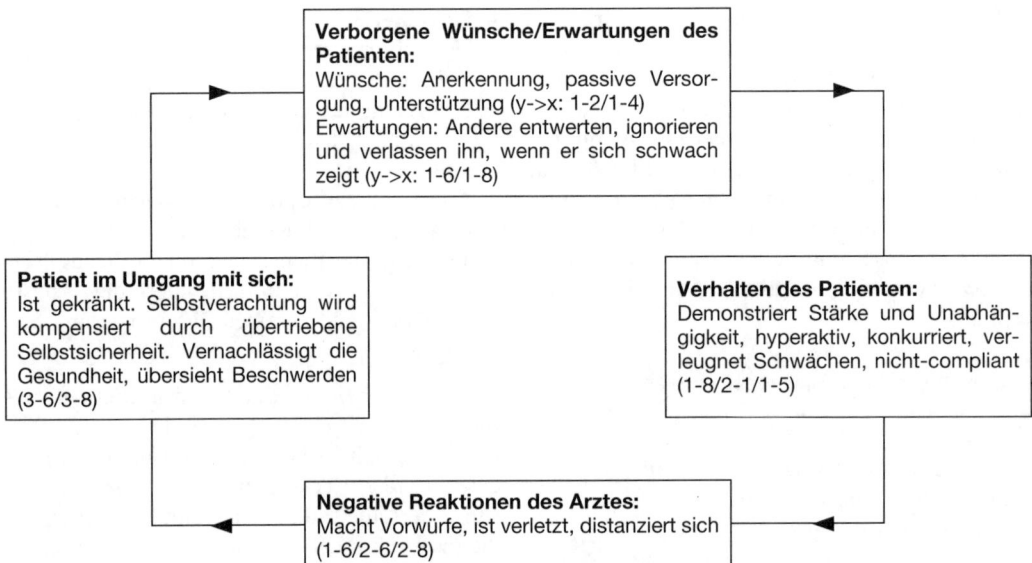

Abb. 1. Chronisch-maladaptiver Beziehungszirkel bei verleugnenden Herzinfarktpatienten.

litätsgerecht anpassen und mit dem Arzt kooperieren kann. Die ärztliche Führung des Herzinfarktpatienten wird vor allem dessen Verleugnungstendenzen zu berücksichtigen haben. Oft werden Beschwerden erst auf Befragen hin angegeben. Es ist besonders wichtig, die oft unverantwortlich erscheinenden Risikoverhaltensweisen der Patienten vor dem Hintergrund ihrer Selbstwertproblematik zu verstehen (1-2), die ein Selbstbild von Stärke und Gesundheit erzwingt. Nur so wird der Patient bereit sein, sich dem Arzt mitzuteilen (2-2). Der Arzt sollte mit dem Beginn der Behandlung versuchen, die aktive Mitarbeit des Patienten für die Therapie zu gewinnen, indem er ihn über die Krankheit, die Behandlung und die psychosozialen Folgen informiert. Es ist ratsam, auf die Schwierigkeiten hinzuweisen, die es bedeuten kann, sich zu entspannen und sich Ruhe zu gönnen. Gerade dieses kann dem Patienten als seine Leistung angeboten werden, verbunden mit dem Hinweis, daß er schon so viel in seinem Leben geleistet habe. Dabei ist darauf zu achten, nicht zu viel vom Patienten zu verlangen, da er seinen Lebensstil nur langsam ändern kann. Dem ängstlichen oder depressiven Patienten gibt eine tragfähige Arzt-Patient-Beziehung Schutz, Sicherheit und eine

Stützung seines Selbstwertgefühles. Das Verbalisieren der Gefühle kann erleichternd und symptomreduzierend wirken. Dabei sollten die Scham- und Schuldgefühle beachtet werden, die viele Patienten angesichts der Angst und depressiver Gefühle erleben. Ein Hinweis darauf, daß diese Gefühle natürlich, normal und verständlich sind, entlastet den Patienten ebenso wie Informationen über die Möglichkeiten der Rehabilitation.

Erfahrungsgemäß sind Patienten in den ersten 24 bis 48 Stunden nach einem Myokardinfarkt in ihrer Abwehr labilisiert, ängstlich und depressiv gestimmt. In dieser Phase sind sie einem psychotherapeutischen Gespräch gegenüber am ehesten aufgeschlossen und erreichbar, so daß es sinnvoll ist, in dieser Zeit einen Gesprächskontakt aufzubauen (1-4), vorausgesetzt, sie sind physisch dazu in der Lage. Bereits kurze Zeit später pflegt häufig die typische Abwehr, die Verleugnung mit dem Bedürfnis, stark zu erscheinen, wieder einzusetzen.

Verstärkt der Partner des Patienten durch ein ängstliches, überfürsorgliches Verhalten die Angst des Patienten oder aber seine Verleugnungsneigung, so kann ein Gespräch des Arztes mit dem Partner hier Entlastung schaffen. Nicht selten ist dieses Verhalten des Partners Ausdruck von Schuldgefühlen.

Während der **akuten Behandlungsphase** können psychosomatische Interventionen zu einer Senkung der Mortalität beitragen, in der **poststationären Behandlungsphase** kann sie zu einer signifikanten Minderung von Reinfarkten und anderen Komplikationen führen. Spezifische **psychotherapeutische Interventionen,** die auf eine Reduzierung der psychosozialen Risikofaktoren des Patienten zielen, zeigen gute Erfolge und sollten in der Betreuung der Patienten erwogen werden. Alle Versuche, die Lebensgewohnheiten umzustellen, müssen die Auswirkungen auf das Selbstwertgefühl des Patienten berücksichtigen. Gruppentherapeutische Verfahren (»Koronargruppen«: Information, Aufklärung, Verhaltensänderung, emotionale Unterstützung) haben sich in der Rehabilitation sehr bewährt, ebenso Entspannungsverfahren. Tragen die Lebenspartner zur Chronifizierung der Angst sowie zum Risikoverhalten bei, so ist eine begleitende Therapie der Lebenspartner indiziert.

5.1.2 Herzneurose

Synonyma: Herzphobie, Herzangstneurose, »effort syndrome«

Krankheitsbild: anfallsartiger Herzschmerz (»Herzattacken«) ohne Organbefund. Bevorzugte Lokalisation im Bereich der Herzspitze, aber auch retrosternal, oft auch mit Ausstrahlung in den linken Arm! Intensive Angst, oft Todesangst, Tachykardie, Schweißausbrüche. In ca. 60 % der Fälle phobisches Muster, bei dem die Schmerzen im Vordergrund stehen. Oft finden sich eine depressive Grundstimmung, sowie auch zahlreiche andere körperliche Symptome. Die Symptomdarstellung ist eher dramatisierend, während sie beim Myokardinfarkt eher verleugnend ist.

Differentialdiagnose: koronare Herzkrankheit, Myokardinfarkt, Hyperthyreose.

Ätiologie: funktionell (psychogen).

Auslösende Situation:
– reale oder befürchtete Verlustsituation, besonders Tod einer Schlüsselfigur
– Todesfall in der näheren Umgebung, meist durch Herzinfarkt
– ambivalenter Trennungswunsch

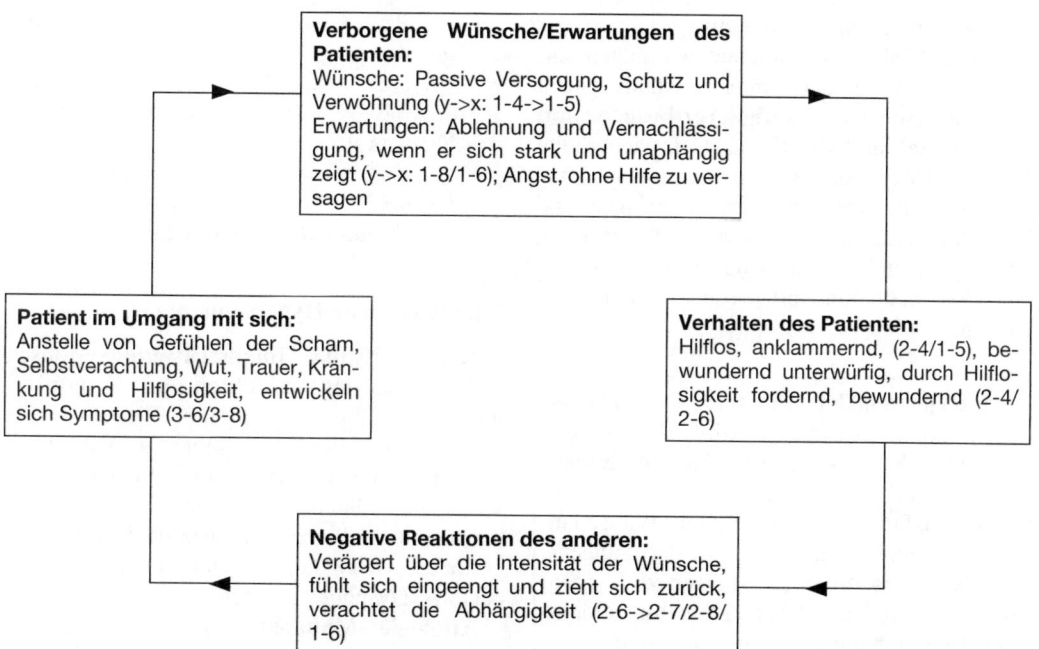

Abb. 2. Chronisch-maladaptiver Beziehungszirkel bei Patienten mit Herzneurose (offen-abhängiger Typ).

– iatrogene Auslösung durch Mitteilung von Befunden ohne Krankheitswert (akzidentelle Herzgeräusche, atypische EKG-Befunde).

Persönlichkeitsstruktur/Psychodynamik: keine einheitliche Psychodynamik. Häufig läßt sich aber eine **sehr enge, »symbiotische« Beziehung** zu einer unbewußt sehr zwiespältig geliebten Schlüsselfigur, z.B. Mutter oder Partner, finden. Gegenüber dieser Person kann der Patient seine Eigenständigkeit und Autonomie nicht aufrechterhalten. Befürchtete Trennungen können die Herzangstsymptomatik ebenso auslösen wie Abgrenzungswünsche, die unbewußt auch als Trennung erlebt werden. In der Kindheit oft **verwöhnender, autonomieeinschränkender Erziehungsstil.** Defizitäre Autonomieentwicklung, da die Erfahrung mit einer Selbständigkeit gewährenden und trotzdem Sicherheit gebenden Mutter nicht verinnerlicht werden konnte. Die Persönlichkeit des herzneurotischen Patienten kann ängstlich-anklammernd und offen abhängig sein (CMP s. Abb. 2), aber auch betont unabhängig und selbstsicher, so daß die Abhängigkeitsproblematik maskiert ist (kontraphobisches Muster).

Besonderheiten der Arzt-Patient-Beziehung: (vgl. Kap. 5.2) Oft findet sich eine erhebliche Fixierung auf eine organische Genese des Beschwerdebildes. Die Patienten drängen immer wieder auf erneute, unter Umständen auch invasive Diagnostik. **Häufige Arztbesuche und Arztwechsel sind die Regel.** Das wiederholte Drängen der Patienten nach immer neuen Untersuchungen ist meist schwer zu ertragen und kann von Seiten des Arztes leicht den Wunsch auslösen, dem Patienten wider besseres Wissen einen Minimalbefund mitzuteilen, um ihn so zufriedenzustellen.

Interpersonelles Muster: Der Patient sucht immer wieder die Hilfe des Arztes, bedrängt ihn dabei gleichzeitig mit immer neuen Forderungen nach Untersuchungen (2-4/1-5). Der Arzt kommt diesem Wunsch in der Hoffnung nach, sich so vor der drängenden Nähe des Patienten schützen zu können (1-4/2-8/2-5). Der Patient klagt und drängt aufs Neue, um die Nähe zum Arzt wieder herzustellen (2-4/1-5).

Psychosomatische Grundversorgung: Der ärztliche Umgang mit herzneurotischen Patienten erfordert einerseits eine klare und **entschiedene Stellungnahme** und die unmißverständliche Mitteilung, daß das Herz gesund ist, andererseits die Bereitschaft, den Patienten mit seinen subjektiven Beschwerden anzunehmen (1-2, 1-4) (vgl. Kap. 5.2):

– keine fraglichen »Mini«-Befunde mitteilen, vor allem keine EKG-Befunde ohne Krankheitswert!

– **beruhigende Haltung,** dabei **Ernstnehmen des subjektiven Beschwerdebildes** (Motto: »Das Herz ist gesund, der Patient ist krank.«)

– Beschwerden als Funktionsstörung des vegetativen Nervensystems erläutern, der eine seelische Belastung zugrundeliegen kann

– entspannende Verfahren (z.B. Autogenes Training), eventuell initial in Kombination mit Anxiolytika

– Motivation zur **Psychotherapie** wecken bzw. stärken, um Chronifizierung zu verhindern; bei ausreichendem Konfliktbewußtsein und entsprechender Motivation des Patienten analytische Psychotherapie durch Fachpsychotherapeuten

– zur medikamentösen Behandlung:
  – bei depressiver Grundstimmung Antidepressiva
  – bei begleitender Psychotherapie eventuell Anxiolytika als Bedarfsarznei für Herzattacken
  – keine iatrogene Fixierung durch Herzmedikamente!
  – cave Medikamentenabusus!

5.1.3 Essentielle Hypertonie

Krankheitsbild: Blutdruckwerte systolisch über 160 mm Hg, diastolisch über 95 mm Hg, über einen längeren Zeitraum. Die unkomplizierte Hypertonie kann subjektiv völlig beschwerdefrei verlaufen. Symptome wie Kopfschmerzen, Ohrensausen, Sehstörungen lassen schon an Gefäßkomplikationen denken. Bei hypertonen Krisen können Herzklopfen, Angina pectoris, Dyspnoe auftreten.

Ätiologie: Multifaktoriell; genetisch-konstitutionell, Ernährungsfaktoren (Kochsalz!), psychosoziale Faktoren.

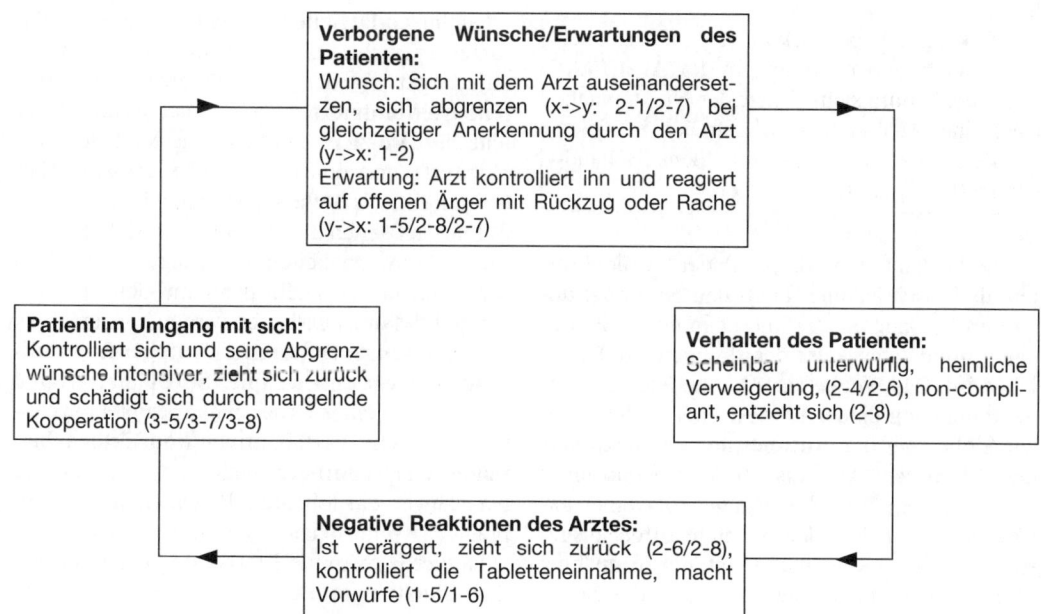

Abb. 3. Chronisch-maladaptiver Beziehungszirkel bei passiv-aggressiven Patienten mit Hypertonie.

Auslösende Situation: Bei situativen Hypertonien können sich krisenhafte Blutdruckanstiege typischerweise in Situationen entwickeln, die subjektiv als Bedrohung oder Kränkung empfunden werden, gegen die sich der Betreffende aber nicht wehren kann. Bei stabilen Hypertonien lassen sich erstauslösende Situationen oft nicht sicher nachweisen. Es finden sich häufig ambivalente Beziehungen zu Schlüsselfiguren, die sich kritisch und zurückweisend verhalten, denen gegenüber es nicht möglich ist, Ärger auszudrücken. Solche Beziehungsmuster wirken als Dauerstreß (»strain«), der die Hypertonie unterhält.

Primärpersönlichkeit/Psychodynamik: Sowohl psychologisch als auch physiologisch sind die Hypertoniker keine homogene Gruppe. Es finden sich gehäuft **aggressionsgehemmte Persönlichkeiten,** die sich friedliebend, konfliktscheu bis gefügig zeigen. Oft erscheinen sie besonders »normal« (Fassadenstruktur), dabei leistungsorientiert und perfektionistisch. Nicht selten bestehen gegenüber Schlüsselfiguren und deren Ersatzfiguren Gefühle von Wut, Haß und Neid. Diese sind vielfach auch bewußt oder zumindest bewußtseinsnah, können aber nicht

ausgedrückt werden, da die Angst besteht, den anderen zu verlieren. Der Ärger ist oft so groß, daß er mörderische Qualitäten annimmt und von daher nicht offen ausgesprochen werden kann (»Tiger im Käfig«). Daher ist auch die Selbstbehauptung und die Entwicklung der Eigenständigkeit beeinträchtigt. Die Patienten unterwerfen oder entziehen sich, statt sich abzugrenzen und sich Raum für eine eigene Entscheidung zu nehmen. In der Kindheit oft autoritäre, repressive elterliche Erziehungsstile ohne die Möglichkeit, eigenen Ärger auszudrücken.

Besonderheiten der Arzt-Patient-Beziehung: Sind in Abbildung 3 dargestellt. Probleme ergeben sich für die **Compliance** gegenüber antihypertensiver Therapie aus der Tatsache, daß eine unkomplizierte Hypertonie keine subjektiven Symptome verursacht. Die Behandlung bringt vielfach für das subjektive Empfinden des Patienten mehr Belastungen (Notwendigkeit regelmäßiger Einnahme, Nebenwirkungen usw.) als Vorteile. Erkenntnisse der allgemeinen Compliance-Forschung sind zu beachten (z.B. möglichst wenige Medikamente, möglichst wenige Einzeldosen pro Tag, übersichtlicher Therapieplan, Information über Therapie).

> Beklagte Nebenwirkungen können auch Indikatoren einer **Störung in der Arzt-Patient-Beziehung** sein. Hinter der Nichteinnahme eines Medikamentes kann sich in vielen Fällen Unzufriedenheit mit dem Behandlungsstil des Arztes verbergen.

Die Medikation wird vom Patienten nicht selten als Einschränkung durch den Arzt empfunden, insbesondere wenn dieser in der Rolle des autoritären Vaters oder der strengen Mutter erlebt wird. Das Weglassen oder die Nichteinnahme kann dann einem **Protest** entsprechen oder zur **Sicherung der Autonomie** eingesetzt werden. Wird der Arzt als strenger Kontrolleur erlebt, werden Vorbehalte gegenüber einer antihypertensiven Medikation nicht offen ausgesprochen. Die Regelmäßigkeit der Einnahme wird beteuert, da in der Phantasie die Strafe durch den Arzt erwartet wird.

Diese Beziehungsproblematik kann durch ein autoritäres Verhalten von Seiten des Arztes (»mit dem Patienten schimpfen«) verstärkt werden, das angestrebte Ziel einer besseren Compliance wird in der Regel dadurch gerade verfehlt, da sich Patienten zwar vordergründig fügen, heimlich aber trotzen.

> Feindliche Impulse gegenüber dem Arzt können auf die Medikamente verschoben werden. Somit leitet der Arzt den Patienten unterstützend an und demütigt ihn gleichzeitig durch **autoritäres Gebaren** (1-4/1-6). Der Patient unterwirft sich dem Arzt vordergründig bereitwillig, innerlich jedoch widerwillig (2-4/2-6) und verschiebt seine Aggression auf das Medikament, das er achtlos behandelt und ignoriert (1-8/3-8). So geschieht es immer wieder in Unkenntnis des tatsächlichen Compliance-Verhaltens, daß wegen vermeintlicher Wirkungslosigkeit einem Antihypertensivum ein zweites oder drittes hinzugefügt wird, ohne daß der Patient das erste regelmäßig einnimmt.

Psychosomatische Grundversorgung: Neben der medikamentösen und diätetischen Behandlung vor allem ärztliche Führung unter Beachtung der Beziehungsproblematik (s.oben):

Compliance-Defizite können durch ein einfühlsames ärztliches Gespräch so gut wie immer aufgedeckt werden. Voraussetzung ist eine **patientenzentrierte Gesprächsatmosphäre** und der Verzicht auf jegliche Vorhaltungen, Vorwürfe und quasi-moralische ärztliche Haltungen: Eine verstehende Haltung des Arztes (1-2) führt auf seiten des Patienten zur Offenlegung seiner Schwierigkeiten im Umgang mit dem Medikament (2-2), die dann im Gespräch mit ihm geklärt und bearbeitet werden können (1-4). **Entspannungsverfahren, Autogenes Training, Bewegungstherapie, Sport** unterstützen die medikamentöse Therapie. Spezielle psychotherapeutische Verfahren wie **konfliktbearbeitende Gruppentherapien,** sind insbesondere bei schwer einstellbaren Patienten mit ausgeprägter psychosozialer Belastung indiziert. Bei situativer Hypertonie Erarbeitung der auslösenden Situationen. Bei entsprechender Motivation und Introspektionsfähigkeit **konfliktaufdeckende Psychotherapie.**

5.2 Allgemeines funktionelles Syndrom

Synonyma: Vegetative Dystonie, vegetative Neurose, vegetativ-endokrines Syndrom, Organneurose, Vagotonie, larvierte Depression, Sympathikotonie.

Krankheitsbild: Sehr häufig Erkrankungen, die eine organische Manifestation haben, jedoch keine pathologisch-anatomischen organischen Veränderungen aufweisen (vgl. Kap. 3). Das Beschwerdebild ist schwer abgrenzbar. Es reicht von relativ genau lokalisierbaren körperlichen Beschwerden wie Herz-, Kreuz- oder Kopfschmerzen bis zu rein seelisch empfundenen Spannungszuständen wie Angst, Unruhe und Unlust. Die Symptomatik ist oftmals **wechselnd auch zwischen körperlichen und seelischen Beschwerden.** Es besteht eine erhebliche Diskrepanz zwischen subjektiven Beschwerden und objektivem somatischen Befund. Die Patienten haben **Angst,** an einer von den Ärzten nicht erkannten, schweren Krankheit zu leiden. Oftmals leben sie in der »**Angst vor der Angst«.** Die Symptome können anfallsartig, in Wellenform oder kontinuierlich auftreten. Es lassen sich **All-**

gemeinsymptome (s. Tab. 2) von Syndromen abgrenzen, die sich primär an einem Organsystem manifestieren (s. Tab. 3). Diese Syndrome zeigen häufig ähnliche Beschwerdebilder wie organisch bedingte Erkrankungen, treten jedoch in der Regel im Zusammenhang mit den Allgemeinsymptomen auf. Die einzelnen Syndrome werden gesondert beschrieben.

Tab. 2. Allgemeinsymptome bei funktionellen Erkrankungen.

– Abgeschlagenheit, Mattigkeit, Erschöpfung
– Gereiztheit, Nervosität, Angst
– Niedergeschlagenheit
– Schlafstörung
– Appetitlosigkeit, Übelkeit
– Schwindel, Kopfdruck, Schwitzen
– flüchtige Organbeschwerden (Parästhesien, Aufstoßen, Gliederzittern, Globusgefühl)

Verlaufsformen:
– akute, kurzdauernde, spontan ausheilende Form als Reaktion auf eine akute Belastung/Konflikt
– chronifizierte Form

8-30 % der Patienten zeigen eine Spontanheilung, ca. 50 % Symptompersistenz/anderes funktionelles Syndrom, ca. 20 % entwickeln ein neurotisches Krankheitsbild. Häufig kommt es zur Chronifizierung: 7 Jahre dauert es im Durchschnitt in der BRD, bis eine adäquate Behandlung dieser Patienten einsetzt!

Altersverteilung: Das 2. und 3. Lebensjahrzehnt ist bevorzugt. Jenseits des 40sten Lebensjahres nimmt die Häufigkeit dieser Beschwerden wieder ab.

Ca. 15 bis 35 % der Patienten einer Allgemeinpraxis suchen den Arzt wegen einer funktionellen Erkrankung auf!

Ätiologie: Psychogen (70 %), somatische Erkrankung (30 %).

Auslösende Situation:
– Störungen der sozialen Integration
– Verlust an Geborgenheit und Versorgung
– Trennungen (z.B. Aus-/Umsiedler)
– beruflicher Aufstieg
– Heirat
– Geburt von Kindern
– Individuell sehr unterschiedlich

Tab. 3. Körperliche Beschwerden im Rahmen funktioneller Erkrankungen (modifiziert nach Klußmann 1992)

Organ/Funktion	Symptom
Herz	Schmerz, Mißempfindungen, Extrasystolen, Herzklopfen, anginöse Beschwerden, herzphobische Reaktionen
Herzrhythmus	Tachykardien, Extrasystolen, paroxysmale Tachykardie, respiratorische Arrhythmie
Blutdruck	Hypotone und hypertone Regulationsstörungen mit Folgeerscheinungen, krisenhafte Regulationsstörung
Ösophagus	Globusgefühl, Dysphagie, retrosternale Schmerzen, Sodbrennen
Magen, Dünndarm	Aerophagie, Meteorismus, postprandiale dyspeptische Beschwerden, kolikartige Schmerzen, Völlegefühl
Dickdarm	Flatulenz, Schmerzen, Colon irritabile, Diarrhöen, Obstipation, Pruritus ani
Atmung	Hyperventilation, nervöses Atemsyndrom, „Nicht-durchatmen-Können", Hyperventilationstetanie
Muskulatur	„Hartspann", Verkrampfungen, Verspannungen, ticartige Erscheinungen
Gelenke	Arthritische Beschwerden, WS-Syndrome
Urogenitalsystem – beim Mann – bei der Frau	 chronische Prostatitis, Miktionsbeschwerden, Pruritus, funktionelle Sexualstörungen Pruritus, funktionelle Sexualstörungen
sonstige Organe	Kopfschmerz, Schlafstörungen, Hauterscheinungen

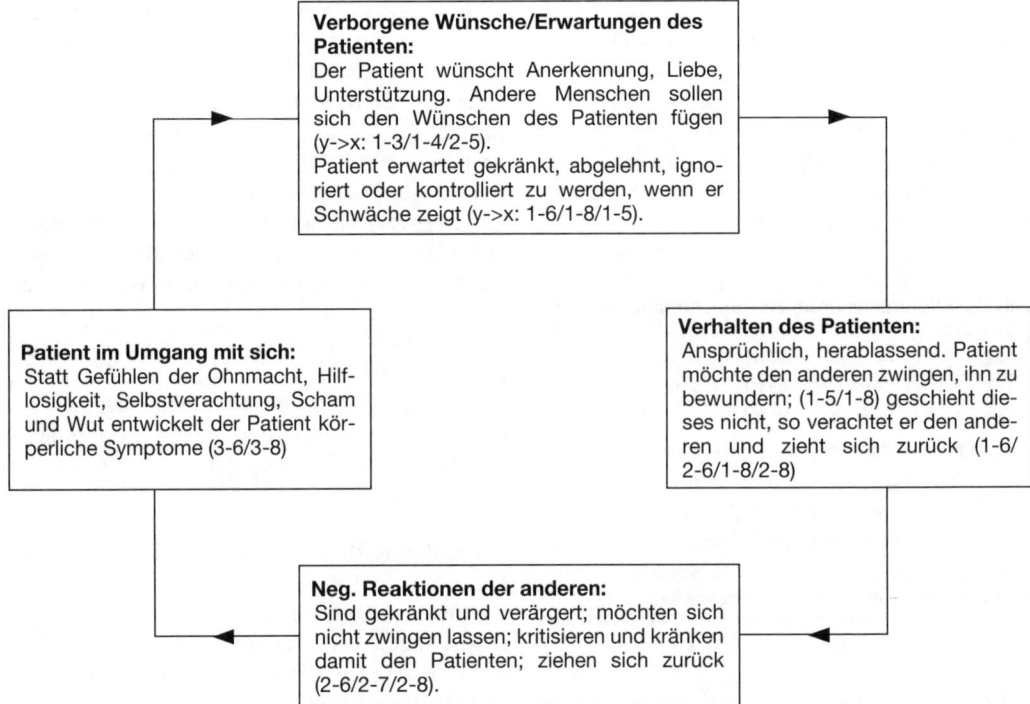

Verborgene Wünsche/Erwartungen des Patienten:
Der Patient wünscht Anerkennung, Liebe, Unterstützung. Andere Menschen sollen sich den Wünschen des Patienten fügen (y->x: 1-3/1-4/2-5).
Patient erwartet gekränkt, abgelehnt, ignoriert oder kontrolliert zu werden, wenn er Schwäche zeigt (y->x: 1-6/1-8/1-5).

Patient im Umgang mit sich:
Statt Gefühlen der Ohnmacht, Hilflosigkeit, Selbstverachtung, Scham und Wut entwickelt der Patient körperliche Symptome (3-6/3-8)

Verhalten des Patienten:
Anspruchlich, herablassend. Patient möchte den anderen zwingen, ihn zu bewundern; (1-5/1-8) geschieht dieses nicht, so verachtet er den anderen und zieht sich zurück (1-6/2-6/1-8/2-8)

Neg. Reaktionen der anderen:
Sind gekränkt und verärgert; möchten sich nicht zwingen lassen; kritisieren und kränken damit den Patienten; ziehen sich zurück (2-6/2-7/2-8).

Abb. 4. Chronisch-maladaptiver Beziehungszirkel bei funktioneller Erkrankung (narzißtische Persönlichkeit).

Diagnose: Da die Symptomatik recht ähnlich den organisch bedingten Krankheiten erscheinen kann, ist zunächst eine organische Erkrankung auszuschließen.

Dabei ist jedoch zu beachten: so viel Diagnostik wie nötig, aber so wenig wie möglich.

Tab. 4. Parameter, die für eine funktionelle Erkrankung sprechen.

– Vorliegen der Allgemeinsymptome
– lange Anamnese
– häufige Arztwechsel
– große Anzahl von Beschwerden
– diffuse, ungenau zu beschreibende Beschwerden
– häufiger Wechsel in der Symptomatik
– ähnliche Beschwerden in der Umgebung
– Diskrepanz zwischen subjektiven Beschwerden und objektivem Befund

Vegetative Störungen können zwar auch bei organischen Erkrankungen vorkommen, doch die Gefahr, eine organische Erkrankung zu übersehen, muß gegenüber der Gefahr abgewogen werden, einen psychisch kranken Menschen auf ein organisches Krankheitsverständnis zu fixieren und so die Erkrankung zu chronifizieren. In Tabelle 4 sind Parameter aufgeführt, die für eine funktionelle Erkrankung sprechen.

Primärpersönlichkeit/Psychodynamik: Nicht spezifisch! Es lassen sich 3 Persönlichkeitstypen gehäuft nachweisen.

▶ **Abhängige Persönlichkeiten**
Sie sind übermäßig von der realen Anwesenheit und Verfügbarkeit von Menschen abhängig, die ihnen Schutz geben und sie versorgen. Häufig sind sie eng mit der Mutter oder einer Ersatzfigur in der trügerischen Hoffnung verbunden, die Liebe, Versorgung und Unterstützung doch noch zu erhalten, die sie in ihrer Kindheit ver-

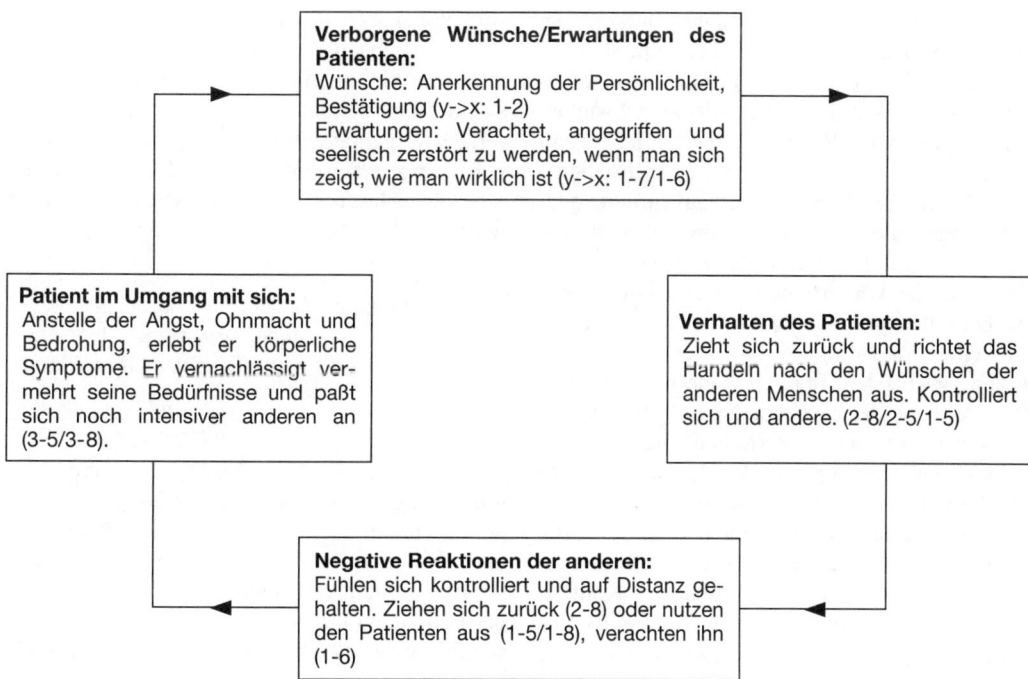

Verborgene Wünsche/Erwartungen des Patienten:
Wünsche: Anerkennung der Persönlichkeit, Bestätigung (y->x: 1-2)
Erwartungen: Verachtet, angegriffen und seelisch zerstört zu werden, wenn man sich zeigt, wie man wirklich ist (y->x: 1-7/1-6)

Patient im Umgang mit sich:
Anstelle der Angst, Ohnmacht und Bedrohung, erlebt er körperliche Symptome. Er vernachlässigt vermehrt seine Bedürfnisse und paßt sich noch intensiver anderen an (3-5/3-8).

Verhalten des Patienten:
Zieht sich zurück und richtet das Handeln nach den Wünschen der anderen Menschen aus. Kontrolliert sich und andere. (2-8/2-5/1-5)

Negative Reaktionen der anderen:
Fühlen sich kontrolliert und auf Distanz gehalten. Ziehen sich zurück (2-8) oder nutzen den Patienten aus (1-5/1-8), verachten ihn (1-6)

Abb. 5. Chronisch-maladaptiver Beziehungszirkel bei funktioneller Erkrankung (»Fassadenpersönlichkeit«).

mißten. Sie haben Angst vor dem Verlassenwerden und vor Trennungen, da sie sich dann – wie ein kleines Kind – hilflos, ohnmächtig aber auch minderwertig fühlen. Nicht selten schämen sie sich wegen ihrer Abhängigkeitswünsche (CMP s. Kap. 5.1.2)

▶ **Persönlichkeiten mit labilem Selbstwertgefühl (narzißtische Persönlichkeiten)**

Sie schwanken in ihrer Selbsteinschätzung zwischen Vollkommenheitsvorstellungen und Gefühlen von ausgeprägter Minderwertigkeit und Selbstunsicherheit. Von anderen Menschen suchen sie eine Bestätigung ihres Wertes. Kränkungen und Ablehnungen werden gefürchtet, da diese Gefühle der Hilf- und Hoffnungslosigkeit auslösen. Ein Partner dient diesen Menschen zur eigenen Selbstaufwertung und zur Vermittlung eines basalen Sicherheitsgefühles. Menschen, die die Bedürfnisse dieser Patienten nicht erfüllen, werden häufig entwertet. So schützt sich der Patient vor dem Erleben eigener Minderwertig-

keit. Der CMP dieser Patienten ist in Abbildung 4 dargestellt.

▶ **Patienten mit einem »falschen Selbst«**

Wie im CMP in Abbildung 5 dargestellt, richten diese Menschen ihr Handeln und Erleben nicht nach ihrer eigenen Persönlichkeit aus, sondern bauen sich eine Fassadenpersönlichkeit auf. Sie leben in der Angst, ihre wahre Identität nicht zeigen zu dürfen, da sie dann von den anderen Menschen angegriffen oder zerstört werden. In ihren Wünschen und Gefühlen orientieren sie sich ganz nach den Bedürfnissen der anderen Menschen. Dabei funktionieren sie häufig in ihren Berufen, wirken aber in ihrer Vitalität eingeschränkt und manchmal unecht.

Die **Symptomatik** bildet sich in Situationen aus, die diese Patienten infolge ihrer Persönlichkeitsstruktur nicht bewältigen können (vgl. CMPs). Abhängige Patienten erkranken in Situationen, in denen sie ihre Versorgung in Gefahr sehen, narzißtische Menschen, wenn sie gekränkt werden, und Patienten mit einem falschen Selbst, wenn sie ihre Persönlichkeit als bedroht erleben. Die damit verbundenen Gefühle von Angst, Wut, Hilf- und Hoffnungslosigkeit etc. werden vom Patienten nicht erlebt. Statt dessen erlebt er – wie in Kapitel 3 beschrieben – die **physiologischen Begleitreaktionen** oder **Affektäquivalente** dieser Gefühle und schildert sie dem Arzt in Form einer basalen Verunsicherung über den körperlichen Zustand. Die Patienten berichten primär über die organischen Beschwerden, da es für sie schwierig ist, Symptome im psychischen Bereich wahrzunehmen und dem Arzt zu beschreiben. Nicht selten unterstützt der Arzt dieses Verhalten, indem er auf das »organische Angebot« des Patienten eingeht und signalisiert, daß psychosoziale Aspekte keinen Raum in der Sprechstunde haben. Bei anderen Patienten drücken die körperlichen funktionellen Beschwerden einen seelischen Konflikt im Sinne des **Konversionsmechanismus** aus (vgl. Kap. 3).

Nicht alle Patienten mit funktionellen Erkrankungen klagen theatralisch über ihre Beschwerden. Andere führen kontrolliert und pedantisch jedes Symptom einzeln auf. Der überwiegende Teil der Patienten aber ist depressiv zurückgezogen, unauffällig, eher blaß und still. Sie kommen in dem Gespräch immer wieder auf ihre körperlichen Beschwerden zurück.

Besonderheiten der Arzt-Patient-Beziehung: Die Patienten sind durch ihre Symptomatik verunsichert und suchen einen haltgebenden,

Tab. 5. Iatrogene Folgeerkrankungen bei Patienten mit funktionellen Erkrankungen.

- durch die kontinuierliche Verschreibung von Psychopharmaka wird eine Suchtproblematik induziert
- ein fehlendes ärztliches Eingehen auf psychosoziale Aspekte kann ein rentenneurotisches Begehren verstärken
- gehäufte Krankenhauseinweisungen können zu ungerechtfertigten operativen Eingriffen mit sekundären Komplikationen führen

---

stützenden Arzt (2-4). Die somatische Diagnostik kann zunächst sehr hilfreich sein, da sie dem Krankheitsverständnis des Patienten entgegenkommt. Der Patient fürchtet einerseits, daß eine schwerwiegende Erkrankung diagnostiziert wird. Andererseits wünscht er, daß eine somatische Ursache für die Beschwerden gefunden wird.

Die Patienten lassen sich durch die Versicherung, daß keine organische Ursache aufzufinden sei, nicht langfristig beruhigen oder heilen.

Nicht selten wird der Arzt bei negativen Untersuchungsergebnissen in die Riege der unfähigen Ärzte eingereiht (1-6). Um diese Kränkung und die Hilflosigkeit zu umgehen, oder aus Schuldgefühlen geben viele Ärzte dem Drängen der Patienten (1-5) nach und setzen neue Untersuchungen an (2-5/2-6) oder erklären den Patienten für »nicht richtig krank« (1-6). Insbesondere die Patienten mit Allgemeinbeschwerden werden vom Arzt häufig ein wenig belächelt. Die Betroffenen, die sich in ihren Lebensmöglichkeiten erheblich eingeschränkt erleben, fühlen sich dann vom Arzt nicht ernst genommen und gekränkt (2-6). Dieses verstärkt die Angst des Patienten, daß der Arzt etwas übersehen könnte (1-8).

Häufig setzt folgender Kreislauf beim Patienten ein: »Man hat nichts gefunden, was zeigt, daß der Arzt schlecht ist, daß der Arzt die Beschwerden nicht ernst nimmt oder daß die Krankheit besonders schwierig zu diagnostizieren ist. Schwierig heißt häufig gefährlich. Letzteres macht erneut Angst und verstärkt die Neigung zur Somatisierung.«

Auch werden manchmal fälschlich positive Befunde mitgeteilt, was den Patienten auf seinem Irrweg bestätigt und extensive Kosten verursacht. Nicht selten ist in diesem Verhalten des Arztes die Ursache der **Chronifizierung** der Erkrankung zu sehen und kann zu iatrogenen Folgeerkrankungen (vgl. Tab. 5) führen.

Psychosomatische Grundversorgung: (vgl. Tab. 6)

► Während der Anamnese eine **vertrauensvolle Atmosphäre** schaffen, in der der Patient

Raum findet, seine Beschwerden zu schildern (2-2). Symptome und auslösende Situationen genau eruieren, und sie als Leiden des Patienten ernst nehmen (1-2).

▶ Parallel zu den somatischen Befunden die **psychosoziale Situation des Patienten erkunden.** Dabei steht der Arzt vor der schwierigen Aufgabe, einerseits den Patienten in seinem Krankheitsverständnis und in seiner Angst ernstzunehmen und ihn andererseits gleichzeitig zu motivieren, auf die im Hintergrund stehenden psychischen Konflikte zu schauen (1-4).

▶ Einmalig die somatische Seite der Beschwerden gründlich abklären (1-5). **Nur bei einem dringenden Verdacht erneute Untersuchungen einleiten!** Dem Drängen der Patienten nach weiteren Untersuchungen nicht nachgeben, sondern mit dem Patienten die Ursachen des erneuten Untersuchungswunsches besprechen. Nicht selten testet der Patient auf diese Weise seinen Arzt, wie sicher er sich in seinem diagnostischen Urteil ist. Manchmal muß dabei auch der Arzt die diagnostische Unsicherheit aushalten.

▶ Den Patienten über die Diagnose **informieren:** Ihm versichern, daß man wahrnimmt, daß er ernstzunehmende Beschwerden hat, die ihn erheblich beeinträchtigen, dabei vom Krankheitsmodell des Patienten ausgehen. Konzepte dem Patienten anbieten, in denen Verbindungen zwischen Gefühlen und physiologischen Veränderungen plastisch werden: »Wenn wir Angst erleben, schaltet unser Körper auf eine Notfallreaktion um. Er produziert vermehrt Hormone, die unseren Körper in Alarmbereitschaft versetzen. Diese Hormone beschleunigen unseren Herzschlag und es entsteht Herzstolpern.«

▶ Patienten vor der Überbewertung einzelner Befunde von Seiten der Spezialisten schützen.

▶ **Zurückhaltung in der Verordnung von Medikamenten:** Die Verordnung z.B. von Betablockern, Digitalispräparaten, Antazida etc. können den Patienten in seinem somatischen Krankheitsverständnis festigen. Sich von den Forderungen der Patienten freundlich abgrenzen! Tranquilizer sollten, wenn überhaupt, in Verbindung mit einer Psychothera-

Tab. 6. Leitlinien der Therapie der funktionellen Erkrankungen.

– vertrauensvolle Atmosphäre schaffen
– dem Patienten ausreichend Zeit zur Beschwerdeschilderung geben
– psychosoziale Situation erkunden
– einmalige sorgfältige Abklärung der somatischen Befunde
– über die Erkrankung plastisch informieren
– keine »Minibefunde« mitteilen
– Zurückhaltung in der Verordnung von Medikamenten (Tranquilizern, Digitalis etc.)
– physikalische Therapiemaßnahmen
– Patienten zur Psychotherapie motivieren
– Patienten vor eingreifenden Untersuchungen und Operationen schützen

pie, kurzfristig, in kleinen Packungsgrößen, für wenige Tage verordnet werden (cave Abhängigkeitsentwicklung!).

▶ **Physikalische Therapiemaßnahmen:** Sie geben dem Patienten das Gefühl, versorgt zu werden und unterstützen die Therapie.

▶ **Verbale Interventionen:** Sind die Beschwerden das Äquivalent eines Gefühles, so ist auf die auslösende Situation und die Klärung der aufgetretenen Affekte besonderes Augenmerk zu richten (vgl. CMPs). Nicht selten verändert sich sehr rasch die Symptomatik. Statt z.B. über Herzbeschwerden berichtet der Patient dann über Gefühle einer Depression. Bei zahlreichen Patienten ist eine solche Klärung jedoch nicht möglich. Der Aufbau einer kontinuierlichen, vertrauensvollen Arzt-Patient-Beziehung ist in diesem Fall vordringlich. Es ist schon viel gewonnen, wenn diese Patienten vor einem Fortschreiten der Symptomatik und weiteren eingreifenden Untersuchungen bewahrt werden können.

▶ Zu einer **fachpsychotherapeutischen Behandlung** ist wohl nur ein kleiner Teil dieser Patienten zu motivieren. Bei den chronifizierten Beschwerdebildern ist zunächst eine stationäre psychosomatische Behandlung indiziert, in der unterschiedliche Therapieverfahren integriert werden können.

5.3 Atmungsorgane

5.3.1 Hyperventilationssyndrom

Krankheitsbild: Kribbelparästhesien und Zittern im Bereich der Hände und Füße (»Ameisenlaufen«), auch im Mundbereich, tetaniforme Verkrampfungen der Hände (»Pfötchenstellung«). Ferner Herzklopfen, Herzdruck, Herzschmerzen, Atemnot, Benommenheit, Schwindel, Schwarzwerden vor den Augen, Globusgefühl, Gefühl »wie auf Wolken zu gehen«, begleitend kann auch Angst auftreten. Überwiegend akut auftretend, kommt aber auch als chronisches Hyperventilationssyndrom vor.

Ätiologie: Funktionell durch beschleunigte und vertiefte Atmung.

Auslösende Situation: Nicht spezifisch. Intrapsychische Konflikte unterschiedlicher Art, häufig Äquivalent für aggressive Affekte.

Primärpersönlichkeit/Psychodynamik: Eine typische Persönlichkeitsstruktur läßt sich ebensowenig bestimmen wie eine typische Konfliktproblematik, da das Hyperventilationssyndrom unter neurosenpsychologischem Aspekt als Angstäquivalent oder als konversionsneurotisches Symptom aufgefaßt werden kann.

Besonderheiten der Arzt-Patient-Beziehung: Nicht spezifisch, da keine einheitliche Psychodynamik. Im Anfall jedoch akutes Bedrohtheitsgefühl des Patienten und daher zwingender Wunsch nach ärztlicher Hilfe.

Psychosomatische Grundversorgung: Im akuten Hyperventilationsanfall **Beruhigung** des

Tab. 7. Psychosoziale Auslöser für Asthmaanfälle.

– Gefühle der Hilf- und Hoffnungslosigkeit sowie Verlassenheit
– Gefühle von ohnmächtiger Wut ohne die Möglichkeit, sich zu wehren
– Affekte von Wut und Ärger bei gleichzeitiger Unfähigkeit, diese auszudrücken
– intensive Nähewünsche bei gleichzeitigem intensiven Distanzierungswunsch (Ambivalenzkonflikt)
– Verlust einer Schlüsselfigur bei ca. 50 % der Patienten zu Beginn der Erkrankung explorierbar
– Trennung von wichtigen Bezugspersonen führt häufig zur Verschlechterung eines bestehenden Asthmas

Patienten (1-4/1-5). In eine Plastiktüte atmen lassen, sofern dies nicht die Angst verstärkt. Eventuell kurzdauernde Sedierung, um den Patienten zu einem Gespräch zugänglich zu machen. Die Wirkung von Kalziuminjektionen kann nur über einen Plazeboeffekt erklärt werden. Der Patient sollte darüber aufgeklärt werden, daß es sich bei der Hyperventilation um eine **Gewohnheitsreaktion** handelt und angeleitet werden, den Beginn des Hyperventilierens selbst zu erkennen, um gegensteuern zu können. Auch Angehörige sollten unterwiesen werden. Hyperventilationssyndrome sind häufig und bedürfen nur vereinzelt einer umfangreicheren Psychotherapie. Dennoch sollte in jedem Falle im Rahmen der Psychosomatischen Grundversorgung eine **psychosoziale Anamnese** erfolgen, um gegebenenfalls eine zugrundeliegende Konfliktproblematik und symptomauslösende Situationen erkennen und die Indikation zu einer tiefenpsychologisch fundierten Psychotherapie stellen zu können.

5.3.2 Asthma bronchiale

Krankheitsbild: Im Anfall Luftnot, Atemgeräusche (Pfeifen, Giemen), Druckgefühl auf der Brust, oft Müdigkeit, Jucken und Brennen auf der Haut, Müdigkeit und Schläfrigkeit. An emotionalen Begleitsymptomen findet sich am häufigsten Angst, mitunter bis zur Todesangst, verbunden mit einem Gefühl der Hilflosigkeit und des Verlassenseins, aber auch aggressive Gereiztheit, offene Aggressivität und depressive Affekte kommen vor.

Ätiologie: Multifaktoriell; genetisch-konstitutionell (Überempfindlichkeit der Atemwege), psychosomatisch.

Auslösende Situation: Asthmaanfälle und Verschlechterungen der Atemwegssituation können wie durch Allergene, Infekte und physikalische Reize auch durch Emotionen ausgelöst werden (s. Tab. 7). Meist ist eine Kombination zweier oder mehrerer Auslöser wirksam.

Primärpersönlichkeit/Psychodynamik: Eine Asthmatikerpersönlichkeit gibt es nicht. In etwa 50 % der Fälle finden sich jedoch Autonomie-Abhängigkeits-Konflikte. Offen-abhängige Patienten zeichnen sich durch **Anklammerungstendenzen** und **Überängstlichkeit** bei Anfällen aus. Pseudounabhängige Patienten, deren Abhängigkeitswünsche abgewehrt wurden, neigen dazu, ihre Beschwerden auch gegenüber ihren Bezugspersonen zu verleugnen. Die Angst vor Kritik und Zurückweisung und die Furcht vor dem Vorwurf, sie würden sich nur »anstellen«, verbunden mit der Angst, als krank und schwach zu gelten, führen dazu, das **Ausmaß der tatsächlichen Beschwerden herunterzuspielen,** um so das Gefühl von **Autonomie** zu wahren und das **Selbstwertgefühl** zu regulieren (CMP s. Kap. 3, S. 15).

Besonderheiten der Arzt-Patient-Beziehung: Probleme in der Arzt-Patient-Beziehung ergeben sich, wenn Autonomie-Abhängigkeits-Konflikte aktualisiert werden.

Offen-abhängige Patienten neigen aus Angst vor Anfällen dazu:
- den Arzt eher zu häufig als zu selten zu konsultieren
- die Medikamente überzudosieren
- eine übermäßige Nähe zu Ärzten herzustellen (1-3/2-4).

Die Ärzte veranlaßt dieses offen-abhängige Verhalten der Patienten oftmals dazu, den Wünschen entgegenzukommen (z.B. durch langfristige »Spritzkuren«), die Patienten so an sich zu fixieren, sie zu infantilisieren und nicht ernst zu nehmen (1-4/1-6/1-8), wodurch die Tendenzen der Patienten verstärkt werden.

Die praktisch wichtigere, weil problematischere Gruppe ist die der sogenannten **pseudounabhängigen Patienten.**

Pseudounabhängige Asthmapatienten neigen dazu:
- die Beschwerden dem Arzt gegenüber zu verleugnen, um ein Selbstbild von Gesundheit und Stärke aufrechtzuerhalten
- die von den Anfällen ausgehende Gefahr zu bagatellisieren; auch während schwerer Anfälle haben sie vielfach keine Angst
- mehr **Angst vor den Nebenwirkungen der Therapie** (besonders ausgeprägt bei einer Kortisontherapie) als Angst vor den Anfällen selbst zu entwickeln
- die Medikamente unterzudosieren
- den Arzt zu selten und zu spät zu konsultieren

Die Dissimulation der Beschwerden hat zur Folge, daß Ärzte weniger Medikamente verschreiben, zusätzlich finden sich oft **Compliance-Defizite.** Die daraus resultierende, chronische medikamentöse Unterdosierung kann angesichts der noch immer bestehenden Mortalität bei schweren Anfällen eine nicht unerhebliche Gefahr darstellen. **Pseudounabhängige Patienten** haben große Probleme, in schweren Anfällen die Hilfe notärztlicher Dienste in Anspruch zu nehmen, da sie Kritik und den Vorwurf fürchten, sie würden sich nur »anstellen«. Eher warten sie lange Zeit, bis sie einen Arzt hinzuziehen und setzen sich unter Umständen »heldenhaft« großen Gefahren aus.

Ein weiterer Grund für die Beschwerdeverleugnung ist die Angst, vom Arzt ins Krankenhaus eingewiesen zu werden, wodurch Ängste vor **Abhängigkeit** aktiviert werden.

Das **pseudounabhängige Beziehungsmuster** wird in der Arzt-Patient-Beziehung besonders dann mobilisiert, wenn der Arzt als dominierend und kontrollierend (1-5) wahrgenommen wird oder ärztliche Anordnungen als kränkend (1-6) erlebt werden. Um die Autonomie und Selbstachtung zu retten, verschließen sich diese Patienten dem Arzt oder sie meiden ihn (2-8).

Psychosomatische Grundversorgung: Vorrang hat die Sicherstellung der **medikamentösen Einstellung** und die **Bearbeitung von Compliance-Defiziten.** Zur Verbesserung des Krankheitsverhaltens sollte auf Möglichkeiten der **Patientenschulung** hingewiesen werden. Bei offensichtlich psychogener Symptomauslösung sind frühzeitig psychotherapeutische Maßnahmen einzuleiten, da diese Patienten entgegen einer weit verbreiteten Ansicht gegenüber psychotherapeutischen Maßnahmen häufig aufgeschlossen sind. Bei **offen-abhängigen Patienten** ist es wichtig, ihnen **Hilfe und Rat anzubieten** (1-4), aber den Abhängigkeitswünschen nicht zu sehr nachzukommen. Statt dessen sind die biographischen Hintergründe der Autonomieproblematik sowie psychogene Symptomauslöser durchzuarbeiten.

Bei **pseudounabhängigen Patienten** ist besonders darauf zu achten, daß sie nicht gekränkt werden (1-6), was zum Rückzug (2-6/2-8) und zur Verstärkung des pseudounabhängigen und arztmeidenden Verhaltens (2-8) führt. Die Risikoverhaltensweisen sollten nach Möglichkeit nicht kritisiert und verurteilt (1-6), sondern vor dem Hintergrund der Selbstwert- und Autonomieproblematik verstanden (1-2) und bearbeitet werden. Bei allen konfliktaufdeckenden Verfahren ist zu bedenken, daß unter der Therapie verstärkt Anfälle auftreten können. Es sollte daher eine Notfallversorgung sichergestellt werden. Wie weit aufdeckende Verfahren ambulant praktiziert werden können, hängt weitgehend von der Schwere des Asthmas und möglicher zu erwartender Anfälle ab.

5.4 Verdauungstrakt

5.4.1 Funktionelle abdominelle Beschwerden (FAB)

Die FAB lassen sich unterteilen in **funktionelle Oberbauchbeschwerden (FOB) und funktionelle Unterbauchbeschwerden (FUB).** **Synonyma:** **FOB:** Dyspepsie, Reizmagen, nervöser Magen, Gastropathie, Gallenwegsdyskinesie, vegetative Neurose. **FUB:** Colon irritabile, Reizkolon, spastische Obstipation, nervöse Kolitis, Colitis mucosa.

Krankheitsbild: **FOB:** Obere abdominelle oder retrosternale Schmerzen, Globusgefühl, Unwohlsein, Sodbrennen, Aufstoßen, Übelkeit, Erbrechen. **FUB:** Schmerzen im Unterbauch, Diarrhöe im Wechsel mit Obstipation. **Ätiologie:** Motilitätsstörung, Hypersekretion, Infektion, psychosomatische Faktoren werden diskutiert. **Auslösende Situation:** Häufig keine Synchronizität, eher langandauernde Persönlichkeitsentwicklungen, mit Entwicklung von **Abhängigkeitswünschen,** die zunehmend frustriert werden, z.B. nach Umsiedlung, Heirat etc. Häufig Unfähigkeit, einen aktuellen Konflikt zu lösen, der eine Entscheidung erfordert. **Primärpersönlichkeit/Psychodynamik:** Es werden depressive und ängstliche Persönlichkeitszüge beobachtet, die jedoch nicht spezifisch sind. Zur allgemeinen Psychodynamik bei funk-

tionellen Störungen sowie CMPs siehe Kapitel 5.2. Vielfach sind junge Erwachsene betroffen, die einer Vielzahl belastender Ereignisse nicht gewachsen sind. Folgende Konfliktmuster werden bei den funktionellen Bauchbeschwerden diskutiert: **FOB:** Unbewußter Wunsch »zu erhalten« oder »zu nehmen« steht im Vordergrund. Konflikt entsteht, wenn der Patient sich unterversorgt fühlt und sich für seine Versorgungswünsche nicht einsetzen kann. **FUB:** Wunsch »zu geben« steht im Vordergrund. Konflikt setzt ein, falls »das Geben« problematisch wird, da der Patient über nichts verfügt, was er geben kann.

Besonderheiten der Arzt-Patient-Beziehung: Patienten klagen über ihre somatischen Symptome und sind **affektiv verschlossen.** Das Klagen über die Beschwerden enthält häufig eine **Anklage** und einen Protest gegen die Ablehnung seiner oft unbewußten Beziehungswünsche (1-4/1-6). Beim Arzt resultiert einerseits **diagnostische Unsicherheit,** die aus Angst vor Fehldiagnosen zu unzähligen Überweisungen und Abklärungen führt (1-5/1-8). Diese erwecken beim Patienten Angst davor, an einer geheimnisvollen Erkrankung zu leiden. Andererseits zeigt sich der Ärger des Arztes über den Protest und die Anspruchlichkeit des Patienten in dessen Einstufung als »nicht richtig krank« oder »Simulant« (1-6/1-7). Mitteilungen solcher diagnostischen Einschätzungen fordern den erneuten Protest des Patienten bzw. dessen resignativen Rückzug heraus (2-7/2-8), so daß sich ein Circulus vitiosus bildet.

Psychosomatische Grundversorgung: Die Arbeitsbeziehung zwischen Arzt und Patient ist sehr brüchig. Bei der Diagnosemitteilung sollte der Arzt dem Patienten vermitteln, daß er ihn trotz der funktionellen Natur der Erkrankung mit seinen Beschwerden ernst nimmt:
– Am somatischen Krankheitsverständnis des Patienten ansetzen.
– Schon in der diagnostischen Phase **zwischenmenschliche Konflikte** eruieren, die eine Entscheidung erfordern.
– **Regelmäßige Termine** geben, um so Aufmerksamkeit und Verfügbarkeit zu signalisieren.
– Bei erneutem Untersuchungswunsch auslösende Ursachen für diesen Wunsch anspre-

chen. Untersuchungswunsch des Patienten kann auch ein Test des Patienten für die diagnostische Sicherheit des Arztes sein!

– Patienten aktiv bei den **Lebensproblemen** unterstützen und beraten.

Die Patienten fordern von den Ärzten die Heilung von ihren Beschwerden. Ziel der Therapie kann in vielen Fällen jedoch nur eine einigermaßen gelungene Rehabilitation und die Verhinderung von ständig neuen Untersuchungen sein. Manchmal erscheint es sogar angebracht, dem Patienten sein Symptom zu belassen, statt ihn auf eine nicht lösbare psychosoziale Problematik hinzuführen.

5.4.2 Habituelle Obstipation

Krankheitsbild: Erschwerte oder seltene Stuhlausscheidung (Frauen: weniger als 3 Stühle/Woche; Männer: weniger als 5 Stühle/Woche); häufig mit Störungen des Allgemeinbe-

findens, Kopfschmerz, Mattigkeit, hypochondrischen Ängsten. Differentialdiagnostisch ist auch eine hypochondrische Wahrnehmungseinengung auszuschließen.

Ätiologie: Funktionell, organisch, psychosomatisch.

Auslösende Situation:

– Überforderungssituationen, in denen verlangt wird, viel zu geben (z.B. nach der Geburt eines Kindes, Arbeitsplatzwechsel)

– schwere Enttäuschungen, Umzug, Vereinsamung, Depression

– bei Kindern: Beziehungskonflikte zu den Eltern, die Verlustängste mobilisieren oder die zu Machtkämpfen zwischen Eltern und Kind führen.

Primärpersönlichkeit/Psychodynamik: Bei funioneller Ursache kann eine **zwanghafte Persönlichkeit** (CMP s. Abb. 6) vorliegen, die sich von der Welt abkapselt und zurückzieht. Zwanghafter Eigensinn, Ordnungsliebe und

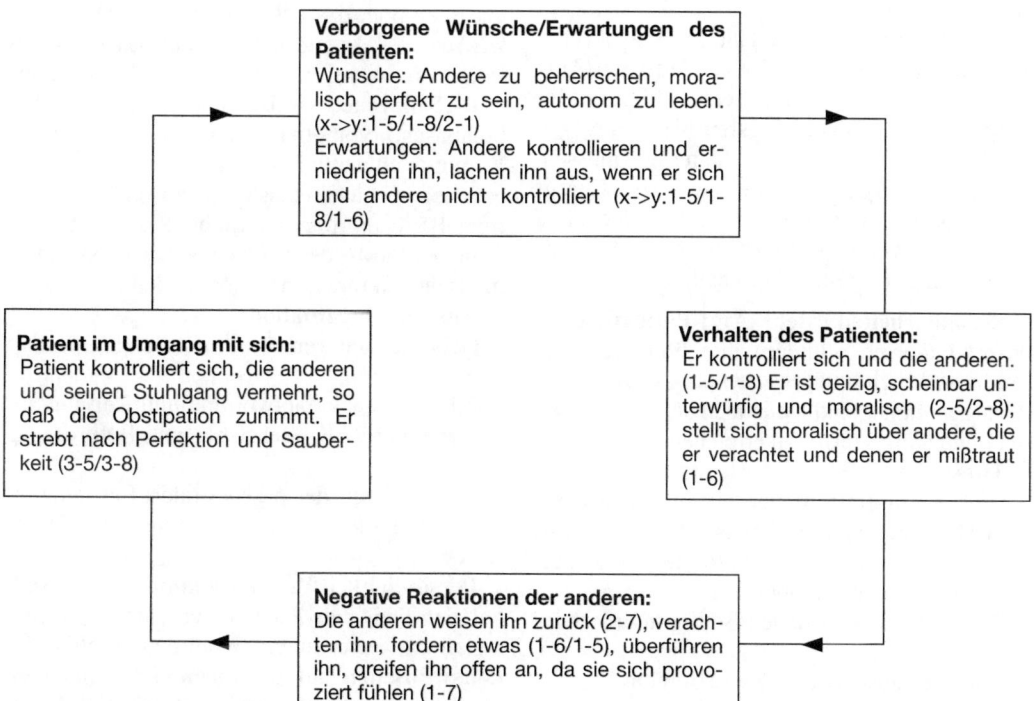

Abb. 6. Chronisch-maladaptiver Beziehungszirkel bei chronischer Obstipation und zwanghafter Charakterstruktur

Sparsamkeit können sich zu Intoleranz, Pedanterie und Geiz steigern. Die Erlebniswelt dieser Patientengruppe mit psychogener Verstopfung formulierte Alexander (1951): »Ich kann von niemandem etwas erwarten und brauche auch niemandem etwas zu geben. Ich muß mich daran halten, was ich habe.« Obstipation kann der Ausdruck einer retentiven Verhaltensproblematik sein. Die Beziehungen werden häufig durch Mißtrauen und Verachtung geprägt. Dabei kann die Obstipation und somit die Retentionsneigung

► eine **Protestreaktion** gegen die Ansprüche der Umwelt darstellen,

► sie kann ein **angstvolles Zurückhalten** bedeuten, das gekoppelt ist mit Angst vor zu großer Verausgabung, oder

► die Defäkation wird als »**schmutzig**« und somit als **schuldhaft** oder gefährlich erlebt.

Im mittleren Lebensalter sind jedoch unregelmäßige Lebens- und Eßgewohnheiten und die Unterdrückung des physiologischen gastrokolischen Reflexes die häufigste Ursache der chronischen Obstipation.

Auch bei **Kleinkindern** läßt sich eine psychogene Obstipation finden. Sie ist häufig der Ausdruck eines **trotzigen, passiven Widerstandes** der Kinder bei **Verlustängsten** (Trennung von der Mutter, Angst alleine schlafen zu müssen, Angst vor Aufgabe des Besitzes) und Eltern-Kind-Konflikten. Bei Frauen wird eine enge Verbindung von Obstipation mit sexueller Hingabestörung (Frigidität) berichtet.

Besonderheiten der Arzt-Patient-Beziehung: Patienten schildern ihre Stuhlprobleme sehr ausführlich und erwarten passiv Hilfe vom Arzt. Emotional sind sie jedoch sehr verschlossen und häufig schwer zu erreichen.

Therapie:
– zunächst **diätetische** und allgemein **pädagogische** Beratung (z.B. ballaststoffreiche Kost, Einführung eines täglichen Rhythmus, Toilettenverhältnisse verändern)
– Patienten zur sportlichen Bewegung motivieren
– Bindegewebsmassage des Abdomens
– **Autogenes Training,** um die Kontrolle zu mindern und so das »Geschehenlassen« zu üben

– bei erfolgloser Therapie: **symptomorientierte Gespräche** im Rahmen der Psychosomatischen Grundversorgung häufig mit überraschend guten Ergebnissen
– bei sehr ausgeprägter neurotischer Problematik ist eine **analytische Psychotherapie** häufig in Form einer Kurztherapie indiziert
– bei Kindern: zunächst **Beratung der Familie, eventuell Spieltherapie**

5.4.3 Ulcus ventriculi et duodeni

Krankheitsbild: Krampfartiger, bohrender oder drückender Schmerz in der Mitte des Oberbauchs; häufig als Nüchtern-, Spät- oder Nachtschmerz. Besserung der Schmerzen durch Nahrungsaufnahme, Säurehemmer oder Erbrechen. Im Verlauf weisen 50 % der Patienten eine Spontanheilung auf, bei 30 % entwickelt sich eine chronische Ulkuskrankheit mit chronisch-rezidivierendem Verlauf. Abzugrenzen sind die akuten Streßulzera z.B. infolge von Unfällen, Operationen etc., das Anastomosenulkus nach Gastrektomie, das Ulkus als Begleiterkrankung z.B. bei der Arteriosklerose und das Ulkus als Folgeerkrankung bei Medikamenteneinnahme (z.B. Salizylate, Kortisonpräparate) und Alkoholabusus. Komplikationen sind Perforation, Blutung und die Pylorusstenose.

Ätiologie: Multikausal; genetisch (HLA-Antigen B5, Blutgruppe 0, erhöhte Pepsinogenwerte bei ca. 50 % der Ulkuspatienten), psychosomatische Faktoren, Infektion.

Auslösende Situation:
– Geborgenheitsverlust (Umsiedlung, Trennungen etc.)
– Zuwachs an Verantwortung und Reifungsanforderung (z.B. Berufsbeginn, Beförderung etc.)
– Bedrohungen der passiv-oralen Befriedigungen auch durch sexuelle Reifungsanforderungen.

Persönlichkeit/Psychodynamik: Ein Großteil der Patienten leidet unter einem Konflikt zwischen unbewußten infantilen **Abhängigkeitswünschen** auf der einen Seite und dem **Streben nach Unabhängigkeit und Erfolg** auf der anderen Seite (CMP s. Abb. 7). Die Abhängigkeitswünsche beinhalten die Sehnsucht, ohne

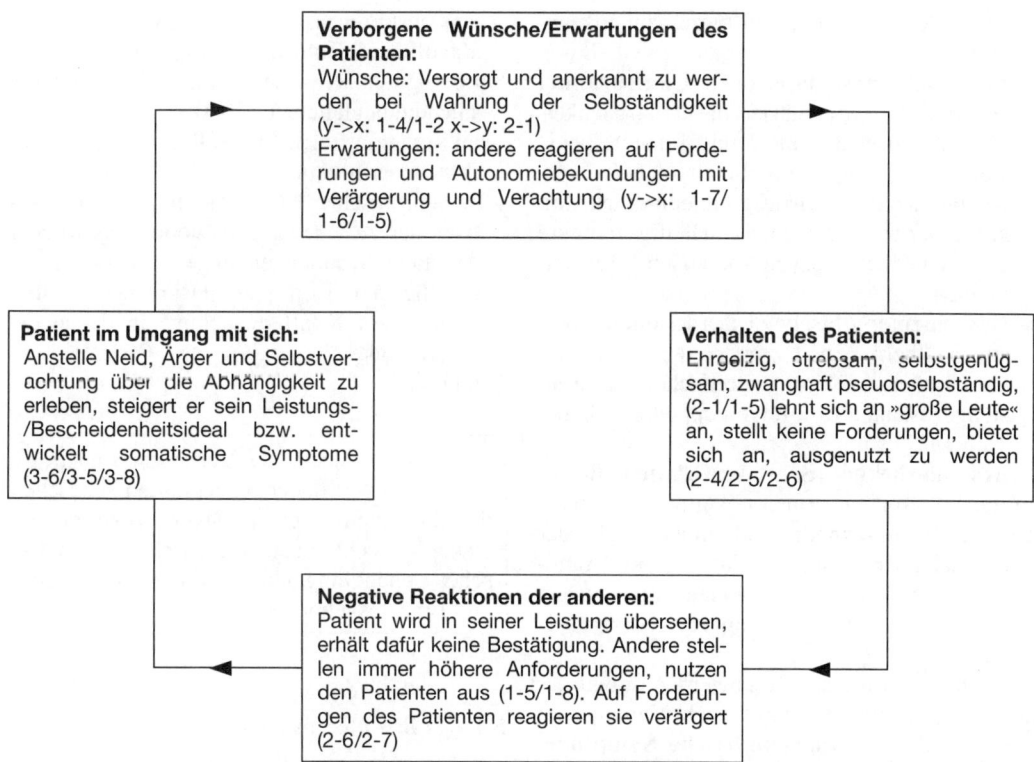

Verborgene Wünsche/Erwartungen des Patienten:
Wünsche: Versorgt und anerkannt zu werden bei Wahrung der Selbständigkeit (y->x: 1-4/1-2 x->y: 2-1)
Erwartungen: andere reagieren auf Forderungen und Autonomiebekundungen mit Verärgerung und Verachtung (y->x: 1-7/1-6/1-5)

Patient im Umgang mit sich:
Anstelle Neid, Ärger und Selbstverachtung über die Abhängigkeit zu erleben, steigert er sein Leistungs-/Bescheidenheitsideal bzw. entwickelt somatische Symptome (3-6/3-5/3-8)

Verhalten des Patienten:
Ehrgeizig, strebsam, selbstgenügsam, zwanghaft pseudoselbständig, (2-1/1-5) lehnt sich an »große Leute« an, stellt keine Forderungen, bietet sich an, ausgenutzt zu werden (2-4/2-5/2-6)

Negative Reaktionen der anderen:
Patient wird in seiner Leistung übersehen, erhält dafür keine Bestätigung. Andere stellen immer höhere Anforderungen, nutzen den Patienten aus (1-5/1-8). Auf Forderungen des Patienten reagieren sie verärgert (2-6/2-7)

Abb. 7. Chronisch-maladaptiver Beziehungszirkel bei Ulcus duodeni (Autonomie-Abhängigkeits-Konflikt)

etwas tun zu müssen, Liebe, Zuwendung, Geborgenheit und Nähe zu empfangen. Es ist die Sehnsucht, so mit Liebe und Fürsorge gefüttert zu werden wie ein Säugling. Diese Wünsche stehen im Konflikt mit den Motiven eines erwachsenen Ichs, aber auch häufig mit Gegebenheiten der äußeren Realität. Die passiven Wünsche werden abgewehrt, indem sie vom Patienten durch **zwanghaften Selbständigkeitsdrang, Ehrgeiz** und **Selbstgenügsamkeit** ins Gegenteil verkehrt werden. Sie zeigen sich in der Suche nach zärtlicher Anlehnung an stärkere Personen und in der Vermeidung von Konkurrenz. Die **Selbstgenügsamkeit** verdeckt den Neid und die unersättliche Unzufriedenheit. Sie ist aber auch Ausdruck der Hemmung des Patienten, der sich häufig verbietet, Forderungen und Ansprüche zu stellen. Es resultiert ein neurotisches Bescheidenheitsideal mit Anspruchslosigkeit, Bescheidenheit und Askese. Da der Patient aufgrund dieser Ideale auch weniger von anderen

bekommt, resultieren hieraus Neid, Gier und Ärger, die aber wiederum abgewehrt werden müssen.

5 Persönlichkeitstypen (Overbeck und Biebl 1990):

▶ **Der »psychisch gesunde« Ulkustyp** erkrankt einmalig bei Überforderung durch massive, spezifische seelische Belastung. Ansonsten eher neurotisch depressiv, aber gut kompensiert.

▶ **Der »pseudounabhängige, charakterneurotische« Ulkuskranke:** erfolgreicher, ehrgeiziger, aufstrebender, leicht erregbarer Patient (Geschäftsmann, Vorarbeiter, Akademiker), der keine Hilfe annehmen will und alle Verantwortung auf sich lädt.

▶ **Der »soziopathische« Ulkuspatient:** passive Wünsche sind bewußt, extreme Abhängigkeit von versorgenden Menschen, zum Teil »asoziale Patienten« (Rentenneurotiker, Alkoholiker). Kleine Versagungen führen zur Erkrankung.

▶ **Der »psychosomatische« Ulkuskranke:** ausdruckslose, phantasiearme Persönlichkeiten mit starrer und mechanistischer Lebensweise, Beziehungsleere. Reagieren auf unspezifische Konflikte (häufig Objektverlust) mit körperlicher Symptomatik. Häufig mehrere unterschiedliche psychosomatische Erkrankungen.

▶ **Der »normopathische« Ulkuskranke:** Überangepaßtheit; Arbeiter oder Angestellter im chronischen, selbstzerstörerischen Überlastungszustand z.B. infolge doppeltberuflicher Tätigkeit.

Besonderheiten der Arzt-Patient-Beziehung: Ulkuspatienten beurteilen den Arzt nach dem **Leistungsaspekt** und nicht nach der emotionalen Unterstützung. Patienten im Krankheitsschub sind willig, angenehm, suchen enganklammernde Beziehung zum Arzt (1-3/2-4/2-5).

Nach Besserung der Beschwerden drängt der abhängige Patient verstärkt nach Versorgung; häufig bildet er **hypochondrische Symptome** aus. Der Arzt fühlt sich nicht selten von diesen Patienten überfordert, gedrängt und vereinnahmt. Unausgesprochene Verärgerung oder innerer Rückzug des Arztes sind die Folge (2-6/2-8). **Behandlungs- und Diätschemata** können zur teilweisen Erfüllung dieser Versorgungswünsche genutzt werden. Pseudounabhängige Patienten lehnen sich gegen den Arzt auf, um sich von der Abhängigkeit zu befreien (2-7/2-8). Diesen Patienten sollte nicht verordnet, sondern empfohlen werden. Durch autoritäres ärztliches Vorgehen (1-5) wird der Protest des Patienten (2-7/2-8) verstärkt.

Psychosomatische Grundversorgung:

Trotz der Erfolge der medikamentösen Behandlung ist eine Psychosomatische Grundversorgung bei Vorliegen einer psycho-sozialen Problematik indiziert.

> Die Patienten halten häufig am somatischen Krankheitsverständnis fest. Daher erfolgt die psychosomatische Versorgung der Patienten in der primärärztlichen Psychosomatischen Grundversorgung.

– zunächst Wechselwirkungen zwischen Tagesablauf und Beschwerden ansprechen
– im akuten Krankheitsschub den Patienten stützend begleiten (1-2/1-4)
– im symptomfreien Intervall versuchen, Konflikte zu ermitteln
– bei chronischer Ulkuskrankheit **prophylaktisch** auf auslösende Situationen (beruflicher Aufstieg, Trennungen etc.) achten und die anstehenden Konflikte ansprechen; insbesondere auf Konflikte achten, in denen die passiv-orale Versorgung des Patienten gefährdet ist

> Konfliktaufdeckende Verfahren sind problematisch wegen der ausgeprägten Wünsche der Patienten nach passiver Versorgung. Daher Vorsicht mit stationärer psychosomatischer Behandlung, eher ambulante Gruppen- und Einzelpsychotherapie.

5.4.4 Colitis ulcerosa

Krankheitsbild: Sehr unterschiedlich: blutige, eitrige oder schleimige Stühle, Diarrhöen, Tenesmen, Obstipation, Leibschmerzen, Fieber, Appetitlosigkeit, Übelkeit, Erbrechen, Gewichtsverlust. Perakute, subakute, chronisch-rezidivierende, blande Verlaufsformen. Häufig chronische, entzündliche Erkrankung des Rektums, Kolons und des Ileums mit Hyperämie, Schwellung und Ulzerationen der Mukosa und Submukosa.

Ätiologie: Multikausal; genetisch, immunologisch und psychosomatisch (ca. 60 %) mitbedingt.

Primärpersönlichkeit/Psychodynamik: Das labile Selbstwertgefühl wird oft hinter einer Fassade von Ambitionen und Korrektheit verborgen. Die Patienten sind empfindsam und extrem von anderen Menschen abhängig. Vorhandene Wut wird nicht empfunden oder gar geäußert. Das gute Bild unterstützender Mitmenschen (z.B. das Bild einer guten, liebenden Mutter) kann nicht verinnerlicht werden. Deshalb werden kleinere Unachtsamkeiten anderer zu schweren Kränkungen und Entwertungen.

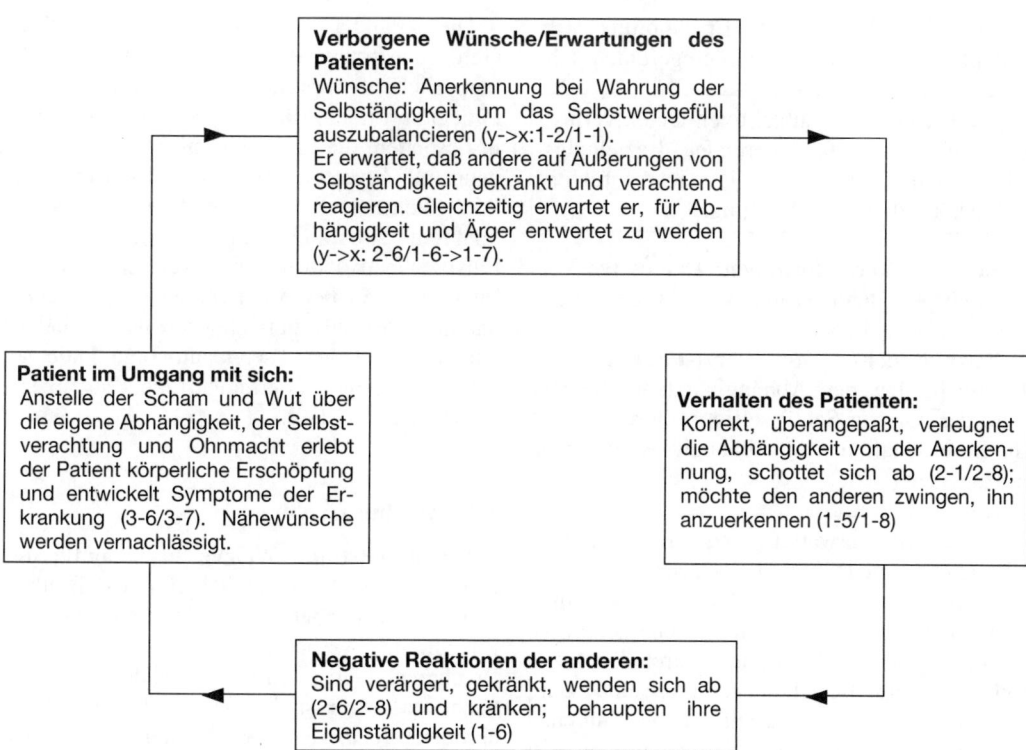

Verborgene Wünsche/Erwartungen des Patienten:
Wünsche: Anerkennung bei Wahrung der Selbständigkeit, um das Selbstwertgefühl auszubalancieren (y->x:1-2/1-1).
Er erwartet, daß andere auf Äußerungen von Selbständigkeit gekränkt und verachtend reagieren. Gleichzeitig erwartet er, für Abhängigkeit und Ärger entwertet zu werden (y->x: 2-6/1-6->1-7).

Patient im Umgang mit sich:
Anstelle der Scham und Wut über die eigene Abhängigkeit, der Selbstverachtung und Ohnmacht erlebt der Patient körperliche Erschöpfung und entwickelt Symptome der Erkrankung (3-6/3-7). Nähewünsche werden vernachlässigt.

Verhalten des Patienten:
Korrekt, überangepaßt, verleugnet die Abhängigkeit von der Anerkennung, schottet sich ab (2-1/2-8); möchte den anderen zwingen, ihn anzuerkennen (1-5/1-8)

Negative Reaktionen der anderen:
Sind verärgert, gekränkt, wenden sich ab (2-6/2-8) und kränken; behaupten ihre Eigenständigkeit (1-6)

Abb. 8. Chronisch-maladaptiver Beziehungszirkel bei Colitis ulcerosa (pseudounabhängiger Typ).

Zwei Charaktertypen der Kolitiker:

▶ *Der offen-abhängige Kolitiker* klammert sich an andere Menschen und macht seine Abhängigkeitswünsche offenbar.

▶ *Der pseudounabhängige Kolitiker* betont sein unabhängiges Lebensarrangement. Er verleugnet die Abhängigkeit, indem er einen Partner (Mutter, andere Bezugspersonen) wählt, der sich an den Patienten anklammert (CMP s. Abb. 8).

Hemmung der aggressiven Strebungen. Wut ist gefährlich, da Zuwendung unverzichtbar. Die Patienten sehen den anderen häufig als genauso kränkbar an wie sich selbst und legen sich unnötig Samthandschuhe an, was ihre inneren Vorwürfe steigert. So finden wir in dieser Patientengruppe alle Anzeichen des zwanghaften Charakters: Ordnungsliebe, Sparsamkeit, Pünktlichkeit, Gewissenhaftigkeit, Unentschlossenheit und Überanpassung, ähnlich einem verängstigten Kind, das sich ganz »brav« den Wünschen der Eltern anpaßt. Schamgefühle wegen

dieser Abhängigkeit werden rationalisierend verleugnet, d.h. die Patienten wissen um ihre Abhängigkeit und führen »gute Gründe« z.B. für die enge Beziehung zu der Mutter an. Folge: Statt über Gefühle und subjektives Erleben (Wie ist das für Sie? Was geht in Ihnen vor?) berichten die Patienten über kleinste Details der körperlichen Symptomatik.

Auslösende Situation: Wirkliche, phantasierte oder drohende Trennung von einer Schlüsselfigur:

– Auszug aus dem Elternhaus
– Umzug
– Tod eines wichtigen Menschen
– Trennung vom Partner
– Urlaub des Arztes
– Verselbständigungsschritte
– Mißbilligungen seitens anderer Menschen.

Objektverluste sind für diese Patienten kränkend. Die resultierenden Ohnmachtsgefühle werden als körperliche Erschöpfung (Erschöpfungsdepression) und Leeregefühle erlebt.

> Auf realen oder subjektiven Objektverlust (Verlust einer stabilisierenden Beziehung) folgt statt Trauer- und Ohnmachtsgefühlen eine körperliche Erschöpfung.

Reaktive Veränderungen: Depressive Verstimmungen, Behinderungen im Arbeits-, Freizeit- und Sexualleben.

Besonderheiten der Arzt-Patient-Beziehung: Infolge der Abhängigkeitsproblematik wird der Arzt zur Schlüsselfigur. Dies erfordert die Bereitschaft, auf die Abhängigkeitswünsche einzugehen.

> Der Patient erwartet ständig Beweise der Wertschätzung (1-2) und eine sehr konstante, zuverlässige Beziehung (Pünktlichkeit, Einhalten von Terminen, telefonische Verfügbarkeit)(1-4). Enttäuschungen durch den Arzt können zum Beziehungsabbruch und zur Auslösung eines Krankheitsschubes führen. Da die Patienten eigene Gefühle nur unzureichend wahrnehmen können, ist sehr genau auf kleine Anzeichen des Unbehagens zu achten.

Psychosomatische Grundversorgung:
▶ Integration des somatischen und psychotherapeutischen Zugangs
▶ Aufbau einer vertrauensvollen Beziehung:
  – Sicherheit vermitteln hat protektive Funktion (1-4)
  – zeitlich sich auf die Bedürftigkeit der Patienten einstellen
  – Wahrung einer zeitlichen Begrenzung (z.B. 15 Min.)
  – Telefon zur Aufrechterhaltung des Kontaktes nutzen
  – direktes Ansprechen des Unbehagens, der Ängste und der Wünsche des Patienten
  – Vorwegnahme möglicher Enttäuschungen und kritischer Situationen
  – Erteilen von Ratschlägen (z.B. bei Streit in der Familie, am Arbeitsplatz)
▶ Konfliktbewußtsein schaffen (1-4)
▶ Entspannende Verfahren (z.B. Autogenes Training) als Unterstützung einsetzen

Die Kränkbarkeit und den eingeschränkten Gefühlsausdruck beachten. Zunächst über die körperliche Symptomatik einen Zugang zum Patienten finden. Bei der Selbstbeschreibung insbesondere die Empfindsamkeit und den Umgang mit Ärger und Wut einfühlsam erfragen. Wenn keine auslösende Situation eruierbar ist, konkrete Situationen ausphantasieren lassen. Entsprechend dem maladaptiven Zirkel sollten Interventionen bei offen-abhängigen Patienten darauf zielen, die Patienten anzuleiten und zu unterstützen (1-4). Pseudoautonome Patienten sollten bestätigt und ermuntert, aber auch beraten werden (1-2,1-4).

5.4.5 Morbus Crohn

Krankheitsbild: Weiche bis dünnflüssige Durchfälle häufig ohne Schleim und Blutbeimengungen, uncharakteristische Schmerzen im Bauchraum verbunden mit Übelkeit und Brechreiz, Fieber, rasche Ermüdbarkeit, Gewichtsverlust, Fistelbildungen. In der Regel chronisch-rezidivierender Verlauf, aber auch chronisch-kontinuierliche, akute und subakute Verläufe.

Ätiologie: ungeklärt; genetische, immunologische, infektiöse, ernährungsbedingte und psychosomatische Faktoren werden diskutiert.

Primärpersönlichkeit/Psychodynamik: Keine gesicherten psychosomatischen Zusammenhänge. Ausgeprägte Ähnlichkeiten in der Persönlichkeit mit Colitis-ulcerosa-Patienten (s. S. 66). Es bestehen starke **Abhängigkeits- und Anklammerungswünsche** verbunden mit der **Unterdrückung aggressiver Strebungen.** Crohn-Patienten gelten als depressiver, ängstlicher und rigider, aber auch etwas unabhängiger und aggressiver als Kolitispatienten. Bei Ärger versuchen Patienten mit Morbus Crohn als **Friedensstifter** zu vermitteln, während Kolitiker sich entziehen.

Auslösende Situation: Die Bedeutung von psychosozialen Auslösern ist umstritten:
– Trennungsängste
– drohende oder erlebte Trennungen
– Übernahme von Vermittlerrollen zwischen Streitenden
– Kränkungen

Reaktive Veränderungen: Häufig im Krankheitsschub sehr ausgeprägt:
- Depressivität
- Stimmungslabilität
- Dissimulationstendenzen
- anorektische Entwicklung.

Bei der **Gesprächsführung,** der **Arzt-Patient-Beziehung** und in der **Psychosomatischen Grundversorgung** sind infolge der Ähnlichkeit der Psychodynamik die gleichen Besonderheiten zu beachten wie bei Patienten mit Colitis ulcerosa (s. S. 68). Crohn-Patienten haben häufig **ausgeprägtere sekundär-psychische Probleme,** die kurzfristig eine **supportive Behandlung** notwendig machen.

5.5 Ernährung und Stoffwechsel

5.5.1 Anorexia nervosa

Krankheitsbild: Störung des Eßverhaltens mit Hungern, Erbrechen, Laxantien-/Diuretikaabusus, aber auch Freßanfälle/Nahrungsdiebstahl; Gewichtsabnahme bis zur Kachexie; sekundäre Amenorrhöe; Obstipation; Verleugnung der Kachexie und Lebensbedrohung; Angst vor der Gewichtszunahme; Körperschemastörung; Hyperaktivität; Kontaktstörungen: oft arrogant, aggressiv, sozial isoliert; somatische Folgeerscheinungen der Unterernährung (u.a. Kachexie mit Kreislaufschock, Knochenmarkhypoplasie, Elektrolytverschiebungen, Ödeme, Infektionen ohne Fieberentwicklung).

Betroffen sind überwiegend Frauen (95 %). Der Erkrankungsbeginn liegt meist in der Pubertät, die Krankheit kann jedoch auch später beginnen.

Erkrankungsinzidenz: 1-2 % der Mädchen in der Pubertät (deutliche Zunahme !). **Mortalitätsraten** von bis zu 10 % wurden gefunden.

Verlaufsformen: Kurzzeitige und oft auch spontan abklingende anorektische Reaktionen sind zu beobachten, aber auch schwerste und therapeutisch kaum beeinflußbare Krankheitsbilder.

Diagnose: (DSM-III-R):
- Weigerung, das Körpergewicht über der oberen Normgrenze zu halten (unter 15 % des zu erwartenden Gewichtes) oder eine entsprechend geringe Gewichtszunahme in Wachstumsperioden)
- Angst davor trotz des Untergewichtes zuzunehmen und »fett« zu werden
- Störungen in der Wahrnehmung des Gewichts, der Ausmaße und der Gestalt des eigenen Körpers
- bei Frauen: Ausfall von mindestens drei zu erwartenden Menstruationszyklen

Differentialdiagnostisch sind neben den mit Gewichtsverlust einhergehenden Erkrankungen das **neurotisch bedingte Erbrechen, anorektische Reaktionen,** die **Bulimie** und – insbesondere bei Männern – **Eßstörungen im Rahmen einer Psychose** abzugrenzen. Bei unklaren somatischen Folgeerscheinungen ist immer auch an **Artefakte** der Patienten zu denken.

Auslösende Situation:
- Trennungen von der Familie
- Verschiebungen im Gleichgewicht der Familie (Internat, Studium, Ausscheiden von Geschwistern, Berufstätigkeit der Mutter etc.)
- erotische/sexuelle Versuchungssituationen.

Häufig sind es banal erscheinende Situationen, die aber von den Patienten als traumatisierende Kränkungen erlebt werden!

Primärpersönlichkeit/Psychodynamik: Schon vor der Erkrankung werden die Patienten als distanziert, ängstlich, gehemmt, schüchtern, nervös, abhängig und angepaßt beschrieben. Sie erscheinen als sehr leistungsorientiert und verfügen über **keine ausreichende Selbständigkeit.** Eine einheitliche Psychodynamik scheint es dennoch nicht zu geben. Untergruppen lassen sich noch nicht isolieren, jedoch spielen folgende psychosoziale Probleme eine unterschiedlich ausgeprägte Rolle in der Genese der Erkrankung:

▶ **Die Abwehr des Essens als der Sieg des Geistes über den Trieb**

Das Fasten ist für die Patienten eine asketische, moralische Leistung. In ihrem asketischen Ideal soll der Intellekt die eigene Bedürfniswelt ganz in Schach halten. Sich körperlichen Bedürfnissen zu beugen, d.h. zu essen, kann für diese Menschen einer Kapitulation des Geistes gleichkommen.

Hungern wird hingegen als ein Beweis der Unabhängigkeit von der Umwelt und den Bedürfnissen, als Zeichen der Autarkie erlebt. Nicht selten ist damit ein Gefühl der moralischen Überlegenheit gegenüber Normalgewichtigen verbunden.

Die medizinische Hilfe stellt somit für die Patienten eine Gefahr dar, die Vollkommenheit und Sicherheit zu gefährden. Dabei ist immer zu berücksichtigen, daß das Hochgefühl die letzte Bastion ist, auf die sich die Patienten zurückziehen, um ihre Autonomie und ihr Selbstwertgefühl zu sichern.

► **Abwehr des Essens als Kampf um die Autonomie**

Die Patienten leben in einer tiefen Resignation. Eigene Wünsche und Ansprüche dürfen sie gegenüber der Umwelt nicht durchsetzen, eine eigenständige, von den Eltern abgegrenzte Persönlichkeit dürfen sie nicht entwickeln.

Sie leben in dem Gefühl, keine eigenen Entscheidungen treffen zu können. Jede Beziehung wird als Einschränkung der Autonomie erlebt.

Gleichzeitig besteht jedoch der unbewußte, aber sehr intensive Wunsch der Patienten nach einer **nahen und engen Beziehung.** Dieser Wunsch darf nicht ans Tageslicht kommen, da er mit einer tiefen Selbstverachtung für die antizipierte Abhängigkeit verbunden ist und Ängste mobilisiert, die eigene Identität zu verlieren. Im Hungern und in der Selbstdestruktion entwickeln die Patienten – gerade in der Abgrenzung zu den Eltern – das Gefühl, ein eigenständiges Individuum zu sein. Die Krankheit ist der Versuch, die Autonomie und das Selbstwertgefühl zu retten, ohne sich aus der Abhängigkeit von den Eltern zu lösen.

Fallbeispiel
Eine 27jährige Studentin wird mit einem Körpergewicht von 37 kg, Aszites, Schwindelgefühlen in eine stationäre internistische Behandlung aufgenommen. Seit ca. 1 Jahr

erfolgte eine kontinuierliche Gewichtsabnahme. Infolge der völligen körperlichen Erschöpfung begab sie sich in stationäre Behandlung. Im Gespräch berichtet sie von ihrer Sorge, eigenständige Entscheidungen zu treffen. Ihre Mutter sei Alkoholikerin gewesen. Als die Mutter trocken gewesen sei, sei ihre ältere Schwester an einer Anorexie erkrankt. Ihre Mutter habe nun die Betreuung der Tochter zu ihrem Beruf gemacht und einen Rückfall erlitten, als die Tochter sich zunehmend von zuhause abgegrenzt habe. In dieser Zeit sei die Patientin an ihrer Anorexie erkrankt. Sie könne ihrer Mutter nicht verbieten, jeden Tag für mehrere Stunden zu kommen. Sie habe Angst, die Mutter zu verletzen, so daß diese dann erneut rückfällig werde.

► **Die Abwehr der weiblichen erotischen/ sexuellen Bedürfnisse**

a) Durch das Abmagern vermindert sich die weibliche Ausstrahlung und Attraktivität. Die Patientinnen verleugnen so ihre pubertäre körperliche Entwicklung. Sie schützen sich vor sexuellen Versuchungssituationen, indem sie sich asexuell zeigen.

b) Die weibliche Sexualität ist eng mit Phantasien von Einverleibungen verbunden. Infolge der Verschiebung kann in der Phantasiewelt der Patientin die »orale Einverleibung« d.h. das Essen mit der sexuellen Einverleibung verbunden sein.

Im Kampf um das Essen stellt sich dann der Kampf gegen die sexuellen Wünsche dar. Die Sexualität ist für diese Patientinnen deshalb so bedrohlich, da sie keine wirkliche Eigenständigkeit und Autonomie entwickeln konnten. Unbewußt erleben sie sich von der Mutter abhängig, können sich von ihr nicht trennen.

Familienstruktur: ist geprägt durch Spannungen, die nicht offen ausgetragen werden dürfen. Die Beziehungen sind sehr eng, die Grenzen werden nicht respektiert, es gibt keine Privatsphäre des Einzelnen – nicht selten liegt eine Inzestproblematik vor. Insbesondere die Mütter werden als überfürsorglich und dominierend,

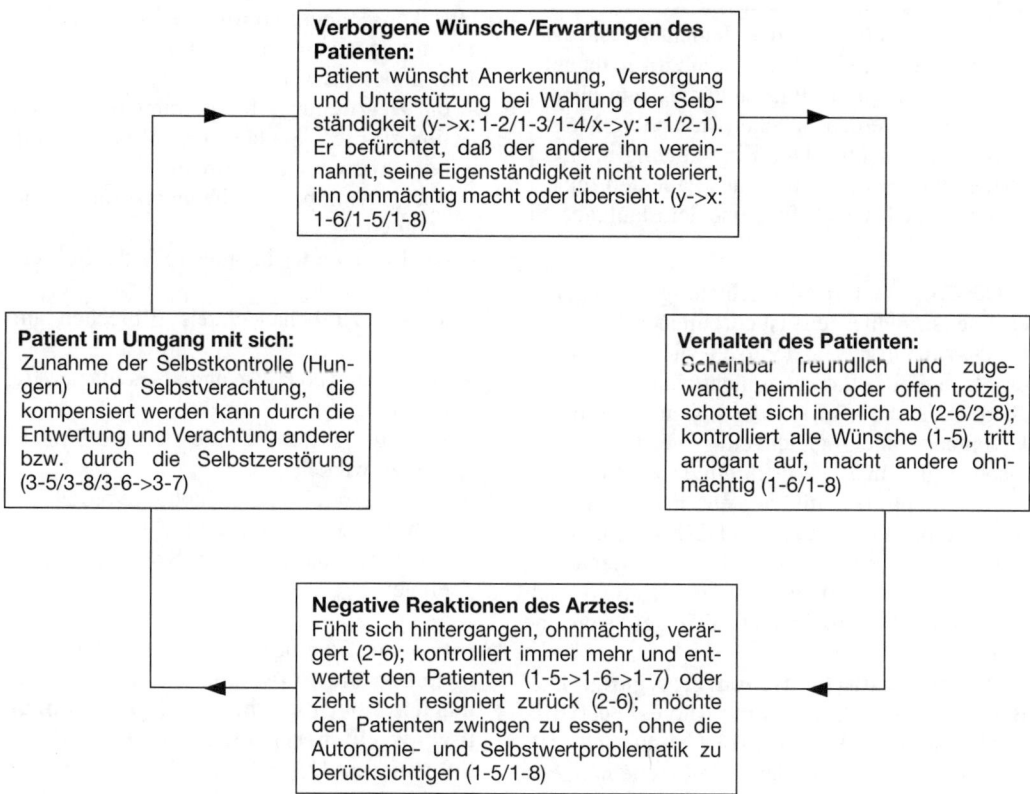

Verborgene Wünsche/Erwartungen des Patienten:
Patient wünscht Anerkennung, Versorgung und Unterstützung bei Wahrung der Selbständigkeit (y->x: 1-2/1-3/1-4/x->y: 1-1/2-1). Er befürchtet, daß der andere ihn vereinnahmt, seine Eigenständigkeit nicht toleriert, ihn ohnmächtig macht oder übersieht. (y->x: 1-6/1-5/1-8)

Patient im Umgang mit sich:
Zunahme der Selbstkontrolle (Hungern) und Selbstverachtung, die kompensiert werden kann durch die Entwertung und Verachtung anderer bzw. durch die Selbstzerstörung (3-5/3-8/3-6->3-7)

Verhalten des Patienten:
Scheinbar freundlich und zugewandt, heimlich oder offen trotzig, schottet sich innerlich ab (2-6/2-8); kontrolliert alle Wünsche (1-5), tritt arrogant auf, macht andere ohnmächtig (1-6/1-8)

Negative Reaktionen des Arztes:
Fühlt sich hintergangen, ohnmächtig, verärgert (2-6); kontrolliert immer mehr und entwertet den Patienten (1-5->1-6->1-7) oder zieht sich resigniert zurück (2-6); möchte den Patienten zwingen zu essen, ohne die Autonomie- und Selbstwertproblematik zu berücksichtigen (1-5/1-8)

Abb. 9. Chronisch-maladaptiver Beziehungszirkel bei Anorexia nervosa (Autonomieproblematik).

gleichzeitig die Krankheit verleugnend beschrieben. In der Familie herrscht ein triebfeindliches Leistungsideal. Depressionen, Alkoholismus, Anorexie selbst sind in den Familien gehäuft anzutreffen.

Bei einer Gesamtmortalitätsrate von bis zu 10 % ist der **Suizid** in 30-50 % dieser Fälle die Todesursache. Das Ziel der anorektischen Patienten ist primär nicht die Selbstzerstörung, sondern die Aufrechterhaltung der Autonomie. Der Suizid entwickelt sich vor allem in einer Phase der Angst, die Kontrolle zu verlieren und stellt für die Patienten die letzte Möglichkeit dar, die Autonomie zu sichern. Weitere **Todesursachen** sind unter anderem der protrahierte Kreislaufschock, nicht beherrschbare Infektionen, Thrombosen und Lungenembolien, sowie Darmperforationen.

Besonderheiten der Arzt-Patient-Beziehung: (CMP s. Abb. 9) Die Patientinnen verstehen es häufig zu Beginn der Erkrankung, den Arzt entweder mit ihrer mädchenhaften Schüchternheit – häufig verbunden mit einem sehnsüchtigen Blick – **zu fesseln** oder **Sorge und Mitleid** infolge der Kachexie auszulösen (Arzt: 1-3/1-4/1-2). Es gelingt den Patienten durch ihr vernünftiges und differenziertes Auftreten oftmals, den Arzt zu bewegen, die **Lebensbedrohung zu verleugnen.** Wenn die Notwendigkeit einer Therapie erkannt wird, wollen die Patienten die Modalitäten der Therapie selbst bestimmen (1-5). Sie beginnen schon nach kurzer Zeit zu lügen, nicht selten wird Nahrung gestohlen. Sie halten sich nicht an Vereinbarungen, treten arrogant gegenüber den Behandlern auf und machen ihn ohnmächtig (1-6/1-5/1-8). Die Behandler sind nicht selten verärgert, fühlen sich hintergangen und handlungsunfähig (2-7/2-6/2-5). Häufig ziehen sie sich enttäuscht aus der Behandlung zurück (2-8).

> Dieses Verhalten der Patienten ist als Ringen um die Unabhängigkeit zu verstehen. Aus Angst, ohnmächtig, abhängig und überwältigt zu werden, machen sie andere Menschen ohnmächtig. Jede Einwilligung in eine Therapie bedeutet für die Patienten eine schamvolle Unterwerfung und Selbstaufgabe.

Der Arzt steht vor der schwierigen Aufgabe, einerseits in einer lebensbedrohlichen Situation handeln zu müssen, andererseits die Autonomieproblematik der Patienten nicht weiter zu entfachen. Es ist die Kunst in der Behandlung dieser Patienten, ihnen gleichzeitig verstehbar zu machen, daß man sie in ihrem Trotz und ihrer Autonomieproblematik versteht, man sie jedoch nicht sterben lassen möchte (1-2/1-4/1-5). Diese schwierige Aufgabe kann gelingen, wenn die Patienten zugleich in ihrem tragischen Schicksal und in ihrem destruktiven Handeln gesehen werden.

Psychosomatische Grundversorgung: Die Behandlung der Patienten mit Anorexia nervosa besteht in der **Wiederauffütterung** und der somatischen Therapie der Folgeerscheinungen, sowie in einer in der Regel **langfristigen Psychotherapie.** Bei schwerer Symptomatik (s. unten) muß die konsequente Wiederauffütterung zunächst stationär erfolgen. Anschließend sollte eine stationäre oder ambulante psychotherapeutische Behandlung erfolgen. Diese kann familientherapeutisch, psychoanalytisch oder verhaltenstherapeutisch ausgerichtet sein. Ein Vorteil der **stationären Psychotherapie** ist die Einbeziehung körperorientierter Verfahren, sowie die Integration verschiedener Behandlungskonzepte.

Die **primärärztliche psychosomatische Therapie** sollte zumindest folgende 7 Punkte umfassen:

▶ die **vitale körperliche Bedrohung** infolge der Mangelernährung oder des Medikamentenabusus abklären
▶ **Nahrungsdefizit diagnostizieren und behandeln** (Körpergewicht, Größe)
▶ **differentialdiagnostische Abklärungen** vornehmen (Somatische Erkrankungen, Psychose, anorektische Reaktion, psychogenes Erbrechen)

▶ eine konsequente **stationäre Wiederauffütterung** oder stationäre internistische Behandlung einleiten, wenn:
 – die Herzfrequenz bei untrainierten Patientinnen < 55 Schläge pro Minute beträgt oder Arrhythmien auftreten
 – über Synkopen, Schwindelzustände geklagt wird
 – das Körpergewicht unter 75 % des Soll-Gewichtes liegt
 – schwer zu behandelndes Erbrechen auftritt
 – der Gewichtsverlust unter ambulanter Behandlung anhält
 – sich eine schwere Depression mit Suizidalität entwickelt
 – keine ausreichende Compliance besteht
 – sich ein schwerer Rückfall bei zuvor bestehender anorektischer Symptomatik ereignet

▶ Patient und Familie über den Verlauf der Therapie und die **Notwendigkeit einer kombinierten internistischen und psychosomatisch/psychotherapeutischen Behandlung informieren.** Der Patient sollte zu einer fachpsychotherapeutischen Behandlung motiviert werden. Dabei ist auf Schuld- und Schamgefühle des Patienten und der Angehörigen zu achten.

▶ begleitend zur ambulanten Psychotherapie den Patienten über die **körperlichen Folgen und über gesundheitliche Risiken, aber auch über eine gesunde Ernährung beraten.** Die Anforderungen der äußeren Realität sollte vertreten und mangelndes Einhalten von Vereinbarungen sollte konsequent angesprochen werden: »Ich möchte nicht, daß Sie sterben, ich möchte aber auch nicht, daß Sie dick werden. Durch Ihr Eßverhalten gefährden Sie aber Ihr Leben.« Offen mit dem Patienten über die Tendenzen zum Lügen und Hintergehen sprechen, und diese als Teil der Erkrankung betrachten. Betonen, daß die Anorexie eine lebensgefährliche Erkrankung ist, andererseits die Möglichkeiten und Schwierigkeiten der langfristigen, anstrengenden Therapie herausstellen, z.B. »es gibt eine Menge harter Arbeit für jeden Beteiligten, aber Sie können es schaffen«. Dabei sollte die Grundeinstellung darin bestehen, sich um das Leben des Patienten zu sorgen und Respekt vor der Eigenständigkeit zu bewahren (vgl. CMP Abb. 9).

► **Koordination der Behandlungen:** Der Patient versucht, die Therapeuten gegeneinander auszuspielen. Wenn Spannungen zwischen den Behandlern auftreten, sollte zunächst daran gedacht werden, daß der Patient seine Therapeuten gegeneinander aufbringt, damit diese die Konflikte des Patienten austragen. Nicht selten erscheint in den Gesprächen ein Therapeut als unumschränkt gut, während am anderen kein gutes Haar gelassen wird. Dies ist als Neigung der Patienten zu betrachten, die Beziehungspersonen in »gute« und »böse« zu spalten. Diese Spaltungen können nur durch den guten Kontakt des Primärarztes zu dem Psychotherapeuten überwunden werden. Verfügbarkeit, Geduld, Entschlossenheit und offene Zusammenarbeit sind entscheidend.

5.5.2 Bulimia nervosa

Krankheitsbild: suchtartiges, unkontrolliertes, heimliches Verschlingen großer Nahrungsmengen; anschließendes selbstinduziertes Erbrechen. Die Anfallsfrequenz und Form ist sehr unterschiedlich: Mehrere Anfälle pro Tag können mit symptomfreien Zeiten wechseln. Im Anfall ist das Hunger- und Sättigungsgefühl aufgehoben. Panische Angst vor Gewichtszunahme, große Gewichtsschwankungen, Scham- und Schuldgefühle, Depressionen (zum Teil mit Suizidaliät), sekundäre Amenorrhöe. Patientinnen sind in der Regel normal- bis leicht übergewichtig. Krankheitsinzidenz: 2-4 % der Frauen; in der Regel sind Frauen (95 %) mit gehobenem Bildungsabschluß zwischen dem 10. und 30. Lebensjahr betroffen. Einteilung der Schweregrade siehe Tabelle 8.

Somatische Folgen der Freß-Brech-Anfälle: Ösophagitis, Ruptur von Ösophagus und Magen, funktionelle Magen-Darm-Störungen mit Obstipation, Vergrößerung der Speicheldrüsen, Dysphagie, Elektrolytverschiebungen, Hypokaliämie, metabolische Alkalose, erhöhte Leberenzyme, Hypotonie, Bradykardie, Ödeme, Nierenschäden, Aspiration, Schäden an den Zähnen, sowie Hautverletzungen am Handrücken in Verbindung mit dem induzierten Erbrechen, Amenorrhö, sekundäre Hormonveränderungen etc.

Tab. 8 Schweregrade der Bulimie (nach Feiereis 1989)

Schweregrad 1
- Freßanfälle 2- bis 3mal die Woche
- Krankheitsdauer mindestens 6 Monate
- keine schweren psychischen Veränderungen
- keine Suizidgedanken
- Bereitschaft zur Therapie

Schweregrad 2
- tägliche Freßanfälle
- Dauer der Erkrankung 1-2 Jahre
- mittelschwere psychische Symptomatologie mit Phasen starker Depressivität und Suizidgedanken
- falls Therapieversuche, bisher keine ausreichenden Erfolge

Schweregrad 3
- täglich mehrfach Freßanfälle
- Abusus von Medikamenten und/oder Alkohol
- erhebliche Depressivität/Suizidgefahr
- großer Leidensdruck, absolute klinische Behandlungsbedürftigkeit

2 unterschiedliche Formen:
► **Typ 1:** häufig nach einer Reduktionsdiät beginnend ohne eine Phase der Magersucht
► **Typ 2:** initial oder intermittierend Phasen einer Anorexia nervosa

Differentialdiagnose: – Anorexia nervosa,
– habituelles Erbrechen
– Hyperphagiesyndrome bei Adipositas

Insbesondere bei der Typ-2-Bulimie kann es zu Schwierigkeiten in der Abgrenzung zur Anorexie kommen. Bulimiepatienten wollen nicht um jeden Preis mager werden. Im Vordergrund steht die Angst vor dem Dickwerden. Heißhungeranfälle wechseln mit normalem Eßverhalten, während die Fähigkeit zum normalen Eßverhalten bei der Anorexie verloren geht. Weiterhin zeigen viele Bulimikerinnen – im Gegensatz zu Anorektikerinnen – einen großen Leidensdruck, ein starkes Therapiebedürfnis und eine gute Compliance.

Ätiologie: Genetisch (?), psychosozial.

Auslösende Situationen:
- Kränkungen
- Versagungen und Enttäuschungen an der Schwelle zum Erwachsenenleben
- erlebte oder drohende Kränkungen, die sich auf das Aussehen oder Gewicht der Patientin beziehen
- befürchtete oder reale Verluste nahestehender Menschen.

Primärpersönlichkeit/Psychodynamik: Vor allem depressive Persönlichkeiten mit autoaggressiven Tendenzen (CMP vgl. Kap. 8), mangelnder Kontrolle ihrer Impulse und einer labilen Gefühlswelt. Gute bis hervorragende Schulleistungen. Alle Schweregrade der Persönlichkeitsstörungen sind von dieser Erkrankung betroffen.

> Häufig empfinden Patienten vor dem Freßanfall Gefühle der Leere, Einsamkeit, Angst, Bedrückung oder Selbstunsicherheit. Die exzessive Nahrungszufuhr dient der Bewältigung dieser Gefühle als Spender von Trost und Zuwendung.

Die depressiven Gefühle setzen eine **»Spaltung des Ichs«** in Gang: der Anfall wird bei vollem Bewußtsein wie »von außen« erlebt. Der **Freßanfall** und Kontrollverlust sind Ausdruck der Verselbständigung des Körpers. Mit dem Ende der Freßphase stellen sich Entsetzen, Angst und Schuldgefühle ein. Dabei darf das Essen weder genossen, noch verdaut werden. Daher tritt in der Regel unmittelbar nach der Freßattacke das **selbstinduzierte Erbrechen** ein, das körperliche und psychische Erleichterung bringt. In diesem Zusammenhang wird nicht selten Laxantien- und Diuretikaabusus betrieben. Es folgt eine **Phase der Erschöpfung,** Übelkeit und Gleichgültigkeit, die das Ende der Spaltung signalisieren. Diese Gefühle gehen über in Depressionen, Schuldgefühle, Scham, Verzweiflung und Leere. Nach unterschiedlich langen **Phasen des kontrollierten Essens** setzt dann erneut der beschriebene Zirkel ein.

> Das Schlanksein ist bei vielen dieser Patienten hoch besetzt. Es besteht eine krankhafte Angst dick zu werden, da man den **Schlankheitsidealen** der Gesellschaft entsprechen möchte. Gleichzeitig liegt eine Störung der **Selbst- und Selbstwertentwicklung** vor. Die Patienten haben ein sehr labiles Selbstwertgefühl, so daß schon geringe Zurückweisungen Gefühle von Wut auslösen, die sich in der »oral-aggressiven« Form des Freßanfalls zeigen.

Im Freßanfall wird, bildlich gesprochen, der andere Mensch, dessen Verlust gefürchtet wird, einverleibt. Der drohende Verlust wird auf diese Weise kompensiert. Der Patient schützt sich vor der Depression. Am Ende des Anfalls rückt dann die Angst des Patienten vor der Abhängigkeit, vor der Hilflosigkeit und Verschmelzung in den Vordergrund. Diese Angst wird im anschließenden Erbrechen bekämpft. Der »Einverleibte« wird unverdaut erbrochen«. So schafft der Patient sich erneut Distanz vom anderen. Nach immer kürzeren Zeitabschnitten der Kontrolle und Beruhigung beginnt der oral-depressive Prozeß der »Einverleibung« erneut.

Die **klinische Diagnose** umfaßt den Schweregrad der Erkrankung, den Zusammenhang zu einer möglichen Anorexie, das gleichzeitige Auftreten einer depressiven Störung teilweise mit Suizidgedanken, mögliche Persönlichkeitsstörungen, sowie die Diagnose der somatischen Folgeerkrankungen.

Besonderheiten der Arzt-Patient-Beziehung: Im Gegensatz zu den Patienten mit Adipositas und Anorexia nervosa sehen wir der gewöhnlich normalgewichtigen Patientin mit Bulimie ihr äußerst problematisches Eßverhalten kaum an. Die Symptome werden aufgrund der Scham- und Schuldgefühle jahrelang verheimlicht, bevor die Patienten sich an den Arzt wenden (2-8/3-6). In der Beziehung steht nicht der offene Kampf um die Autonomie im Vordergrund. Die Patientinnen binden sich häufig sehr eng an den Arzt, sind compliant und suchen – wenn einmal die Scham überwunden ist – Unterstützung (1-2/1-4). Auf Kränkungen reagieren sie jedoch (1-6) mit einer Zunahme der Symptomatik bzw. mit dem Abbruch der Beziehung (2-8).

Psychosomatische Grundversorgung:

– den Patienten mit dem Verdacht **konfrontie-ren,** daß eine bulimische Symptomatik vor-liegt; das Problem als Krankheit, die ein relativ großes Chronifizierungsrisiko birgt, benennen

– über das Krankheitsbild, die möglichen soma-tischen und psychosozialen Risiken sowie die therapeutischen Möglichkeiten umfassend **informieren.** Darauf hinweisen, daß episodi-sche Freßanfälle eine Reaktion auf vorheriges Fasten sein können (1-4/1-5)

– **Ernährungsberatung anbieten:** Fasten- und Diätkuren sollten aufgegeben werden, um zu einer normalen, regelmäßigen und gesunden Ernährung zurückzukehren; Patienten sollten möglichst in Gesellschaft essen

– die Patienten anhalten, ein **Eßtagebuch** zu führen, in dem das Verhalten, der Ort, aber auch Gedanken und Gefühle beim Essen sowie beim Erbrechen aufgezeichnet werden

– **somatische Folgen der Freß-/Brechanfälle beachten:** Elektrolytentgleisung korrigieren, Diuretikaabusus unterbinden, Abführmittel ausschleichend absetzen

– nach der Stabilisierung der Arzt-Patient-Be-ziehung die Patienten zu einer **Psychothera-pie motivieren** und überweisen

– langfristig mit dem Psychotherapeuten in der Behandlung **kooperieren**

– **medikamentöse Therapie:** bei gleichzeitig bestehender ausgeprägter depressiver Sym-ptomatik haben sich Antidepressiva bewährt.

Indikation für die ambulante Psychothera-pie: Schweregrad 1, Dauer < 2 Jahre, schwer-wiegende soziale Folgen bei einer längeren stationären Therapie (Schule, Beruf etc.).

Eine **stationäre psychosomatische Behand-lung** sollte ab Schweregrad 2 erfolgen. In der stationären Therapie kommen tiefenpsychologi-sche, verhaltenstherapeutische, aber auch kör-perorientierte Verfahren (Konzentrative Bewe-gungstherapie [KBT], Autogenes Training etc.) zur Anwendung.

5.5.3 Adipositas (Übergewicht)

Krankheitsbild: Das Körpergewicht über-steigt infolge der vermehrten Nahrungsaufnah-me das Normalgewicht (Broca-Referenzgewicht in kg = Körpergröße in cm –100) um mehr als 20 %; fließende Übergänge zur übergewichtigen Bulimie; Beschwerden entstehen überwiegend aus den Folgeerkrankungen: Risikofaktor für die Arteriosklerose, Stoffwechselstörungen, Diabetes mellitus, Hypertonie, Bindegewebs-schwäche, Arthrosen, degenerative Erkrankun-gen; Allgemeinbeschwerden sowie verminderte Leistungsfähigkeit. 30-50 % der über 40jährigen Einwohner der BRD sind übergewichtig; Frauen etwas häufiger als Männer; Angehörige der unteren Schicht sind wesentlich häufiger betrof-fen. Übergewichtige Eltern haben zu 80 % über-gewichtige Kinder, wenn beide Elternteile über-gewichtig sind.

Adipöse zeigen ein **gestörtes Eßverhalten:** Sie müssen alles Angebotene aufessen. Nicht der Hunger, sondern das Auge und der Ge-schmack bestimmen die Menge der Nahrungs-zufuhr. Es stellt sich kein Sättigungsgefühl ein, so daß sie zwischen Hunger und Sattsein sowie zwischen Hunger und einem diffusen Unbeha-gen nicht unterscheiden können.

Hyperphagiesyndrome:

▶ **Syndrom nächtlichen Essens** (10 %): mor-gendliche Appetitminderung, Hyperphagie am Abend und in der Nacht, periodisch wie-derkehrend, Schlafstörungen, Auslöser sind emotionale Belastungen.

▶ **Syndrom der Freßorgien** (5 %): plötzliches, rasches, zwanghaftes Verschlingen großer Nahrungsmengen, gefolgt von Selbstvorwür-fen; gestörtes Sättigungsgefühl, tageszeitun-abhängig.

Auslösende Situation:

– Trennungen

– Tod einer Bezugsperson

– langandauernde Leistungsanforderungen

– Konflikte am Arbeitsplatz

– abnehmende körperliche Attraktivität im Rahmen des Klimateriums

– Adipöse verlieren häufig viel an Gewicht, wenn sie sich verlieben.

Primärpersönlichkeit/Psychodynamik: Es gibt keine einheitliche Persönlichkeitsstruktur. Adipöse erscheinen jedoch oftmals abhängig von einer verwöhnenden Bezugsperson. Sie wollen »alles haben«, sind dabei aber in ihren Wünschen wenig differenziert. Durch das ver-mehrte Essen werden undifferenzierte Unlustempfindungen und Spannungsgefühle reduziert. Oft erscheinen sie gehemmt, für ihre eigenen Belange zu sorgen. Sie leben in einer Ehe, in der sich vieles um das Kochen und Essen bewegt. Das Füttern ist in diesen Beziehungen das einzige Ausdrucksmittel für eine liebevolle Zuwendung. Nur beim gemeinsamen Essen entsteht eine warme emotionale Beziehung.

Bei einem Teil der Patienten sind die Wünsche ganz auf das Versorgtwerden (2-4) und Versorgen ausgerichtet (1-4). Das Essen ist für diese Gruppe der **Ersatz für die fehlende Mutterliebe** und dient der Abwehr und Bewältigung von depressiven Gefühlen (Kummerspeck). Es hat die Bedeutung einer Ersatzbefriedigung.

Das vermehrte Essen kann aber auch als **symbiotischer Ersatz** in Situationen der Einsamkeit auftreten. Es wird zum Symbol der Liebe (1-3), der Geborgenheit und Entschädigung für erlittene Schmerzen und Enttäuschungen. Die aus der Enttäuschung resultierende Wut richten die Patienten nicht gegen andere Menschen, sondern gegen sich selbst. Bei einigen Patienten bestimmt dieser selbstzerstörerische Aspekt das Eßverhalten (sich zu Tode essen).

Bei anderen Patienten dient das Essen der **Abwehr sexueller Ängste/Wünsche.** So machen sich Menschen durch ihre Adipositas als Frau/Mann unattraktiv für ihre Geschlechtspartner.

Weiterhin finden sich bei einem geringen Prozentsatz von Adipösen **Körperschemastörungen** (der eigene Körper wird als ekelerregend erlebt; Gefühl, von der Umgebung verachtet zu werden; extreme Unsicherheit; gestörtes soziales Verhalten).

Besonderheiten der Arzt-Patient-Beziehung:

> Die zentrale Schwierigkeit in der Behandlung adipöser Menschen besteht darin, daß sowohl der Arzt als auch der Patient die Krankheit nicht ernstnehmen (1-8).

Der Patient möchte das Thema Essen am liebsten aus der Beziehung zum Arzt ausklammern und ihn bewegen, andere Gründe für das Übergewicht (»die Drüsen«) zu akzeptieren. Der Arzt erwartet vom Patienten, daß dieser einfach durch Vorsatzbildung und Willen abnehmen kann. Er kann nicht verstehen, warum die Patienten die Vorschriften nicht einhalten, er fühlt sich bewußt getäuscht und verhält sich daher oftmals moralisierend und strafend (1-6). Verleugnet der Patient sein problematisches Eßverhalten, so fühlt er sich vom Arzt mißverstanden oder in seinem Abwehrverhalten bedroht (Arzt 1-6/1-7). Kommt er mit einem Therapiewunsch, so erlebt der Patient die Forderungen des Arztes als ein Nichternstnehmen seiner Problematik (Arzt 1-8). Denn es kommen ja nur die Patienten wegen einer Adipositas zum Arzt, die es nicht schaffen, alleine mit Hilfe einer Diät abzunehmen. Resignation, Kränkung und Depression werden so verstärkt (2-6/2-8/3-6). Der Patient spricht das Thema Essen nicht mehr an und verleugnet erneut die vermehrte Nahrungszufuhr (2-8).

Psychosomatische Grundversorgung: Die Resultate sind nicht sehr ermutigend; die meisten Adipösen begeben sich wegen der Erkrankung nicht in Behandlung. Nicht selten sind Diätmaßnahmen mit Depressionen und anderen psychosozialen Symptomen verbunden. Die Adipositas ist eine chronische Erkrankung, die sich nicht selten resistent gegen Behandlungsversuche zeigt. Die Behandlung sollte folgende Aspekte umfassen:

► Ernährungsberatung
► Förderung der körperlichen Aktivität
► konfliktzentrierte psychotherapeutische Maßnahmen nur bei gleichzeitig ausgeprägten neurotischen Symptomen, bei Hyperphagiesyndrom oder Störungen des Körperschemas
► Beteiligung an Selbsthilfegruppen (effektiver als rein ärztliche Therapie)
► verhaltenstherapeutische Beeinflussung des pathologischen Eßverhaltens:
  – Beschreibung des Eßverhaltens (Tagebuch über Nahrungsaufnahme)
  – Kontrolle der Stimuli (z.B. Essensvorrat begrenzen; Zugang erschweren)
  – Veränderungen des Eßverhaltens (langsam essen, keine Nebenbeschäftigungen etc.)
  – Belohnungssystem für kleine Erfolge
  – Veränderungen der Kognitionen, daß die Therapie nichts bringt; Erstellen von Gegenargumenten

5.5.4 Diabetes mellitus

Krankheitsbild und Ätiologie: Der Diabetes mellitus ist eine ätiologisch heterogene Stoffwechselstörung, die durch eine dauerhafte Hyperglykämie gekennzeichnet ist. Von den klinisch manifesten Formen wird im wesentlichen der insulinabhängige oder Typ-1-Diabetes (IDDM) und der insulinunabhängige oder Typ-2-Diabetes unterschieden. Psychiatrische Störungen und psychosoziale Einflüsse wirken sich beim Typ-1-Diabetes insbesondere auf das Krankheitsverhalten (Blutzuckereinstellung) ungleich stärker aus.

Krankheitsbewältigung und psychosoziale Belastung: Eine zunehmende Anzahl von IDDM-Patienten können einen praktisch normalen Blutzuckerspiegel aufrechterhalten und meistern die mit der Erkrankung verbundenen Einschränkungen. Entgleisungen der diabetischen Stoffwechsellage werden häufig im Zusammenhang mit emotionalen Krisen gefunden. Es ist nicht geklärt, ob emotionale Krisen auch eine direkte Stoffwechselwirkung haben. In jedem Falle kann sich unter psychosozialen Belastungen das Patientenverhalten im Sinne der **Noncompliance** ändern. Weniger die »großen« und einschneidenden Lebensereignisse beeinflussen das Krankheitsverhalten, sondern eher die über einen längeren Zeitraum bestehenden interpersonellen Spannungen. Besonders häufig finden sich instabile Stoffwechsellagen und Ketoazidosen bei jugendlichen und adoleszenten Diabetikern.

> Das non-compliante Verhalten hat oftmals die Funktion, interpersonelle Beziehungen zu regulieren oder Botschaften im interpersonellen Beziehungsgeschehen zu übermitteln, die anders nicht ausgedrückt werden können; sie können Ausdruck von Wut, Enttäuschung, Ärger oder Protest, aber auch des Wunsches nach Fürsorge oder Autonomie sein.

So tragen **adoleszente Diabetiker** ihre Proteste gegen das fürsorgliche elterliche Verhalten nicht selten über die verschlechterte Einstellung ihres Blutzuckers aus. Überfürsorgliche und durch die Erkrankung des Kindes verunsicherte Eltern schränken die Selbständigkeit ihrer Kinder nicht selten unangemessen ein (1-5/1-8), so daß die adoleszenten Patienten verstärkt nach Autonomie (2-1/2-8) drängen. Gleichzeitig rufen die juvenilen Diabetiker mit der Verschlechterung der Stoffwechsellage die elterliche Fürsorge und Kontrolle (1-4/1-5/1-6) vermehrt hervor. In wieder anderen Fällen zeigt sich die Unfähigkeit eines Patienten, die chronische Krankheit zu akzeptieren, weil das **verletzliche Selbstwertgefühl** an ein Ideal von Stärke und Gesundheit geknüpft ist (CMP s. Abb. 10). Der Patient möchte sich dann nicht durch das Essen von anderen Menschen unterscheiden und schämt sich wegen seiner chronischen Erkrankung. Die Konflikte erscheinen individuell unterschiedlich.

> Für den Arzt ist es hilfreich, Compliance-Probleme eines Patienten nicht als Provokation oder als Geringschätzung seiner Bemühungen zu sehen, sondern als einen wenngleich unzulänglichen, Versuch des Patienten, ein für ihn anders nicht lösbares Problem zu bewältigen.

Behandlungsbedürftige reaktive depressive Störungen sind bei Diabetikern, insbesondere bei Adoleszenten und bei Patienten mit einer diabetischen Retinopathie, häufig zu diagnostizieren.

Insulinmißbrauch und Überdosierungen mit Insulin kommen im Rahmen von Suizidversuchen vor und müssen wegen der »Härte« der Suizidmethode besonders ernst genommen werden. Wiederholte Selbstapplikationen geringer Insulinmengen können Hypoglykämien herbeiführen und organisch bedingte Hypoglykämien (z.B. bei Insulinomen) vortäuschen. Diese autodestruktiven Verhaltensweisen können mit Suizidabsichten verbunden sein; stets sind sie Ausdruck schwerwiegender Persönlichkeitsstörungen und bedürfen einer psychotherapeutischen Behandlung.

Funktionelle Sexualstörungen, vor allem die **erektive Impotenz,** treten vermehrt bei Diabetikern auf. Fälschlicherweise wird die organische Impotenz bei Diabetikern eher überschätzt und werden die psychogenen Faktoren der erektiven Impotenz eher unterschätzt. Dies führt in vielen

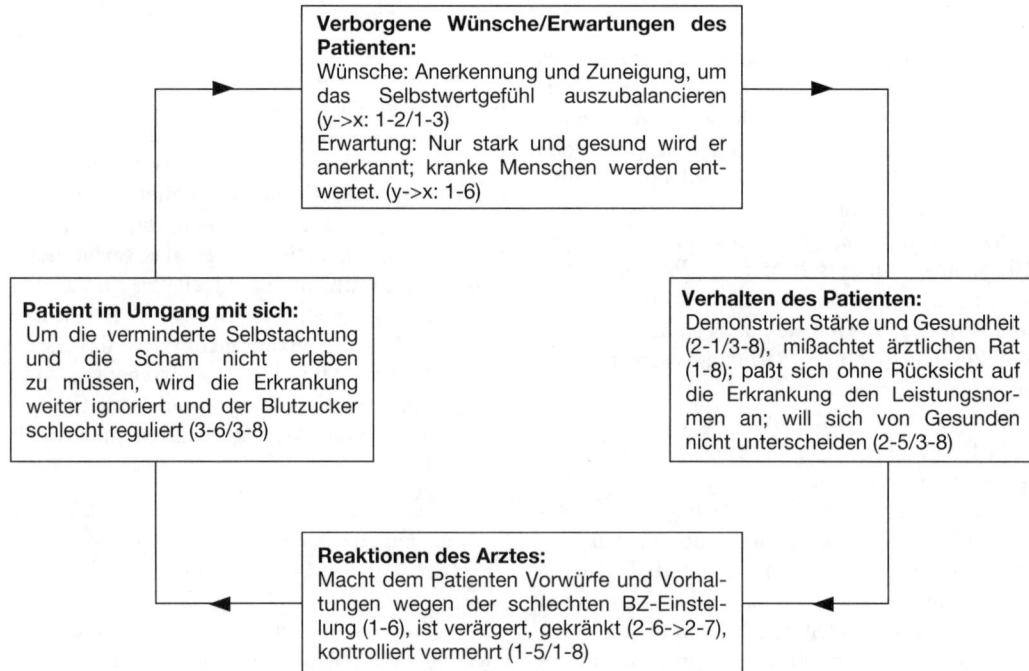

Abb. 10. Chronisch-maladaptiver Beziehungszirkel bei Patienten mit Diabetes mellitus und Selbstwertproblemen.

Fällen zu einem nicht gerechtfertigten therapeutischen Nihilismus. Das Vorliegen einer diabetischen Neuropathie schließt keineswegs eine Psychogenese einer erektiven Impotenz aus.

> Besondere Schwierigkeiten entstehen, wenn ein Diabetes mellitus gleichzeitig mit **Eßstörungen** auftritt. Neben hyperphagen Episoden bei Adipositas kann sowohl die Anorexia nervosa als auch die Bulimie in Kombination mit Diabetes mellitus vorkommen.

Diabetikerinnen sind durch eine **bulimische Symptomatik** besonders bedroht. Hyperglykämien als Folge der Freßattacken und Hypoglykämien als Folge des Erbrechens sind schwerwiegend für die diabetische Stoffwechseleinstellung, so daß sie die Prognose hinsichtlich der Spätkomplikationen verschlechtern. Bei schlechter Stoffwechseleinstellung sollte stets an die Möglichkeit einer Bulimie gedacht werden.

Besonderheiten der Arzt-Patient-Beziehung: Non-compliante IDDM-Patienten stellen den Arzt häufig vor eine Geduldsprobe. In Anbetracht der Entwicklung von Spätkomplikationen wecken gerade schlecht eingestellte jugendliche Diabetiker beim Arzt die Tendenz, dem Patienten **Vorhaltungen** und **moralische Vorwürfe** (1-6/1-5) zu machen. Diese führen jedoch in der Regel nicht zu einer Verbesserung der Blutzuckereinstellung, sondern zu verstärkter Dissimulation (2-8/2-7) und Selbstvorwürfen sowie zur weiteren Verleugnung der Erkrankung (3-6/3-8). Statt zu fragen, ob ein Therapieregime in der verordneten Weise durchgeführt wird oder nicht, hat es sich bewährt, den Patienten zu fragen, ob er Schwierigkeiten oder Probleme mit der Durchführung des Therapieregimes hat (1-2/1-4), und wenn ja, welche; eventuell ist es auch sinnvoll, im Gespräch typische Schwierigkeiten zu antizipieren, um dem Patienten eine Brücke zu bauen und ihn zu einer offenen Aussprache zu veranlassen: »Viele Patienten haben damit Probleme ...«; »Ich kann mir vorstellen, daß es nicht leicht ist ...«.

Psychosomatische Grundversorgung: Stoffwechseldysregulationen im Zusammenhang mit psychosozialen Belastungsfaktoren sowie offensichtliche Compliance-Defizite stellen eine Indikation zur Psychosomatischen Grundversorgung dar. Schwierig ist der Umgang mit den Patienten, die die Existenz interpersoneller Probleme leugnen (2-8). Hier ist es wichtig, sie nicht zu drängen und das abwehrende Verhalten seinerseits als Bewältigungsstil zu verstehen, der der Sicherung des Selbstwertgefühls dient.

> Die Annahme von Hilfe kann von diesen Patienten als demütigend und kränkend und insofern als Bedrohung ihres Selbstwertgefühls erlebt werden. Eine unvorbereitete Überweisung zu einem Psychiater oder Psychotherapeuten wird von ihnen als Affront, als ein Nichternstnehmen oder Abschieben empfunden. In diesen Fällen ist eine – oft viel Geduld erfordernde – Motivierungsarbeit im Rahmen der Psychosomatischen Grundversorgung notwendig (1-2/1-4), die auch der Vorbereitung weiterer (konflikt- oder verhaltensorientierter) psychotherapeutischer Maßnahmen dient.

5.6 Bewegungsapparat

5.6.1 Chronische Polyarthritis

Synonyma: Rheumatoide Arthritis

Krankheitsbild: Chronisch entzündliche Systemerkrankung mit Entzündungen der Gelenkinnenhaut, häufigem Befall der Sehnenscheiden, Schleimbeutel, serösen Häute, Augen und inneren Organen. Schleichender Beginn, morgendliche Steifheit und Schmerzhaftigkeit. Schwellungen und Druckschmerzempfindlichkeit vor allem an den Fingergelenken, der Hand, den Knien und den Fußgelenken, Inaktivitätsatrophie der Muskulatur.

Ätiologie: unbekannt; genetische, immunologische und psychosomatische Aspekte werden diskutiert.

Auslösende Situation: Ein Zusammenhang zwischen akuten lebensverändernden Ereignissen und dem Krankheitsausbruch ist nicht gesichert, klinisch jedoch häufig zu beobachten:
- Tod und Verlust wichtiger Beziehungspersonen
- Autoritäts- oder Eheprobleme, die bisher nicht zugelassene Aggressionen mobilisieren und die Aggressionsabwehr durchbrechen
- Verlusterlebnisse mit anschließender pathologischer Trauerreaktion (Verbitterung und gedankliches Festhalten am Verlorenen).

Primärpersönlichkeit/Psychodynamik: Zwei Persönlichkeitseigenschaften sind charakteristisch.
- ► Zwanghaftigkeit: Übergewissenhaftigkeit, scheinbare Fügsamkeit, aber fehlende Flexibilität, Perfektionismus und die Neigung, Ärger und Wut zu unterdrücken.
- ► Masochistisch-depressive Charakterzüge: Übertriebener Helferwille, Selbstaufopferung, verbunden mit übermoralischem Verhalten und depressiven Verstimmungen.

> Infolge der Aufopferung kommt es zu einer Mischung von Herrschsucht und masochistischer Selbstaufopferung. Durch die unerschütterliche Geduld, das Sich-Fügen in das Schicksal, die Genügsamkeit verbunden mit dem Perfektionismus entsteht eine »liebevolle Tyrannei« der Patienten. Dabei sind sie in einer liebevollen und hilfreichen Form streng und dominant.

Diese Charakterstruktur stellt einen Lösungsversuch des Arthritikers dar, mit den **nicht zugelassenen aggressiv-feindlichen Impulsen** umzugehen. Diese Charakteristika der Persönlichkeit werden zunehmend als eine Reaktion des Patienten auf die chronische Belastung durch den Schmerz zurückgeführt.

Reaktive Veränderung: Patienten mit rheumatoider Arthritis gehen mit **kaum faßbarer, unveränderbarer Geduld** mit ihrer Krankheit um. Sie sind bescheiden, genügsam, ja fast indolent. Trotz ausgeprägter Bewegungseinschränkungen sind sie beständig bemüht, ihre Arbeiten weiter zu verrichten. Je länger die Erkrankung dauert, desto weniger wird die subjektive Behinderung wahrgenommen. Es gibt jedoch ein 1,5- bis 2fach erhöhtes **Depressionsrisiko** bei

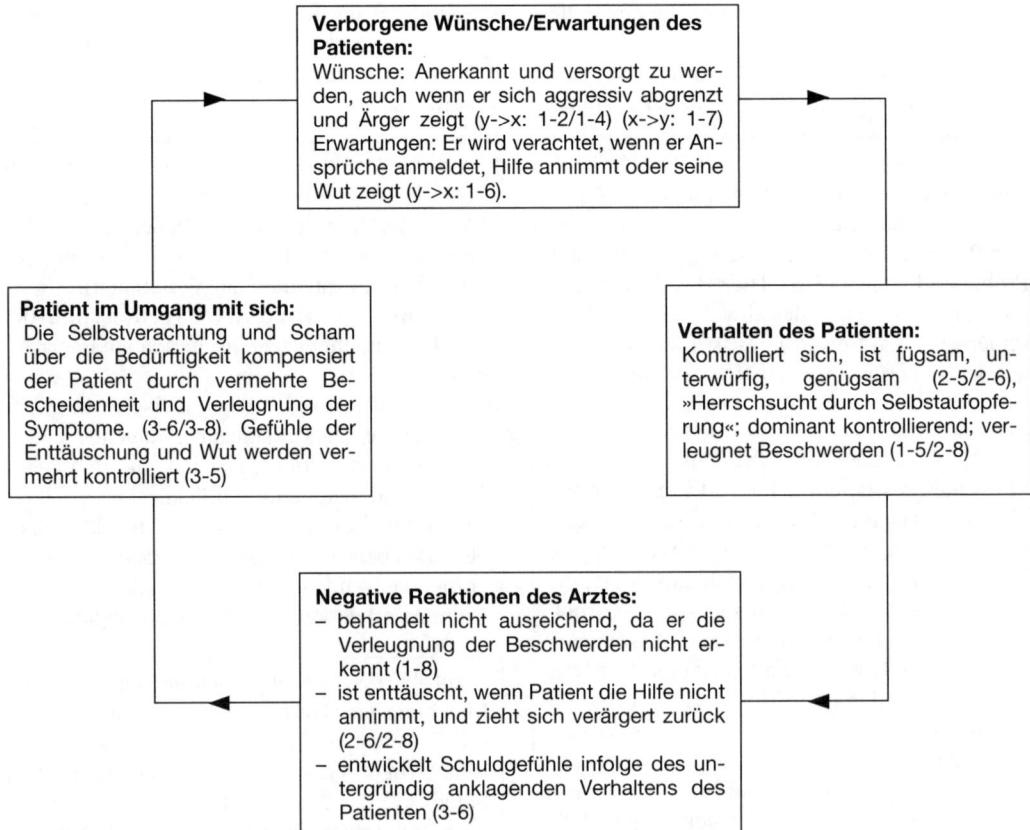

Abb. 11: Chronisch-maladaptiver Beziehungszirkel bei verleugnenden Patienten mit chronischer Poly-arthritis

Patienten mit rheumatoider Arthritis, wobei die Einschränkung der Bewegungsfreiheit im Zusammenhang steht mit der Entwicklung einer depressiven Symptomatik. Es gibt bei depressiv-masochistischer Krankheitsverarbeitung einen umgekehrten Zusammenhang zwischen Schmerzintensität und psychischer Verstimmung: Diesen Patienten geht es seelisch besser, je ausgeprägter die Schmerzsymptomatik ist.

Besonderheiten der Arzt-Patient-Beziehung: (CMP s. Abb. 11) Die selbstlosen, genügsamen und kontrollierenden Wesenszüge des Arthritikers prägen auch die Arzt-Patient-Beziehung. So wird dem Arzt suggeriert, daß er sich gar nicht um die Krankheit kümmern müsse, er sich keine Mühe machen solle, da die Beschwerden nicht so schlimm seien und eine Therapie

von daher nicht zu erfolgen habe (2-8). Der Arzt sollte diese Äußerung als Ausdruck des Selbstlosigkeitsideals des Patienten aufnehmen und verstehen (1-2), daß es aufgrund dieses Ideals dem Patienten schwerfällt, Hilfe anzunehmen. Erst wenn sich eine tragfähige Beziehung zum Arzt entwickelt hat, können diese Ideale der Selbstlosigkeit und Aufopferung vorsichtig in Frage gestellt werden. Häufig ist der Arzt jedoch enttäuscht (2-6), da die Patienten aufgrund ihrer Selbstgenügsamkeit und der Verleugnung der Krankheitssymptome auf ein wohlmeinend helfendes Angebot des Arztes (1-2/1-4) nicht eingehen können (2-8). Die Gefahr besteht darin, daß der Arzt sich enttäuscht zurückzieht und den Patienten weiterüberweist (1-4/1-8), auch um sich dem untergründig vorwurfsvollen und anklagenden Verhalten des Patienten zu entziehen.

Psychosomatische Therapie: Neben der somatischen Behandlung:
– körperentspannende Verfahren wie das Autogene Training
– konfliktaufdeckende psychotherapeutische Verfahren
– Aufbau einer tragfähigen Beziehung zum Patienten, die durch ein fürsorgendes, aber die Selbstlosigkeit des Patienten respektierendes Verhalten entsteht (1-2/1-4)
– die Selbstlosigkeit vor dem Hintergrund einer tragfähigen Beziehung fast beiläufig ansprechen (z.B. Ist es manchmal schwer für Sie, an sich zu denken?).

5.6.2 Weichteilrheumatismus

Krankheitsbild: Ubiquitäre, schlecht lokalisierbare Schmerzen im Bewegungsapparat, vor allem im Lumbal- und Zervikalbereich, häufig in Verbindung mit einem Hartspann der Muskulatur. Beschwerden durch Ablenkung abnehmend. Häufig begleitet von psychovegetativen Symptomen.

Ätiologie: Funktionell (psychosomatisch).

Persönlichkeit/Psychodynamik: Häufig Konflikte im Umgang mit **Aggressionen.** Die Patienten stehen im Konflikt **zwischen Sanftmut und Aggressivität, Opfersinn und Egoismus, Hingabe und Standfestigkeit.** Sie erscheinen wie »Läufer vor dem Start«, die gespannt auf den Startschuß warten, ohne je ein Startsignal zu hören. Die Persönlichkeit wird als beherrscht, dominierend, zwanghaft und perfektionistisch beschrieben. Die Patienten haben ein ausgeprägtes Schonungsbedürfnis und häufig den Wunsch nach Arbeitsunfähigkeitsbescheinigungen bzw. nach einer Rente.

Besonderheiten der Arzt-Patient-Beziehung: Sie ist vielfach geprägt durch die **Unzufriedenheit des Patienten** und den ständigen Wunsch nach neuen Behandlungsarten und -mitteln. Häufig wird der Arzt gedrängt, die Patienten krankzuschreiben, beziehungsweise eine Rente zu beantragen.

Psychosomatische Grundversorgung: Neben der medikamentösen Therapie sowie der Physiotherapie sind insbesondere **entspannende Verfahren** wie z.B. das Autogene Training indiziert. Insbesondere wenn die Schmerzen eher konversionsneurotisch bedingt sind, d.h. wenn sie unmittelbar einen Konflikt ausdrücken, empfiehlt sich auch eine **aufdeckende Psychotherapie.**

5.6.3 Chronisch-lumbales Schmerzsyndrom

Krankheitsbild: Ist geprägt von heftigen, lokalen, meistens ziehenden Schmerzen im Lumbalbereich, die mit lumbalen Muskelverspannungen und Steifheit des Rückens einhergehen, sowie radikulär ausstrahlenden Schmerzen, Sensibilitätsstörungen oder auch Paresen im Innervationsbereich der betroffenen spinalen Nervenwurzeln.

Ätiologie: Degenerativ (organisch), funktionell (psychosomatisch).

Auslösende Situation: Je nach zugrunde liegendem Konflikt:
– Einschränkung der Autonomie und des Tatendranges (z.B. Geburt eines Kindes etc.)
– Mobilisierung eines Rivalitäts- oder Autoritätskonfliktes (Versetzung am Arbeitsplatz etc.)
– Aktualisierung von sexuellen Wünschen (z.B. Party etc.).

Primärpersönlichkeit/Psychodynamik: Es ist keine einheitliche Psychodynamik zu beschreiben; zur allgemeinen Psychodynamik der Schmerzpatienten siehe Kapitel 5.9. Bei einer größeren Anzahl von Patienten findet sich jedoch vor der Erkrankung eine **hypomanische Grundstimmung.** Die Patienten sehnen sich nach dem **Behütet- und Verwöhntwerden** und bewältigen diese Sehnsucht, indem sie sich betont eigenständig und abgegrenzt zeigen. Um sich nicht ohnmächtig und hilflos zu fühlen, flüchten sie in **Größenphantasien,** einen **expansiven Tatendrang** und ausgeprägten **Leistungswillen.** Die Wünsche verwöhnt zu werden, aber auch die eigentlichen körperlichen Bedürfnisse nach Regeneration und Erholung werden zunehmend verleugnet. Die Patienten können sich nur schwer vertrauensvoll fallen lassen. Werden die überzogenen Wünsche nach Selbständigkeit oder die Größenphantasien in Frage gestellt, kann sich ein chronisches lumbales Schmerzsyndrom entwickeln. Gleichzeitig bedeutet dieses Schmerzsyndrom, daß die Patienten ihren verleugneten Bedürfnissen nach Abhängigkeit und Verwöhntwerden z.B. im Rahmen einer stützenden Behandlung nachgehen können.

Daneben lassen sich einerseits **Rivalitäts- und Autoritätskonflikte** mit abgewehrten Gefühlen von Wut und Ärger bei gleichzeitig bestehendem Perfektionismus oder Ehrgeiz beobachten, aber auch innerseelische Konflikte zwischen **sexuellen Wünschen** und einem sexualfeindlichen Gewissen.

Besonderheiten der Arzt-Patient-Beziehung: Diese wird geprägt durch das Schwanken der Patienten zwischen dem Wunsch nach Verwöhnt- und Umsorgtwerden (2-3/2-4) sowie dem Wunsch nach Unabhängigkeit (2-1); die Patienten berichten klagend und mitleiderregend über ihre Schmerzen, um kurz darauf wegen dringender Geschäfte auf die Entlassung zu drängen. Hinter der scheinbaren Gefügigkeit der Patienten verbirgt sich eine starke Sehnsucht nach unumschränkter Eigenständigkeit. Die Patienten empfinden **Hilfe als Demütigung** und wollen alles selber in die Hand nehmen, so daß sie sich auch mit den Behandlungsmöglichkeiten sehr intensiv auseinandersetzen. Bei bestehender vordergründiger Überangepaßtheit des Patienten lehnt sich dieser jedoch latent gegen hilfreiche Therapieansätze auf (2-7). Häufig wird der behandelnde Arzt vom Patienten über vermeintlich hilfreiche Therapiemaßnahmen belehrt (1-5/1-6). **Therapeutische Ohnmacht** und Gefühle der **Depotenzierung** resultieren oftmals auf der Seite des Arztes. Dieses kann in eine **Eskalation invasiver Therapiemaßnahmen,** einen therapeutischen Aktivismus oder aber in eine Resignation des Arztes münden, die sich z.B. auch im chronischen Rezeptieren von Schmerz- und Beruhigungsmitteln äußern können (2-6/2-8/1-7). So kann der Patient seine Wünsche nach passiver Versorgung ausagieren, während der Arzt sich gegen das Gefühl von therapeutischer Ohnmacht schützt.

Psychosomatische Grundversorgung:
- zunächst das körperliche Krankheitsverständnis des Patienten akzeptieren und eine vertrauensvolle Beziehung zum Patienten aufbauen

- die Abwehr der passiven Wünsche respektieren und auf scheinbar verständnisvolle Deutung oder konfliktaufdeckende Interventionen zunächst verzichten
- ist eine tragfähige Beziehung aufgebaut, dann fast beiläufig den Patienten mit seiner Abwehr konfrontieren (z.B. mit der Frage: Ist es schwer für Sie, sich in Ruhe hinzulegen? Was bewegt Sie dann?)
- in einem weiteren Schritt das Autonomieideal des Patienten ansprechen (z.B. mit der Frage: Darf nicht auch mal ein anderer etwas für Sie tun?)

Das Vorhandensein von emotionalen Konflikten und die mangelnde Fähigkeit, diese zu verbalisieren, sind mit einer schlechteren Prognose des Krankheitsverlaufes gekoppelt. Neben die somatischen Therapieverfahren treten daher **Muskelentspannungsübungen** (z.B. Autogenes Training, Funktionelle Entspannung) und die **konfliktzentrierte, tiefenpsychologisch fundierte Psychotherapie.** Auch im Rahmen der stationären Behandlung ist die Kombination von somatischen und psychotherapeutischen Verfahren indiziert.

5.7 Hauterkrankungen

Psychosoziale Faktoren haben einen ausgeprägten Einfluß auf zahlreiche Hauterkrankungen. Als **Ausdrucksorgan** kann die Haut besonders gut Emotionen sichtbar werden lassen; sie eignet sich zur **Kommunikation von Gefühlsregungen** verschiedenster Art: man denke nur an das Erröten, den Angstschweiß, die Gänsehaut usw. Die leichte Zugänglichkeit der Haut bietet dem Patienten zusätzlich die Möglichkeit, sich durch Kratzen oder andere Manipulationen von innerer Erregung zu entlasten. Im Extremfall kann es zu Selbstbeschädigungen und Selbstverstümmelungen kommen. Andererseits können Hauterkrankungen die zwischenmenschlichen Beziehungen stark belasten, sie können die körperliche Attraktivität mindern und damit das Selbstwertgefühl bedrohen: die Patienten fühlen sich weniger anziehend für sich selbst und andere, sie können sich beschädigt und minderwertig fühlen; sie können das Gefühl entwickeln, von anderen nicht als vollwertig akzeptiert zu werden, auf Mitmenschen abstoßend oder auch ekelerregend zu wirken.

Bei einigen Hauterkrankungen sind die psychosozialen Einflüsse evident; bei einer Reihe von Erkrankungen ist es noch ungeklärt, inwieweit es Zusammenhänge mit psychischen Faktoren gibt; bei einigen ist es umstritten. Fest steht aber, daß nahezu alle Hauterkrankungen reaktiv zu psychischen Problemen führen können. Oft ist es schwer zu entscheiden, welche psychischen Faktoren primär und welche sekundär sind. Nur selten läßt sich klar erkennen, wie eine konflikthafte psychosoziale Belastung dem erstmaligen Auftreten einer Hauterkrankung unmittelbar vorausgeht. Gerade bei chronischen Verläufen wird man es immer wieder mit Wechselwirkungen zwischen auslösenden psychogenen Faktoren und psychoreaktiven Folgen der Erkrankung zu tun haben.

Kontaktschwierigkeiten stehen bei vielen Patienten mit Hauterkrankungen im Vordergrund. Für manche ist das durch die Hauterkrankung bedingte Schamgefühl der Grund für die Beziehungsprobleme. Für andere bietet sich die Hauterkrankung an, ohnehin vorhandene Kontaktstörungen subjektiv auf die Hauterkrankung zurückzuführen; oft ist beides der Fall. Über die Haut kann somit zu anderen Menschen nicht nur besondere Nähe, sondern auch Distanz hergestellt werden.

Wenngleich bei zahlreichen anderen dermatologischen Erkrankungen psychische Faktoren eine Rolle spielen können, werden dem in der Psychosomatischen Grundversorgung Tätigen besonders folgende Hauterkrankungen begegnen:

▶ Die **Neurodermitis (endogenes Ekzem)** ist die häufigste Hauterkrankung, bei der psychische Faktoren eine wichtige Rolle spielen. Die Bedeutung genetischer, allergologischer, immunologischer und psychosomatischer Anteile kann bei verschiedenen Patienten durchaus sehr unterschiedlich sein. Meist bestand schon im Säuglingsalter ein infantiles Ekzem oder Milchschorf.

Charakteristisch für die an Neurodermitis erkrankten Patienten ist eine starke Sehnsucht nach liebendem körperlichem Kontakt (1-3), aber gleichzeitig eine starke Empfindlichkeit und Angst vor dem Kontakt. So bestehen oft große Schwierigkeiten, Ärger und Konfliktspannungen adäquat auszudrücken. Die Patienten können sich daher nicht von den Ansprüchen anderer abgrenzen und müssen befürchten, zum Spielball der anderen zu werden, wenn sie ihrer tiefen Sehnsucht nach liebender körperlicher Zuwendung, nach Nähe und Kontakt nachgehen. Diese Sehnsucht kann abgewehrt werden, indem der Patient den körperlichen Kontakt zu anderen Menschen oberflächlich als unnötig ansieht (1-8).

Das vom Patienten als abstoßend und ekelerregend wahrgenommene Ekzem kann dazu benutzt werden, den Kontakt mit anderen Menschen zu meiden. Die resultierenden Minderwertigkeitsgefühle können kompensatorisch in Überlegenheitsgefühlen, in einem arroganten, herablassenden Auftreten und in Größenideen zum Ausdruck kommen (1-6). Diese Betroffenen können sich so vor einer Wiederholung der traumatischen Erfahrung schützen, in ihren Wünschen nach Nähe und Zuwendung zurückgewiesen zu werden (1-8/1-7).

▶ Die **Urticaria** (Nesselsucht) ist ein akut auftretendes funktionelles Krankheitsbild, das durch Quaddeln, Schwellungen und starken Juckreiz gekennzeichnet ist. In der Regel besteht eine allergische Reaktionsbereitschaft gegenüber einer Vielzahl von Allergenen. Zusätzlich lassen sich bei den meisten Patienten konfliktauslösende Situationen herausarbeiten, die nur wenige Tage zurückliegen. Nicht selten kann eine larviert-depressive Symptomatik das Krankheitsbild begleiten.

Charakteristisch für diese Patienten sind zwischenmenschliche Beziehungen, in denen sie sich hilflos, ausgeliefert und abhängig gegenüber einem Partner erleben, den sie als mächtig und die Selbstständigkeit einschränkend erleben (1-5/1-6).

► Die **Psoriasis** (Schuppenflechte) ist eine genetisch determinierte Erkrankung, bei der jedoch die aktuelle Manifestation deutlich von psychischen Faktoren im Sinne der Auslösung und Verschlechterung beeinflußt wird. Zeitliche Korrelationen von Schüben mit psychosozialen Belastungen werden häufig beobachtet. Zwar machen Psoriatiker häufig auf den ersten Blick einen positiv gestimmten, Selbstvertrauen und Kontaktfreudigkeit vermittelnden Eindruck, doch verbirgt sich hinter dieser »starken Seite« nicht selten eine erhebliche seelische Verletzlichkeit. Immer wieder läßt sich beobachten, wie bestehende psychosoziale Belastungsfaktoren und emotionale Konflikte den Verlauf ungünstig beeinflussen und die Behandlungserfolge beeinträchtigen. Wie bei vielen anderen chronischen Erkrankungen ist immer auch an eine unzureichende Compliance zu denken, wenn die Therapieerfolge ausbleiben. Sie kann auf Probleme der Arzt-Patient-Beziehung oder auf konflikthafte interpersonelle Beziehungen verweisen.

► Patienten mit **Akne vulgaris** haben oft ein vermindertes Selbstwertgefühl und ein negatives Selbstbild. Angst und Depression, die mit dem geringen Selbstwertgefühl zusammenhängen, und in der Folge davon sozialer Rückzug können Begleiterscheinungen der Akne sein. Bei manchen Patienten begegnen wir der Tendenz, alle in sozialen Interaktionen entstehenden Schwierigkeiten und Probleme, die Folge des negativen Selbstbildes und der Selbstwertproblematik sind, auf die Akne zurückzuführen. Auf diese Weise kann die Akne zu **Abwehrzwecken eingesetzt** werden, da sie nur zu leicht die entstehenden Schwierigkeiten »erklärt« und so eine weitere Auseinandersetzung mit ihnen erspart. Besonders wenn dermatologische Behandlungsmaßnahmen nicht zu den erwarteten Besserungen führen, sollte man sich fragen, inwieweit ein Patient seine Akne »braucht«, um mit ihr interpersonelle Beziehungen zu regulieren und einer, wenngleich suboptimalen, Lösung zuzuführen.

► **Artifizielle Dermatosen** kommen mit einer Prävalenz von 0,3 % unter dermatologischen Patienten vor. Die Hautveränderungen, die Patienten sich selbst zufügen, können sehr variabel sein. Auffällig und diagnostisch wegweisend sind oft scharfe geometrische Abgrenzungen, die von normalaussehender Haut umgrenzt werden. Manchmal kommen artifizielle Dermatosen auch im Rahmen des **»Münchhausen-Syndroms«** vor, einer psychischen Störung, bei der Patienten fortgesetzt medizinische Einrichtungen aufsuchen, wobei sie entweder nicht existente Symptome vorspiegeln oder sich aktiv schädigen, um ärztliche Hilfe zu erlangen. Die Psychodynamik selbstschädigender Handlungen verweist im allgemeinen auf schwerwiegende Defizite in der Ausbildung eines Selbstgefühls und der Identität.

Psychosomatische Grundversorgung:
► die **Patienten zur Selbstbeobachtung anregen** und für zeitliche Zusammenhänge zwischen den dermatologischen Manifestationen und möglichen psychosozialen Konflikten sensibilisieren (1-2/1-4). Manchmal läßt die Frage nach den Umständen der letzten Verschlechterung ein pathogenes familiäres Konfliktmuster schon erkennen.

► Da die betroffenen Patienten aber überwiegend ein **somatisches Krankheitskonzept** haben, ist es wichtig, sie nicht hinsichtlich der Akzeptanz psychosomatischer Zusammenhänge zu überfordern. Gerade für den psychosomatisch interessierten (Haut-)Arzt besteht die Gefahr, nicht genügend auf das somatische Krankheitskonzept des Patienten einzugehen.

Selbst wenn dem behandelnden Arzt die psychoreaktive Auslösung unmittelbar evident scheint, sollte er dennoch dem Patienten das für ihn fremde Konzept nicht einfach »überstülpen«; ansonsten riskiert er, den Widerstand des Patienten herauszufordern (2-8). Gerade der endogene Ekzematiker, der typischerweise große Schwierigkeiten im Umgang mit sozialer Nähe hat, kann sehr empfindlich gegenüber einem unzeitgemäß eingeleiteten Gespräch sein, wenn er sich schutzlos einem in seine persönliche Sphäre eindringenden Arzt ausgeliefert fühlt.

▶ Unter diesem Blickwinkel ist es besonders günstig, wenn somatische Behandlung und Psychosomatische Grundversorgung in einer Hand bleiben, da so der günstigste Zeitpunkt für die Bearbeitung der psychosozialen Auslöser am besten bestimmt werden kann. Unter Umständen kann sich die Phase einer ausschließlich somatischen Orientierung über Wochen und Monate hinziehen, bis es möglich ist, gemeinsam mit dem Patienten die Konflikthaftigkeit seiner Beziehungen zu verstehen.

▶ Zur **Verbesserung der Selbstbeobachtung** kann dem Patienten empfohlen werden, ein **Tagebuch** zu führen und symptomauslösende oder -verschlechternde Ereignisse zu protokollieren. Man kann ihn darauf hinweisen, daß bei vielen Patienten mit Ekzemen konflikthafte Beziehungsmuster die Symptomatik auslösen oder verstärken können, und ihn fragen, ob auch er dies bei sich für möglich hält. Das ist für die meisten Patienten weit besser zu akzeptieren, als wenn ein solcher Zusammenhang in seinem Falle als gegeben behauptet wird.

▶ Schwieriger ist es, wenn **dauerhafte Spannungszustände** durch andauernd konflikthafte familiäre oder partnerschaftliche Beziehungen vorliegen, besonders dann, wenn der Patient glaubt, sich mit diesen Beziehungsmustern schon abgefunden zu haben. Hier ist im Gespräch vorsichtig auf die abgewehrten und nur in der Symptomatik zur Darstellung kommenden Affekte, vor allem Angst und Wut, zu fokussieren. In manchen Fällen kann eine Klinikeinweisung oder eine psychosomatisch orientierte Kurbehandlung hilfreich sein, die den Patienten aus dem pathogenen häuslichen Milieu herauslösen und ihm neue Beziehungserfahrungen ermöglichen.

▶ Natürlich gelingt es nicht immer, Symptomfreiheit zu erzielen. Immer ist daran zu denken, daß ein Patient möglicherweise keine andere Ausdrucksmöglichkeit für seine Emotionen hat als die Äußerungsformen seiner Erkrankung. Dann sollte das Ziel sein, dem Patienten das Leben mit der Erkrankung akzeptabel zu machen und Bewältigungsstrategien zu erarbeiten. Auch an Selbsthilfegruppen sollte gedacht werden. In manchen Fällen, bei-

spielsweise bei anhaltendem und quälendem Juckreiz, sind Psychopharmaka, vor allem Tranquilizer und Neuroleptika, unverzichtbar.

5.8 Erkrankungen im Hals-Nasen-Ohren-Bereich

5.8.1 Hörsturz

Krankheitsbild: Plötzlicher unvollständiger oder totaler Hörverlust, meist einseitig, selten beidseitig, ohne erkennbare physische Ursache. Begleitende subjektive Symptomatik: Druckgefühl im Ohr, Ohrgeräusche, Schwankschwindel, Unsicherheitsgefühl.

Ätiologie: Funktionell, psychosomatische Faktoren, vaskuläre Faktoren (Durchblutungsstörung des Innenohres) werden vermutet.

Auslösende Situation: Akutes belastendes Ereignis auf dem Hintergrund einer **chronischen Konfliktkonstellation:**

– Verluste, z.B. Tod, schwere Erkrankung, Weggang einer nahestehenden Person, wirtschaftliche Verluste

– Versagen bei einem hohen Anspruchsniveau, vor allem im beruflichen Bereich, aber auch in Partnerbeziehung und Familie

– Kränkungen.

Primärpersönlichkeit/Psychodynamik: Häufig ist eine **depressive Konfliktkonstellation** für die Persönlichkeit zentral. Statt Wünsche nach passiver Versorgung und Anerkennung zu erleben und zu zeigen, opfern sie sich für andere Personen auf und sind sehr leistungsbewußt und fleißig. Eine **längerdauernde Belastung,** die zur Abwehr benötigte Kräfte erschöpft, kann allein oder verstärkt durch eine minimale Zusatzbelastung zu einer psychosomatischen Dekompensation führen. Zudem sind es **Verlusterlebnisse,** die auf dem Hintergrund einer chronifizierten Konfliktsituation einen Hörsturz auslösen können. Bei einer inneren Abhängigkeit von einem anderen Menschen (mütterlichen Objekt), dessen unmittelbare Präsenz und Zuwendung benötigt wird, führt ein realer oder phantasierter Verlust zu einer depressiven Reaktion, die in einer vegetativen Symptomatik mit vaskulärer Beteiligung mündet. Ähnlich bedrohlich wird der Verlust der Anerkennung erlebt, wenn andere Menschen sich abwenden oder die erbrachte Leistung nicht wertschätzen. Es entsteht ein Loyalitätskonflikt; vor allem die aus Enttäuschungs- und Kränkungswut resultierenden aggressiven Regungen müssen aus Angst vor der Reaktion des anderen und aus Angst vor Schuldgefühlen unterdrückt werden.

Besonderheiten der Arzt-Patient-Beziehung: Da die Beschwerden nur subjektiv wahrnehmbar sind, fürchten die Patienten, nicht ernst genommen und als Simulanten abgelehnt zu werden (Arzt: 1-6/1-8). Diese Haltung führt zu weiteren Beteuerungen der Ernsthaftigkeit der psychosomatischen Symptomatik und zur Fixierung auf die organischen Beschwerden (2-8). Fühlt sich der Patient vom Arzt angenommen (Arzt: 1-2), so kann der Patient sich öffnen (2-2/2-4). Nicht selten schließen sich Klagen des Patienten über den »Streß« und die Dauerbelastung an, mit denen er in der letzten Zeit gelebt hat. Nun lassen sich Motive für sein Leistungsstreben suchen und Möglichkeiten mit dem Patienten durchsprechen, sich zu entlasten.

Psychosomatische Grundversorgung: Da die Patienten auf ihre Hörstörung sehr fixiert sind, ist ein unmittelbarer psychotherapeutischer Zugang zur Bearbeitung des zugrundeliegenden Konflikts nur selten möglich. Deshalb sollte dem Patienten die Möglichkeit der Einwirkung auf den Körper in einem **übenden Verfahren,** etwa dem Autogenen Training, eröffnet werden, um eine Reduktion der diffusen psychosomatischen Anspannung zu erreichen. Besondere Bedeutung gilt aber der **Erzeugung von Einsichten** in mögliche psychosoziale Zusammenhänge des Hörsturzes. Dies ist oft gut möglich, da der Hörsturz in der Regel in eine auslösende Situation eingebunden ist und Patienten oft spontan über in diesem Zusammenhang belastende Bedingungen berichten. Die stützende und entlastende Besprechung führt zu einer Beruhigung des Patienten, die oft schon eine Rückbildung der Symptomatik zur Folge hat. Zur Bearbeitung der **chronifizierten Belastungssituation** und deren Folgen sowie einer psychovegetativen Erschöpfung ist gelegentlich eine stationäre psychosomatische Behandlung angezeigt.

5.8.2 Tinnitus

Krankheitsbild: Einseitige oder doppelseitige subjektive Hörempfindung von Geräuschen ohne Wirkung einer äußeren Schallquelle, interindividuell unterschiedlich als Pfeiftöne, Rauschen, Windgeräusche, Motorenlärm o.ä., variierend in der Intensität und in der Frequenz, intermittierend oder permanent, in ruhiger Umgebung besonders störend. Begleitend Konzentrations- und Schlafstörungen, innere Unruhe und Nervosität, soziale Unsicherheit und Erschöpfung.

Ätiologie: Multifaktoriell; Läsionen der Cochlea und/oder einzelner Teile der Hörbahn, intrapsychische Belastungen, psychosoziale Problemsituationen.

Auslösende Situationen: Oft schleichende Entwicklung als Folge einer längerdauernden Belastung oder in zeitlichem Abstand von einer aktuellen Konfliktsituation. Zusammenhänge mit Überforderungssituationen im Leistungsbereich oder Beruf sowie mit Konflikten in Partnerbeziehungen, die nicht offen ausgetragen werden können, werden häufig beobachtet.

Primärpersönlichkeit/Psychodynamik: In der Persönlichkeitsstruktur sind vermehrt Züge von **Zwanghaftigkeit, Ängstlichkeit, Depressivität** und **sozialer Unsicherheit** beobachtet worden, wobei ungeklärt ist, ob diese auch prämorbid vorhanden waren oder sekundäre Krankheitsfolgen sind. Psychodynamisch wird der Tinnitus – vor allem in seiner wechselnden Intensität – bei einer großen Gruppe von Patienten im Zusammenhang mit den nicht offen erlebten Wünschen nach Anerkennung und Bestätigung, die sich in langdauernden Leistungsanstrengungen für das Wohlbefinden anderer zeigen, verständlich. Bei einer anderen Gruppe der Tinnituspatienten wird eine Beziehung der Ohrgeräusche zu unlösbar erscheinenden Konflikten mit wichtigen Bezugspersonen – oft (Ehe-)Partnern, seltener Eltern und Kindern – deutlich, in denen aggressive Gefühle und Impulse nicht ausgedrückt und von den Patienten auch gar nicht erlebt werden können.

Besonderheiten der Arzt-Patient-Beziehung: Tinnituspatienten sind sehr auf ihre Erkrankung fixiert, die ihnen große subjektive Beschwerden verursacht und Beeinträchtigungen mit sich bringt. Im Gespräch kontrollieren sie damit die Beziehung (1-5) und erwarten – manchmal idealisierend – Hilfe. Kann diese nicht gegeben werden, so sind **Enttäuschung,**

Abwertung und **versteckte Aggressionen** die Folge (1-6/1-8). Die Patienten vermuten auch leicht, daß der Arzt ihre Beschwerden, die ja nur sie selbst erleben, nicht ernst nimmt. Alle Bemühungen in dieser Richtung werden von ihnen sehr anerkannt und mit Erleichterung quittiert. Dabei erwarten sie, daß der Arzt ihre Auffassung der organischen Genese teilt. Durch das für sie erkennbare Bemühen, die **psychische Symptomatik als Krankheitsfolge** aufzufassen (1-2), läßt sich ein Zugang zur individuellen psychosozialen Situation erreichen; auch dann jedoch muß man auf unterschwellige Aggressionen und Entwertungen gefaßt sein.

Psychosomatische Grundversorgung: Die psychotherapeutischen Interventionen sollten sich zunächst auf die Bewältigung des Tinnitus richten:

– Informationen über die Erkrankung geben und das Krankheitsverhalten besprechen
– zur Bewältigung der sozialen Folgen verhaltenstherapeutische Techniken (soziales Training, Einübung von krankheitsadäquatem Verhalten)
– Entspannungsverfahren wie z.B. das Autogene Training und die progressive Muskelrelaxation führen zur Reduktion der Anspannung
– bei einer kleineren Gruppe von Patienten, bei denen eine Einsicht in psychische Zusammenhänge der Ohrgeräusche vorhanden ist und Konflikte in der Partnerbeziehung mit abgewehrten aggressiven Strebungen vorherrschen, ist eine konfliktorientierte Psychotherapie angezeigt.

5.8.3 Psychogene Hörstörung

Krankheitsbild: Mittlere bis starke symmetrische doppelseitige subjektiv empfundene Schwerhörigkeit ohne konsistenten Nachweis einer objektiven Hörstörung oder eines organpathologischen Befundes, situativ variierend, in Testsituationen stark, in unbeobachteter und ungezwungener Unterhaltung nicht vorhanden.

Ätiologie: Psychogen.

Auslösende Situation: Psychosoziale Konfliktsituationen, in denen Wünsche nach Nähe oder Aggressionen zu stark zu werden drohen, so daß die Kommunikation eingeschränkt werden muß, um das psychische Gleichgewicht zu erreichen. Besonders häufig sind hier nicht ausgetragene Auseinandersetzungen in Partnerbeziehungen von Bedeutung, sekundär Autoritäts- oder Versuchungssituationen am Arbeitsplatz, ebenso unartikulierte Wünsche nach Versorgung und Entlastung.

Primärpersönlichkeit/Psychodynamik: Die psychogene Hörstörung ist als ein **unspezifisches Konversionssymptom** zu verstehen (vgl. Kap. 3), in dem eine Hemmung der akustischen Wahrnehmung zur Bewältigung eines psychischen Konflikts eingesetzt wird. Das »Nichthörenkönnen« bezieht sich auf ängstigende innere Regungen ebenso wie auf bedrohliche äußere Konfrontationen. Die psychogene Hörstörung dient in diesem Zusammenhang als Mittel, **Versorgungswünsche** gegen Leistungsanforderungen durchzusetzen, ohne diese Wünsche einfordern zu müssen. Auch werden **aggressive Untertöne** in den Partnerbeziehungen »überhört«, da diese dann eigene unerwünschte Reaktionen zur Folge hätten. Die Schwerhörigkeit ist auch ein probates Mittel, um auf subtile Weise **Aggressionen** gegenüber dem Partner auszuüben, ohne daß diese sichtbar werden und man dafür verantwortlich gemacht werden könnte. **Sexuelle psychische Konflikte,** als deren somatisierte Abwehr die Hörstörung verstanden werden könnte, sind eher selten.

Besonderheiten der Arzt-Patient-Beziehung: Da die Schutzfunktion der psychogenen Hörstörung, das Nichthörenwollen, ebenso wie die »überhörte« psychosoziale Konfliktkonstellation recht bewußtseinsnah imponieren, sind die Patienten in der Regel bemüht, keinen Zweifel an ihrem Leiden entstehen zu lassen, um nicht als Simulant zu erscheinen. Es ist notwendig, den Schutzcharakter des Symptoms zunächst zu beachten und zu respektieren. Tut der Arzt das nicht, bestimmen die nun um so nachhaltiger artikulierten Beschwerden, regressiven Wünsche und aggressiven Strebungen unterschwellig das Gespräch. Der Patient zieht sich enttäuscht oder aggressiv zurück, es kommt zu einer Verstärkung der Symptomatik und schließlich deswegen zu einem Kommunikationsabbruch (2-6/2-8).

Psychosomatische Grundversorgung: Zunächst muß die **zwischenmenschliche Kon-**

fliktsituation erarbeitet werden. Oft helfen wenige Gespräche, in denen, auf die aktuellen Partnerkonflikte konzentriert, die Funktion der Hörstörung in der Regelung der Beziehungen und in der Bewältigung andrängender Affekte bearbeitet wird; schwierig wird es dann, wenn der **sekundäre Krankheitsgewinn** durch das »Nichthörenkönnen« in der Gestaltung der Beziehung groß ist. In seltenen Fällen ist eine Überleitung in eine konfliktbearbeitende tiefenpsychologisch fundierte Psychotherapie angezeigt.

5.8.4 Funktionelle Dysphonie

Krankheitsbild: Beeinträchtigung des Stimmklangs und/oder Einschränkung der stimmlichen Leistungsfähigkeit, im einzelnen unter anderem Heiserkeit, Stimmschwäche, Räusperzwang, Mißempfindungen wie Brennen, Trockenheit, Druck- und Spannungsgefühle, Schmerzen. Außerdem oft psychische Beschwerden wie Erschöpfungsgefühle, Niedergeschlagenheit, Müdigkeit, soziale Unsicherheit. Die Beschwerden stellen sich schleichend ein, oft im Zusammenhang mit einer Infektion in der Mund-/Halsregion, und variieren situativ in Intensität und Ausprägung.

Ätiologie: Multifaktoriell; organische Veränderungen, anlagebedingte Einschränkungen, starke Stimmbelastung, allgemein eingeschränkte Leistungsfähigkeit, soziale Belastungen, intrapsychische Konflikte.

Auslösende Situation: Meist **chronifizierte Belastungssituation:**
– Überforderung und nachfolgende Enttäuschungen, häufig im Zusammenhang mit der Pflege von Angehörigen und beruflichen oder familiären Anforderungen
– wiederholte Enttäuschungen in den Beziehungen auf dem Hintergrund einer depressiven Grundkonstellation
– Verlust von wichtigen Bezugspersonen.

Primärpersönlichkeit/Psychodynamik: Es lassen sich drei zugrundeliegende Konfliktkonstellationen unterscheiden:

Stimmstörung als Ausdruck einer **chroni-**
► **schen Belastungssituation,** als Teil einer unspezifischen Erschöpfungsreaktion, die

anderweitig nicht artikulierbare Schonungs- und Versorgungswünsche ausdrückt, in der Regel mit beträchtlichem sekundären Krankheitsgewinn (Arbeitsunfähigkeit, soziale Schonung etc.).

Stimmstörung als Symptom innerhalb einer
► **neurotischen depressiven Entwicklung** bei Verlust eines nahen Menschen oder bei Verlust der Liebe eines Partners als Ausdruck von Verlassenheitsängsten und Enttäuschungswut.

Stimmstörung als **Konversionssymptom**
► (vgl. Kap. 3) zur Abwehr von nicht zugelassenen **sexuellen Wünschen**.

Gemeinsam ist allen Konstellationen, daß nicht erwünschte Gefühle, die die Beziehungen gefährden oder zu Schuldgefühlen führen, durch Hemmung des Sprechens nicht erlebt und ausgedrückt werden können; dabei geht es in erster Linie um Gefühle von Wut, Kränkung, Angst vor Schuldgefühlen, aber auch um Trauer und Verlassenheitsängste.

Besonderheiten der Arzt-Patient-Beziehung: Starke Anspruchlichkeit mit Zuwendungs- und Schonungswünschen wechseln bei den Patienten mit Selbständigkeitsbestrebungen ab (1-3/1-8). Dies kann beim Arzt nach dem anfänglichen Helfenwollen (1-4) leicht zu einem enttäuschten Rückzug oder zum resignativen oder ärgerlichen Abwenden führen (2-6/2-8), was die Patienten wiederum als Bestätigung ihrer Enttäuschungserwartung auffassen; sie müssen sich um so stärker in ihrer Stimmsymptomatik Ausdruck verschaffen (2-8).

Psychosomatische Grundversorgung: Oft können konfliktzentrierte Gespräche zu einer Entlastung führen, indem sie die psychosoziale Konfliktsituation, in die die Stimmstörung eingebunden ist, dem Patienten deutlich machen und Änderungen zur Entlastung vorbereiten können:
– Entlastung der Patienten im Gespräch von **andrängenden Schuld- und Schamgefühlen**
– bei chronifizierten Überforderungssituationen Einleitung einer **stationären psychosomatischen Heilbehandlung**

– bei Verlustereignissen Bearbeitung der abgewehrten Affekte in punktuellen Gesprächen
– **logopädische Behandlung**
– **übende Verfahren** wie Autogenes Training
– Bei einer erkennbaren hysterischen Konfliktkonstellation, in der sexuelle Wünsche abgewehrt werden, ist die Einleitung einer **psychoanalytischen Psychotherapie** zu empfehlen.

5.8.5 Psychogene Aphonie

Krankheitsbild: Akut einsetzender völliger
Verlust der Stimme von einigen Stunden bis
mehreren Tagen, gelegentlich Flüsterstimme erhalten. Spontanremissionen häufig; Neigung
zum intermittierenden Wiederauftreten.

Ätiologie: Psychogen.

Auslösende Situation: Sexuelle Versu-
chungs-/Versagungssituation, in realen Partnerbeziehungen oder in der Phantasie.

Primärpersönlichkeit/Psychodynamik: In
der Regel reife **hysterische Persönlichkeit.**
Sexuelle Wünsche sind tabuisiert. Die uner-
wünschten libidinösen Strebungen werden mittels somatischer Konversion abgewehrt (vgl.
Kap. 3), wobei die Mund- und Halsregion mit
sexuellen Phantasien oft verbunden ist.

**Besonderheiten der Arzt-Patient-Interak-
tion:** Diagnostik wie Therapie leiden unter dem
Symptom, das eine starke Hemmung oder
den völligen Ausfall der Sprache enthält.
Diese eingeschränkte Verständigungsmöglich-
keit eröffnet dem Patienten einen verdeckten
manipulativen Umgang mit dem Gesprächspartner (1-5). In diesem kann auch die Wut des Patienten Ausdruck finden. Im Arzt entsteht leicht
die Neigung, sich diesem manipulativen Einfluß
zu entziehen und den Patienten weiter zu überweisen oder ihn nicht ernst zu nehmen (2-8/
1-8/1-6).

Psychosomatische Grundversorgung: Konfliktzentrierte aufdeckende Gespräche zur Bearbeitung der aktuellen Situation. Bei Remission
besteht oft keine weitere Motivation zu einer
psychotherapeutischen Behandlung. Bei rezidivierenden aphonen Zuständen ist eine tiefenpsychologische oder psychoanalytische Behandlung indiziert.

5.8.6 Globussyndrom

Krankheitsbild: Unspezifische Mißempfindung im Hals und speziell im Schlucktrakt, als
Kloß- oder Fremdkörpergefühl, Schmerzgefühl
oder Brennen, auch Druck- und Spannungsge-
fühl, ohne organpathologischen Befund.

Ätiologie: Psychogen.

Auslösende Situation: Depressive Enttäu-
schungssituation bei fortbestehenden Versor-
gungs- und Zuwendungswünschen und heftigen
aggressiven Impulsen, z.B. bei Vorleistungen
gegenüber Eltern in der Pflege für sie, Aufopferung für Partner in Haushalt/Betrieb; sexuelle
Versuchungs-/Versagungssituation bei starken
Schuldgefühlen, z.B. bei außerehelichen sexuellen Wünschen.

Primärpersönlichkeit/Psychodynamik: Ein
Globussyndrom entsteht als Konversionssymp-
tomatik (vgl. Kap. 3) in der Regel auf der Basis
einer **erotischen/sexuellen Konfliktkonstellation,** seltener auf dem Hintergrund einer **Selbstwertproblematik.** Durch die Somatisierung
werden in erster Linie erotisch/sexuelle Strebungen abgewehrt, die unter die Zensur des Gewissens fallen; oft sind mit dem Symptom unbewußte sexuelle Phantasien verbunden. Außerdem kann eine Beeinträchtigung des Selbst- und
Selbstwertgefühls repariert werden, indem die
Körpergrenzen stellvertretend die Funktion der
Abgrenzung (»Ich kann nichts mehr schlucken«)
übernehmen. Die Persönlichkeitsstruktur ist un-
einheitlich, wenn auch hysterische und depressive Züge überwiegen.

**Besonderheiten der Arzt-Patient-Bezie-
hung:** Die Interaktion kann leicht von theatralisch wirkenden Inszenierungen der Patienten
bestimmt werden, die den Arzt zu fesseln und
von möglicherweise konflikthaften psychosozialen Konstellationen abzulenken vermögen.
Sowohl der klassische hysterische wie der depressive Globuspatient wendet sich jedoch enttäuscht vom Arzt ab, wenn der psychosoziale
Konflikt nicht gesehen wurde. Wenn auch Deu-
tungen relevanter Zusammenhänge im Hinblick
auf das Symptom zurückgewiesen werden, so
vermitteln sie dem Patienten doch den Eindruck,
in der Komplexität des psychischen Leidens akzeptiert zu werden.

Psychosomatische Grundversorgung: Konflikt- und symptomorientierte Besprechung der psychosozialen Situation mit dem Ziel der Motivation zu einer weiterführenden tiefenpsychologischen oder psychoanalytischen Behandlung.

5.9 Infektionskrankheiten

Infektionskrankheiten, insbesondere die viralen Atemwegsinfekte, zählen vor allem in den Wintermonaten zu den häufigsten Krankheitsbildern in Allgemeinpraxen. Das Auftreten und der Verlauf dieser banalen Infekte wird vermutlich von psychosozialen Faktoren mitbeeinflußt. So steht die Häufigkeit einer **viralen Erkältungskrankheit** im direkten Zusammenhang zum Betriebsklima. Sie tritt oftmals in Situationen auf, in denen das Individuum gefordert ist, schwierige Situationen zu meistern, und dauert um so länger an, je ausgeprägter die psychosoziale Belastung ist. Das Ausmaß der Veränderung des Immunsystems scheint mit dem Ausmaß an Streß übereinzustimmen. Es scheint eine Beziehung zwischen psychosozialer Vereinsamung, introvertiertem Verhalten und der Abnahme der Immunkompetenz zu bestehen.

In der Entwicklung der **Angina tonsillaris** werden immer wieder zeitliche Bezüge zu Liebesbeziehungen, Verlobungen oder Eheschließungen beschrieben. Daneben findet sich bei diesen Patienten ein hoher Prozentsatz an depressiven Verstimmungen, Appetitstörungen und funktionellen Magen-Darm-Erkrankungen. Häufig weisen die Patientinnen eine depressiv-zwangsneurotische Charakterstruktur auf.

Auch auf den Verlauf der **Tuberkulose** wirken sich psychosoziale Probleme aus. Patienten mit ausgesprochenen psychischen Belastungen zeigen eine verzögerte Rekonvaleszenz (Kavernenschwund), verzeichnen mehr Kurabbrüche oder disziplinarische Entlassungen, verweigern Heilverfahren, sind nichtcompliant. In dieser Gruppe finden sich oftmals auch Alkoholabhängige.

Insbesondere sehr häufig auftretende oder protrahiert verlaufende Infektionserkrankungen können – nach Ausschluß organischer Ursachen – eine Indikation für die **Psychosomatische Grundversorgung** darstellen. Belastende Lebenssituationen sind zu eruieren und Möglichkeiten mit dem Patienten zu suchen, sich zu entlasten und die Anforderungen zu meistern.

5.10 Psychogenes Schmerzsyndrom

Krankheitsbild: Heftige, in der Regel ununterbrochene, selten rezidivierende Schmerzen von mindestens 6 Monaten Dauer; unterschiedliche, manchmal wechselnde Schmerzregionen (Kopf, Abdomen, Extremitäten etc.), die in ihrer Ausdehnung nicht mit der anatomischen Ordnung übereinstimmen; keine organpathologischen Veränderungen, oder diese können das Ausmaß des Schmerzes nicht erklären. Kopplung mit den Symptomen einer **Depression** (larvierte Depression vgl. Kap. 9). Der Zusammenhang zwischen psychogenem Schmerzsyndrom und Depression ist jedoch nicht so eng, wie häufig angenommen. Bis zu 27 % der chronischen Schmerzpatienten weisen Zeichen einer nichtpsychotischen Depression auf.

> **Komplikationen:** Entwicklung einer **Medikamentenabhängigkeit** (Bei einem Drittel der dialysepflichtigen Patienten ist ein Analgetikaabusus vorausgegangen!) sowie **sekundäre organische Komplikationen** nach chirurgischen Eingriffen.

Ätiologie: Die Vorstellung, daß körperlicher Schmerz eine körperliche Ursache haben muß, es sich ansonsten nur um eingebildete Kranke oder Simulanten handeln kann, ist in Klinik und Praxis heute immer noch sehr verbreitet. **Schmerz ist ein psychisches Phänomen.** Selbst schwere Schmerzen können ohne Gewebsverletzung entstehen! Umgekehrt können schwere Verletzungen ohne Schmerzen erlebt werden.

Diagnose: Ausschluß einer somatischen Ursache; positiver psychischer Befund (zeitlicher Zusammenhang zur auslösenden Situation, neurotische Konfliktentlastung, sekundärer Krankheitsgewinn). Tabelle 9 stellt anamnestisch zu erhebende Screeningparameter dar, die für eine psychische Ätiologie der Schmerzerkrankung sprechen (Egle et al. 1991, 1992). **Differentialdiagnostisch** sind neben den somatisch bedingten Schmerzen auch Schmerzerlebnisse im Rah-

Tab. 9. Für die psychogene Ursache einer Schmerz-erkrankung sprechen folgende anamnestischen Angaben des Patienten:

– ausgeprägte Belastungen in der Kindheit (wenig gefühlsmäßiges Verständnis, Geborgenheit und Zuneigung durch die Eltern, Mißhandlungen, viel Streit/Scheidung der Eltern, starke berufliche Anspannung beider Elternteile)

– keine Möglichkeit zu persönlichen Auseinander-setzungen mit den Eltern

– wenig Verständnis des Partners für die Erkrankung/schlechte Qualität der Partnerbeziehung

anamnestische Erhebung eines im Umfeld ähnlichen Beschwerdebildes/einer Erkrankung des gleichen Organareals

– in der Anamnese öfter Bauchschmerzen

– Akzeptanz der seelischen Ursache als Erklärung für die Schmerzen

– aktuelle Konflikte mit Vorgesetzten

– das Sexualleben wird als unwichtig erachtet

– Alter des Patienten < 35 Jahre

men psychotischer Erkrankungen (Coenaesthe-sien) auszuschließen.

Primärpersönlichkeit/Psychodynamik: Es lassen sich folgende drei Untergruppen abgrenzen (vgl. Hoffmann 1989).

► **Der Schmerz als Abwehr der Bedrohung der Selbstsicherheit, des Selbstwertgefühls und der Selbstachtung**

Eine existentielle Identitätskrise wird durch den Schmerz vermieden oder zumindest begrenzt. Für diese Patientengruppe spielt schon vor dem Ausbruch der Erkrankung die Unverletzbarkeit des Körpers, die Fitneß und Stärke eine herausragende Rolle. Diese Menschen zeigen sich betont leistungsfähig, beruflich erfolgreich, kämpferisch, manchmal arrogant und auf die eigene Person und den eigenen Körper fixiert. Durch dieses Verhalten kompensieren sie Gefühle von **Minderwertigkeit** und **Identitätsprobleme.** Die Schmerzsymptome **beginnen plötzlich** nach zufälligen Unfällen, Traumen oder banalen Beeinträchtigungen. Diese schmerzhaften Ereignisse wecken bei den Patienten Gefühle von **Hilflosigkeit** und bedrohen

die Größenvorstellungen. Häufig entwickeln sie starke Abhängigkeitswünsche, fordern schnellste Wiederherstellung der Gesundheit, sind gereizt und gekränkt. Vom Arzt erwarten sie, er solle ihnen sofort die Krankheit nehmen, sind enttäuscht, wenn dieses nicht gelingt. Chronifiziert der Schmerz, so bilden sie eine **neue Identität als »leidendes Opfer«** aus.

Fallbeispiel
Ein 32jähriger Malergeselle klagte im Rahmen eines psychosomatischen Erstgespräches über multiple Schmerzen im Bereich der Hals- und Lendenwirbelsäule. Die Schmerzen ruinierten ihn und seine Familie. Die Schmerzen begannen vor 2 Jahren als Folge eines Verkehrsunfalls. Damals sei er, in einem stehenden Wagen sitzend, von einem anderen PKW angefahren worden. Nachdem zunächst der Verdacht auf ein HWS-Schleudertrauma geäußert worden sei, glaube ihm zur Zeit kein Arzt mehr. Er könne aber infolge der chronischen Schmerzen nicht mehr arbeiten, gehe von Arzt zu Arzt und suche Hilfe. Im Verlauf des Gespräches berichtet der Patient, daß er ein sehr fleißiger und kräftiger Mann gewesen sei, der neben seinem Beruf zahlreiche Nebentätigkeiten ausgeübt hatte, um das einige Jahre zuvor erworbene Haus abzahlen zu können. Dieses Haus war für ihn das äußere Zeichen seines Aufstieges aus den verarmten Verhältnissen, in denen er aufgewachsen war. Als einziger seiner sieben Geschwister hatte er es geschafft, sich emporzuarbeiten. Kurz vor dem Unfall habe es jedoch Probleme in der Finanzierung des Hauses gegeben. Durch die Schmerzen sei es ihm nun unmöglich, die finanziellen Belastungen für das Haus weiter zu tragen.

► **Der Schmerz als Ausdruck eines inneren Konflikts (Konversion)**

Ein seelischer Schmerz, der in einem unerträglichen Gefühl und ungelösten Konflikt wurzelt, wird im körperlichen Schmerz dargestellt und erlebt. In dem Schmerz kann unter anderem folgendes zur Darstellung kommen:

– **eine Lebensgeschichte** voller Mißhandlungen, Qualen, Ausbeutungen und Gewalttätigkeiten.
– **Schuldgefühle:** Schuld und Sühne sind schon in der Kindheit mit körperlichen Schmerzen in Form von Schlägen gekoppelt. Häufig sind es depressiv- masochistische Patienten, die im Schmerz Entlastung von den Schuldgefühlen finden, indem sie Sühne für vermeintliche Schuld leisten.
– **Depression und Angstgefühle:** Die Aufmerksamkeit wird vom seelischen auf den körperlichen Schmerz gelenkt.
– **aggressive Gefühle:** In der Regel sind die meisten Schmerzpatienten aggressiv stark gehemmt. Durch das Symptom wird einerseits die Wut unterdrückt, andererseits drückt sie sich im Symptom aus, wie folgende Redewendungen von Patienten zeigen: »Es ist ein Gefühl, als wenn mein Kopf gleich platzen würde.« »Ich könnte mit dem Kopf gegen die Wand schlagen.«
– **der Wunsch nach einer konstanten Beziehung:** Der Schmerz wird zum verläßlichen Begleiter (Ahrens und Lamparter 1989, Hirsch 1985). Wie eine andere Person, so kann der Schmerz einen Patienten quälen oder in Ruhe lassen. Nach ihm muß man das Leben ausrichten. Der Schmerz tritt somit an die Stelle einer verlorenen Person und schützt in dieser Form vor der Depression.

▶ **Der Schmerz als körperliche Begleiterscheinung von Gefühlen**
Wie im Kapitel 3 dargestellt, treten neurophysiologische Veränderungen besonders dann auf, wenn Patienten Gefühle nicht wahrnehmen und ausdrücken. Insbesondere Gefühle von **Ärger, Zorn und Wut** gehen mit einer Anspannung der Muskulatur einher. Patienten, die diese Gefühle nicht spüren und zeigen können, klagen über die vegetativen Begleiterscheinungen dieser Gefühle: Herzklopfen, Zittern, Schmerzen im Bereich der Schläfen, des Nackens, des Unterkiefers sowie im Bereich der Schultern und des Rückens. Häufig sind diese Patienten an zusammengepreßten Lippen, geballten Kiefermuskeln, verkrampften Fäusten, gezwungenem Lächeln und ihrer ausgewählten Freundlichkeit und Liebenswürdigkeit zu erkennen.

Besonderheiten der Arzt-Patient-Beziehung: Schmerzpatienten bedrängen den Arzt, **eingreifende diagnostische und therapeutische Maßnahmen** vorzunehmen (1-5/1-6). Je drastischer der Eingriff, um so »lieber« ist er dem Patienten. Nicht selten lassen sich Ärzte z.B. immer wieder zu Probelaparotomien bewegen, infolge derer organpathologische Veränderungen sich entwickeln können. Ebenso wird dem Drängen des Patienten nach Schmerzmitteln nachgegangen, so daß sich nicht selten ein **Schmerzmittelabusus** entwickelt (2-5/2-6). Arzt und Patient einigen sich auf eine somatische Ursache des Schmerzes, ohne jedoch einen pathologischen organischen Befund diagnostiziert zu haben. Schon die Erhebung der Anamnese ist von der Angst des Patienten bestimmt, als **Simulant** entlarvt zu werden. Daher stellt er den Schmerz ganz in das Zentrum des Gesprächs und verleugnet vor dem Arzt psychosoziale Probleme. Der Angst, entlarvt zu werden, kann man entgegenwirken, indem man zu Beginn des Gespräches über die Wechselwirkung zwischen Schmerzempfinden und dem Stimmungszentrum im Gehirn aufklärt und darauf hinweist, daß auch diese Wechselwirkung über Nervenbahnen verläuft. So signalisiert der Arzt, daß er die **Beschwerden ernst nimmt.** Er gibt dem Patienten ein Verstehensmodell in die Hand, das psychische Einflüsse nicht ausklammert, sich aber nahe genug am Krankheitsverständnis des Patienten bewegt.

Auch wenn eine desolate psychosoziale Situation eines Patienten deutlich wird (2-2), so kann es geschehen, daß die Patienten keine Beziehung zwischen den Schmerzen und ihren zwischenmenschlichen Problemen wahrnehmen – oder aber in einem folgenden Gespräch werden die Probleme erneut geleugnet (2-8). Dieses löst nicht selten beim untersuchenden Arzt **Verwirrung, Hilflosigkeit und Ärger** aus (1-7/2-6/2-8). Nur ein geduldiges Verständnis für die Notwendigkeit des Patienten (1-2/1-4), an seinem Schmerz festzuhalten und seine Probleme nicht wahrzunehmen, kann hier weiterführen.

Psychosomatische Grundversorgung: Je nach der Psychodynamik des Patienten ist die Behandlung zu gestalten.

Der Primärarzt sollte diese Patienten vor einer **Chronifizierung bewahren, sie vor schädigenden Eingriffen schützen**, einem **Medikamentenabusus entgegenwirken** und sie zu einer – in der Regel stationären – **psychosomatischen Behandlung motivieren.**

Kompensiert der Schmerz eine **Selbstwert- und Identitätskrise,** so sollte der Arzt:
– den Schmerz zunächst nicht antasten oder wegnehmen, aber den sekundären Gewinn einschränken;
– den Patienten stabilisieren, indem er sein Augenmerk auf das richtet, was der Patient noch kann, und nicht auf dasjenige, was er nicht mehr kann (1-2);
– die Fähigkeiten des Patienten vor Schmerzbeginn würdigen;
– auch in der physikalischen Therapie sich nicht nur auf den schmerzenden Körperteil konzentrieren.

Erst wenn der Patient Vertrauen in die Arzt-Patient-Beziehung setzt und erfährt (2-4), daß er auch mit einem nichtintakten Körper geschätzt wird, kann er langsam seine grandiosen Vorstellungen vom eigenen Körper trauernd aufgeben.

Stellt der Schmerz eine **Begleitreaktion von Gefühlen** dar, so sind die Affekte oft so greifbar, daß eine **konfliktzentrierte Kurztherapie** geleistet werden kann. Insbesondere ist auf die unterdrückten Gefühle von Ärger und Wut zu achten, aber auch auf die Ängste und verinnerlichten Verbote, diese Gefühle auszudrücken. Die **Muskelrelaxation nach Jacobson** kann zur Entspannung der Muskulatur beitragen, sollte aber begleitet sein von einer Therapie, in der der Patient seine Gefühle und die damit verbundenen Probleme mit der Umwelt klärt.

Drückt der Schmerz einen **inneren Konflikt** aus, fehlt häufig der Leidensdruck und die Motivation für eine Therapie, da die Symptomatik den innerseelischen Konflikt entschärft. Diese Schmerzen können sich manchmal zurückbilden, wenn der Patient seine Lebenssituation verändert. Geht man zu schnell auf die Befreiung vom Symptom hin, so raubt man dem Patienten die Möglichkeit, das seelische Gleichgewicht zu

behalten. Er muß dann die Beziehung zum Arzt beenden, da ihm dieser zu gefährlich ist. Der Arzt muß **geduldig warten** und in dieser Zeit zunächst die eher somatisch bedingten Symptome des Patienten zum Beispiel mit physikalischen Mitteln oder medikamentös behandeln (2-4). Er sollte aber gleichzeitig den Patienten auf **Lebensschwierigkeiten und emotionale Probleme hinweisen** (1-4/1-5). Die Neigung, Schmerz erleiden zu müssen, kann bei gewissen Patienten sehr ausgeprägt sein, so daß schon viel erreicht ist, wenn man bei diesen Patienten zu einer Stabilisierung der Situation beiträgt, indem man sie vor weiteren eingreifenden Untersuchungen und Operationen bewahrt.

5.11 Neurologische Krankheitsbilder

5.11.1 Kopfschmerz

In diesem Kapitel gehen wir nicht auf die organisch bedingten Kopfschmerzen ein, sondern nur auf die Kopfschmerzformen, in deren Genese und Chronifizierung psychosoziale Aspekte eine bedeutende Rolle spielen können.

Krankheitsbilder mit potentieller psychosozialer Verursachung:

Migräne: Wiederholte, gewöhnlich einseitig beginnende Schmerzattacken, in der Regel mit Appetitlosigkeit, manchmal Übelkeit und Erbrechen verbunden; sensorische, motorische und Störungen der Stimmungslage gehen den Attacken manchmal voraus.

Klassische Migräne: Zunächst Prodromalphase mit Sehstörungen, danach ein hämmernder, pochender, meist einseitiger Kopfschmerz in der Schläfenregion oder über dem Auge.

Einfache Migräne (Migraine accompagnée): Kein scharfer Anfallsbeginn und kein scharfes Ende; manchmal beidseitiger Schmerz: hemiplegische Migräne verbunden mit Parästhesien, Aphasien oder paraphasischen Störungen oder motorischen Ausfällen.

Cluster-Kopfschmerz: Halbseitiger, sehr intensiver, periorbitaler, in bis zu zweistündigen Attacken auftretender Schmerz; häufig nachts auftretend; Tränenfluß und Horner-Syndrom.

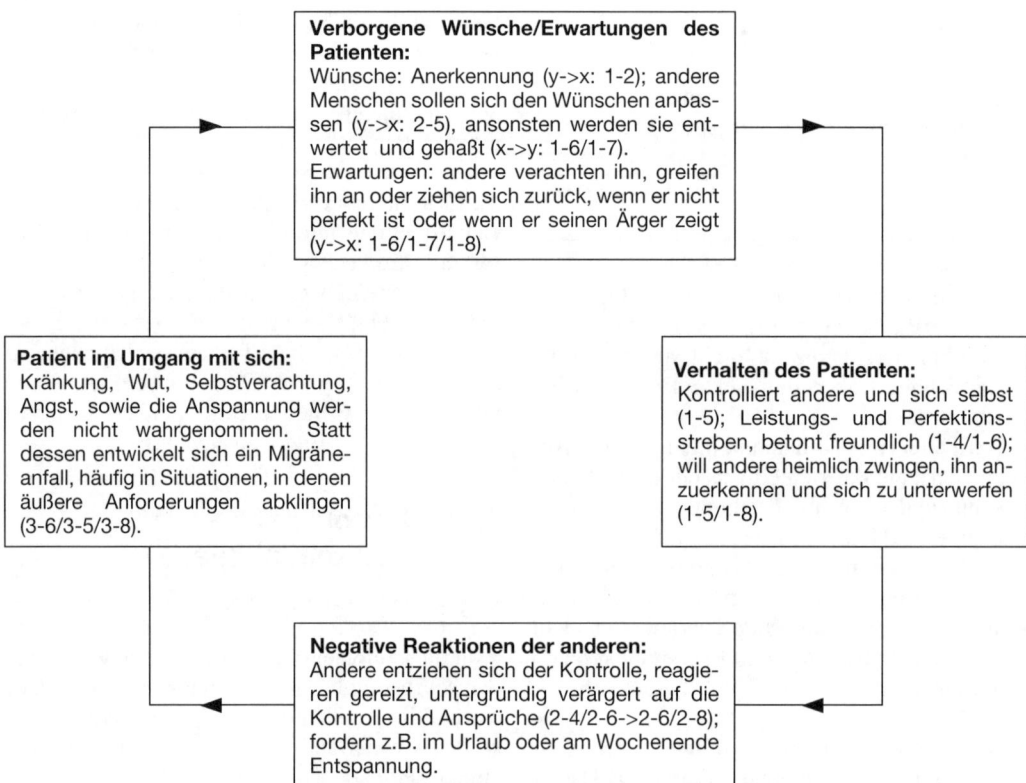

Verborgene Wünsche/Erwartungen des Patienten:
Wünsche: Anerkennung (y->x: 1-2); andere Menschen sollen sich den Wünschen anpassen (y->x: 2-5), ansonsten werden sie entwertet und gehaßt (x->y: 1-6/1-7).
Erwartungen: andere verachten ihn, greifen ihn an oder ziehen sich zurück, wenn er nicht perfekt ist oder wenn er seinen Ärger zeigt (y->x: 1-6/1-7/1-8).

Patient im Umgang mit sich:
Kränkung, Wut, Selbstverachtung, Angst, sowie die Anspannung werden nicht wahrgenommen. Statt dessen entwickelt sich ein Migräneanfall, häufig in Situationen, in denen äußere Anforderungen abklingen (3-6/3-5/3-8).

Verhalten des Patienten:
Kontrolliert andere und sich selbst (1-5); Leistungs- und Perfektionsstreben, betont freundlich (1-4/1-6); will andere heimlich zwingen, ihn anzuerkennen und sich zu unterwerfen (1-5/1-8).

Negative Reaktionen der anderen:
Andere entziehen sich der Kontrolle, reagieren gereizt, untergründig verärgert auf die Kontrolle und Ansprüche (2-4/2-6->2-6/2-8); fordern z.B. im Urlaub oder am Wochenende Entspannung.

Abb. 12. Chronisch-maladaptiver Beziehungszirkel bei zwanghaft-narzißtischen Patienten mit Migräne.

Chronischer Spannungskopfschmerz: Symmetrisch, dumpfer, diffuser, bohrender, fast ständig vorhandener Schmerz, der mit Muskelspannungen, Angst und Depression einhergeht.

Kombinierter Kopfschmerz: Häufig; sowohl kontinuierlicher Spannungskopfschmerz als auch Migräneanfälle.

Kopfschmerz im Rahmen eines psychotischen Erlebens: Der Patient macht eine wahnhafte Ursache für den Schmerz verantwortlich (z.B. Schraubzwingen am Kopf).

Hypochondrischer Kopfschmerz: Er wird vom Patienten oft weniger als Schmerz, mehr als Kopfdruck beschrieben, der das Denken behindert und die Entschlußkraft lähmt; am Tag auftretend; beeinträchtigt den Schlaf nicht.

Häufigkeit: 30 % der Bevölkerung klagt über Kopfschmerzen; für 14 % stellt der Kopfschmerz ein erhebliches Problem dar; Frauen der oberen Schichten sind etwas häufiger betroffen.

Auslösende Situation:
Migräne:
– hormonelle Veränderungen bei Frauen
– körperliche Belastungen
– optische Reize
– alimentäre Substanzen (Rotwein, Schokolade, Käse, Alkohol, Histamin, Phenyläthylamin)
– klimatische Veränderungen
– psychosoziale Auslöser (bei 60 %): Verselbständigungsschritte, im Anschluß an belastende Situationen, Urlaubsbeginn, Feierabend, Wochenende, bei intensiven Affekten (Freude, Angst, Ärger).

Spannungskopfschmerz:
Psychosoziale Probleme:
– Leistungsdruck, beruflicher Aufstieg, Zeiten von Überforderungen

– nicht wahrgenommene Wut
– gehemmter Leistungswunsch
– Erreichen eines Zieles
– Auslöser sind individuell zu klären.

Primärpersönlichkeit/Psychodynamik:
Diese entsprechen den Patienten beim psychogenen Schmerzsyndrom (s. S. 90ff). Folgende Charakteristika werden jedoch bei den Kopfschmerzpatienten gehäuft beobachtet (CMP s. Abb. 12):

Migränepatienten gelten als ehrgeizig, erfolgsorientiert, überordentlich, perfektionistisch und ausdauernd. Sie teilen ihr Leben häufig nach der Uhr ein und haben schnell Schuldgefühle bzgl. Nicht-Erfüllung der antizipierten Ziele. Auf überraschende Änderungen in ihrer täglichen Routine reagieren sie mit großer Anspannung. Ebenso sind die Veränderungen, die ein Urlaub mit sich bringt, für die Patienten belastend. Auf Reisen geraten sie nicht selten unter Anspannung, zu spät zu kommen, den Zug zu verpassen etc. Da die Patienten hohen Leistungsnormen verpflichtet sind, erleben sie in diesen Situationen intensive Versagensängste. Auch ihre sozialen Beziehungen und ihr Sexualleben ist geprägt durch das **Leistungsstreben.** Die **Beziehungen** wirken daher oftmals unpersönlich, die **Sexualität** ist nicht selten problematisch. In ihrem **Selbstwerterleben** sind sie leicht irritierbar. Sie sind gegenüber narzißtischen Kränkungen sehr sensibel. Die aus dieser Kränkbarkeit resultierende Wut wird ebenso wie die **Anspannung** jedoch nicht erlebt, sondern verdrängt. Die Patienten sehnen sich nach einer nahen, symbiotischen Beziehung, entwickeln aber gegenüber bewußt geliebten Personen unbewußt intensive Wut, wenn diese ihren Beziehungswünschen nicht entsprechen. Durch das rationale Denken wird die Gefühlswelt, insbesondere der Ärger und die Wut, kontrolliert. Die **Anspannung ist der Ausdruck** dieser Kontrolle. Wenn die Anspannungen abklingen, entwickeln sich oftmals die Migräneanfälle.

Auch Spannungskopfschmerzpatienten sind häufig sehr **ehrgeizig, leistungsorientiert, überfordern die eigenen Möglichkeiten** und haben **starke Furcht vor Mißerfolgen.** Das rigide Leistungsdenken und der Perfektionismus führen zu einer Daueranspannung. Patienten mit Migräne scheinen sozial besser kompensiert.

Impulse von Feindseligkeit werden von ihnen noch intensiver kontrolliert als von Spannungskopfschmerzpatienten. Diese zeigen häufig mehr von ihrer Feindseligkeit, Ängstlichkeit und psychischen Desorganisation.

> Der Spannungkopfschmerz ist oftmals als ein **Affektäquivalent** (vgl. Kap. 3) anzusehen: Patienten mit Spannungskopfschmerz drücken in zwischenmenschlichen Konflikten ihre Emotionen vermindert aus. Diese Hemmung geht mit erhöhten Muskelanspannungswerten einher.

Besonderheiten der Arzt-Patient-Beziehung: Diese ist oftmals von der Sorge geprägt, eine organische Ursache zu übersehen. Doch nur 5 % der Kopfschmerzpatienten haben eine organische Ursache. Der Patient drängt auf eine diagnostische Abklärung, auch wenn diese zuvor gründlich erfolgt ist und er über die Ergebnisse vorausgehender Untersuchungen informiert wurde (1-5/1-8). Nicht selten setzt er den Arzt unter **Leistungsdruck,** eine geheimnisvolle Erkrankung zu entdecken. Ratschläge des Arztes zur Lebensführung (1-4/1-5) werden von diesen Patienten nicht selten als **Leistungsanforderungen** verstanden, denen der Patient sich zu unterwerfen hat (2-5). Sie sind für den Patienten ein Beweis, daß er es noch nicht ausreichend geschafft hat, perfekt zu sein (2-6/3-6). Dieses verstärkt oftmals die Anspannung und infolgedessen die Symptomatik des Patienten. Daher ist es hilfreicher, den Patienten in der Suche nach Auslösern zu begleiten, ihn anzuerkennen (1-2/1-4) und mit ihm zu überlegen, wie er diese Situationen meiden kann.

Psychosomatische Grundversorgung:
– **allgemeine Maßnahmen:** Aufdecken und Vermeiden möglichst aller im individuellen Fall wirksamen Auslöser
– Bemühung um einen **allgemeinen Gesundheitszustand,** z.B. Regulierung der Arbeits-, Schlaf- und Ernährungsgewohnheiten
– **physikalische Therapien:** Massagen, krankengymnastische Behandlungen, Lockerungsgymnastik
– **Akupunktur**

– **medikamentöse Therapien:** Beachte:
  – Entwicklung eines Schmerzmittelabusus
  – Verstärkung des Schmerzes durch Bedarfsarznei!
  – Tranquilizer in Mischpräparaten verstärken Abususgefahr
  – Einige Analgetika (Mutterkornalkaloide) wirken bei längerem Gebrauch selbst schmerzerzeugend
  – Entzugsbehandlung muß stationär erfolgen
  – Regelmäßig über die Medikation sprechen, um die Compliance zu verbessern
– Motivation zur **Psychotherapie** erarbeiten:
  – Entspannungsverfahren: progressive Muskelentspannung, funktionelle Entspannung nach Fuchs, Biofeedback-Verfahren, Handwärmungstraining etc.
  – Tiefenpsychologische, konfliktbearbeitende Therapien

Kopfschmerzpatienten stehen in der Regel einer Psychotherapie skeptisch gegenüber. Auch gilt der Umgang mit Kopfschmerzpatienten in der Psychotherapie als schwierig. Nur Patienten mit schweren und zahlreichen Attacken sind in der Regel zu einer Psychotherapie oder einem Entspannungstraining zu motivieren. Diese Therapien setzen oftmals eine **Vorbereitung** voraus. Denn die Patienten nehmen ihre Anspannung/ihre Konflikte nicht wahr, wissen also gar nicht, weswegen sie eine Psychotherapie machen sollen.

Daher sind zunächst psychosoziale Auslösesituationen einzelner Kopfschmerzanfälle zu explorieren (1-2). Hilfreich ist es, wenn der Patient ein **Kopfschmerztagebuch** führt. Der Patient hält fest, wann die Schmerzen auftreten, was er jetzt und unmittelbar zuvor getan, gedacht und gefühlt hat, wie stark die Schmerzen sind, wie er sie bewältigt hat und auf welche Weise wichtige Bezugspersonen reagierten.

In den **motivierenden Gesprächen** sollte der Perfektionismus des Patienten, die fehlende Fähigkeit zur Entspannung oder sein verbissenes Leistungsstreben nicht angesprochen werden (Kränkt den Patienten! s. CMP). Die Patienten fühlen sich eher verstanden, wenn der Arzt den Streß, der aus der hohen Leistungsanforderung resultiert, die Nervosität, die hohen Leistungsstandards und die Leistungsbereitschaft des Patienten würdigt (1-2). Der Patient sollte nicht in seiner leistungsorientierten Persönlichkeit kritisiert werden (1-6). Er strebt ja gerade nach Perfektion, um nicht von anderen gekränkt oder kritisiert zu werden.

Schlägt der Arzt dem Patienten ein **Entspannungstraining** vor (1-4/1-5), so ist auf die Reaktion zu achten: Die Patienten können ein solches Angebot eher aufgreifen, wenn der Arzt betont, daß die Entspannungsübungen die Leistungsfähigkeit nicht beeinträchtigen, sondern steigern: »Auch Spitzensportler machen Entspannungsübungen vor ihren sportlichen Höchstleistungen.«

Da die Patienten **Angst vor einer Fremdbeeinflussung** äußern, sollte in den Gesprächen explizit darauf hingewiesen werden, daß in einer Psychotherapie dem Patienten nichts aufgezwungen wird, sondern daß diese darauf zielt, den Entscheidungsspielraum des Patienten zu vergrößern, so daß er nicht so ausgeprägt von inneren Verboten und Ängsten geleitet wird.

Bei **Kindern und Jugendlichen** empfiehlt es sich, in vorwurfsfreier Atmosphäre ein Gespräch mit den Eltern in Abwesenheit des Kindes zu führen. Den Eltern sollte der Arzt darlegen, daß die Anforderungen an ihr Kind zu hoch sind, und mit ihnen nachdenken (1-2/1-4), wie Entlastungsmöglichkeiten für das Kind entstehen können. Auch hier können Entspannungsübungen hilfreich sein. Bei 50 % der Migränekinder bildet sich die Symptomatik im Verlauf eines halben Jahres zurück.

5.11.2 Psychogener Schwindel

Krankheitsbild: Schwindel ist die subjektive Empfindung von Gleichgewichtsstörungen; in der Regel organische Ursache; 10 % der Schwindelpatienten leiden unter einem psychogen bedingten Schwindel. Eine **monosymptomatische Form** ist vom Schwindel im Rahmen eines **Symptomenkomplexes** abzugrenzen. Patienten mit psychogen bedingtem Schwindel beschreiben ihre Beschwerden häufig unbestimmt und ungenau mit wechselnden Angaben über die Art, Schwere und Dauer.

Primärpersönlichkeit/Psychodynamik: Nicht einheitlich. Es lassen sich nach Hoffmann (1991) eine Reihe von Untergruppen finden:

► **Monosymptomatischer Schwindel**
– als konversionsneurotisches Geschehen: Der Schwindel drückt im Symptom einen unbewußten Konflikt/eine unbewußte Phantasie aus (z.B. Schwindel = schwindeln, betrügen; Schwindel = existentielle Verunsicherung etc.) (vgl. Kap. 3)
– als Affektäquivalent: Anstelle des Gefühles (Angst, Trauer, Schuldgefühl) wird der Schwindel erlebt (vgl. Kap. 3).

► **Schwindel im Rahmen eines Symptomenkomplexes:**
– im Rahmen eines funktionellen Syndroms: Der Schwindel tritt neben anderen funktionellen Symptomen auf
– im Rahmen einer Angstneurose, Agoraphobie und anderer Angsterkrankungen: Der Schwindel ist die physiologische Folge der Angst (Begleitreaktion)
– im Rahmen eines regressiven Syndroms: Der Schwindel ist Teil von Erschöpfungszuständen, Rentenbegehren, Neurasthenie und depressivem Rückzug
– im Rahmen von Persönlichkeitsstörungen (Borderline-Patienten, Psychosen): Schwindel ist der Ausdruck einer Körperbildstörung/eines gestörten Bezuges zur Welt.

► **Schwindel im Rahmen somatopsychischer Wechselwirkungen:**
Im Verlaufe somatischer Erkrankungen, die zu einer Schwindelsymptomatik führen, können sich sekundär psychogene Schwindelanfälle entwickeln, wenn der Patient erfahren hat, daß diese Anfälle ihm helfen, sich in unangenehmen Situationen zu entziehen.

Therapie: Insbesondere bei Patienten mit konversionsneurotischem Schwindel sollte der Patient zu einer psychotherapeutischen Behandlung motiviert werden (1-4). Die Therapie richtet sich nach der zugrundeliegenden Psychodynamik.

5.11.3 Schlafstörungen

Krankheitsbild: Die Schlafstörung besteht in einer Diskrepanz zwischen dem Schlafbedürfnis und dem Schlafvermögen. Sie äußert sich durch die Symptome einer ungenügenden Erholung wie Müdigkeit, Antriebsmangel, Agitiertheit, Nervosität, verminderter Streßtoleranz, Depressivität, Abnahme der Spontanaktivität und vorzeitigem Energieverlust.

Formen der Schlafstörung:
► **Akute Schlafstörungen**
– psychophysiologische Schlafstörungen: Reaktion auf akute stimulierende psychische Faktoren wie Streß, Frustration, Erwartungsspannung
– situative Schlafstörungen: Reaktion auf äußere Störfaktoren wie Schichtarbeit, Lärm, Wetter
– pharmakogene Schlafstörungen: Reaktion auf zentralnervös anregende Substanzen oder das Absetzen von Suchtmitteln
– symptomatische Schlafstörungen: als Begleit- oder Folgeerscheinung somatischer oder psychiatrischer Erkrankungen

► **Chronische Schlafstörungen**
– primär chronische Schlafstörungen: keine Ursache ersichtlich
– sekundäre Schlafstörungen: bei Depressionen, rheumatischen Erkrankungen etc.

Die **Folge** ist ein **Erschöpfungssyndrom:**
– geforderte Arbeiten werden geleistet
– verminderte Genußfähigkeit
– geminderter Antrieb für spontane Eigenaktivitäten
– das Gefühl, nicht mehr lange durchzuhalten
– Angst vor einem psychischen Zusammenbruch

Unterteilung nach der **Qualität der Schlafstörung:**
– Einschlafstörungen
– Durchschlafstörungen
– morgendliches Früherwachen

Diagnose: Die Selbstwahrnehmung des Schlafes ist sehr problematisch. Die Schlafdauer, Ein- und Durchschlafstörungen kann der Patient nicht unmittelbar selbst wahrnehmen, sondern er schließt auf sie aus den Lücken der Erinnerung. Die korrekte Beurteilung bei öfterem Erwachen liegt nur bei 57 %! Chronisch Schlafgestörte haben eine höhere Treffsicherheit. Je schlechter der Schlaf geschildert wird, um so eher entsprechen die Angaben den Tatsachen. Für die Diagnose entscheidend ist, wie der Patient aufwacht, den Tag angeht und durchsteht. **Differentialdiagnose:** Narkolepsie, Schlafapnoe und Depression gehen ebenfalls mit Tagesschläfrigkeit einher. Die diagnostische Abklärung in einem Schlaflabor ist möglich.

Primärpersönlichkeit/Psychodynamik: Es läßt sich keine einheitliche Psychodynamik und Persönlichkeitsstruktur beschreiben. Die Schlafstörung kann anzeigen, daß der Patient sich nicht entspannen kann, da er unter **Angst** leidet. Die Angst kann aus unterschiedlichen **Quellen** stammen und sich auf verschiedene Aspekte beziehen:

– Angst, die Kontrolle über das eigene Handeln zu verlieren
– Angst vor sexuellen und aggressiven Wünschen
– Angst vor dem Nichtwiedererwachen/Tod
– Angst im Rahmen einer Angsterkrankung
– Angst bei gestörter Kommunikation zwischen Eltern und Kind
– Angst vor Schuldgefühlen, die sich aufgrund von Trauminhalten oder infolge der Erholung im Schlaf einstellen

Andererseits können sich auch Schlafstörungen entwickeln, wenn der Patient **Schuldgefühle** bei realen Verfehlungen erlebt, **emotional aufwühlende Situationen** am Tag erlebt (Ärger, Verliebtheit, Bedrohung des sozialen Gefüges, Scheidung) oder er über eine längere Zeit seine **Triebbedürfnisse** nicht befriedigen kann.

Psychosomatische Grundversorgung: Der Schlaf läßt sich nicht willentlich herbeiführen, sondern er wird durch zuviel Wollen verhindert. Im Rahmen der Therapie kann man nur die **Bedingungen zum Einschlafen optimieren** sowie Konflikte und emotionale (positive und negative) Stimulierungen mindern. Folgende Maßnahmen haben sich bewährt:

– den Patienten über die Diagnose **informieren** (1-4)
– allgemeine Regeln der **Schlafhygiene:** Körperliche Tätigkeit fördert die Müdigkeit; Stimulanzien vermeiden; Alkohol beeinträchtigt den Schlafrhythmus; regelmäßig zu Bett gehen; Einschlafritual entwickeln; negative Erwartungshaltung (»ich werde nicht schlafen«) ansprechen
– bei akuten Schlafstörungen: **Aktuelle psychosoziale Störfaktoren** ansprechen und bearbeiten (1-4/1-2) (eventuell Kurzpsychotherapie)
– bei Einschlafstörungen: **Entspannungsübungen** wie das autogene Training, progressive Relaxation, Stimulus-Control
– bei Durchschlafstörungen: Es ist eine geduldige und entspannte Haltung des Patienten anzustreben, insbesondere die intensive Selbstbeobachtung ist zu mildern: Uhr aus dem Schlafzimmer verbannen, sich auf den Tag konzentrieren, nicht die Schlafdauer ausrechnen. (Es gibt keinen direkten Zusammenhang zwischen Schlafdauer in der Nacht und dem Befinden am folgenden Tag!)
– den Patienten anhalten, seinen Tag unabhängig vom momentanen Schlaf zu strukturieren und auch daran festzuhalten, wenn er schlecht schläft
– bei symptomatischen oder sekundären Schlafstörungen: Therapie des Grundleidens, bzw. Einschränkung störender äußerer Einflüsse
– **Vorsicht in der Verordnung von Tranquilizern:** 12-20 % der über 65jährigen zeigen eine Benzodiazepinabhängigkeit, die zu Identitätsproblemen, Nachlassen der Gedächtnisleistung, emotionaler Nivellierung und Toleranzentwicklung führt. Daher nur in kleinen Mengen, bei akuter emotionaler Belastung, nicht als Wiederholungsrezept und nur in Verbindung mit einem Gespräch verschreiben.

6. Familienmedizin

G. Reister

Definition

Familienmedizin ist die Übersetzung des amerikanischen »family medicine« und umfaßt die Funktion des Familienarztes (»family practice«). Dahinter scheint sich auf den ersten Blick die Tätigkeit des uns aus unseren Kindertagen vielleicht noch erinnerlichen Hausarztes zu verbergen, der zumal in ländlichen Gebieten aus der oft intimen Kenntnis der (Groß-)Familien seiner Patienten nicht selten eine intuitive psychosoziale Kompetenz entwickelte und sich oft zu romantischer Verklärung als gute Vaterfigur anbot. Mit der Renaissance allgemeinmedizinischer und hausärztlicher Ansätze in einer hochspezialisierten und technisierten Medizin verbinden sich sicherlich auch Hoffnungen auf die Wiedergewinnung einer umfassenden ganzheitlichen primären Gesundheitsversorgung (Bösch 1986, S. 512).

Tatsächlich versteht sich Familienmedizin in den angloamerikanischen Ländern als eigenständiges und wissenschaftlich zu fundierendes Fach, in welchem der jeweilige Patient als Teil des Systems Familie verstanden wird.

> »Ein Familiensystem ist ein aus den Wechselwirkungen seiner Mitglieder organisiertes Ganzes. Die Familienmitglieder beeinflussen sich gegenseitig und stehen miteinander in einer multivariablen Interaktion« (nach Buddeberg 1986, S. 43).

Damit ist Familie mehr als die Summe seiner Individuen und vergleichbar einem Organismus, in dem die Krankheit einer Person nicht isoliert von den anderen betrachtet werden kann. Dies trifft insbesondere, aber eben nicht nur, auf psychosomatische Erkrankungen zu; z.B. haben familientherapeutische Interventionen in der Behandlung Magersüchtiger inzwischen einen festen Platz. Dahinter steht die Überlegung, daß pathologische Beziehungsmuster innerhalb der Familie eine wichtige Rolle für die Entstehung und Aufrechterhaltung von Krankheit spielen.

> Der Familie kommt eine wichtige Rolle bei Entstehung und Aufrechterhaltung von Krankheit zu.

Fallbeispiel

*Eine 23jährige Patientin war nach einer längeren Phase einer Pubertätsmagersucht, die mehrfach internistische Krankenhausbehandlungen erfordert hatte, mit deutlichem Übergewicht und weiterhin gestörtem Eßverhalten in stationäre Psychotherapie gekommen. In mehreren Familiengesprächen zeigte sich bald, daß die Erkrankung der ältesten Tochter die fünfköpfige Lehrerfamilie zwar ausgesprochen beunruhigte; gleichzeitig aber konnte die Sorge um die Tochter und Schwester auch ein labiles Gleichgewicht innerhalb der Familie aufrechterhalten, indem es dazu geeignet war, von dem seit langem schwelenden Partnerkonflikt der Eltern und den Verhaltensstörungen des jüngsten Bruders quasi abzulenken. Indem ihre Probleme und Schwierigkeiten thematisiert wurden, kam es zu einer deutlichen Entlastung der **Indexpatientin** und ausgeprägten depressiven Verstimmungszuständen der Mutter. Sie übernahm nun eine Zeitlang die Rolle der Kranken innerhalb des familiären Systems; erst in einem längeren therapeutischen Prozeß konnten die Konflikte und Beziehungsstörungen der Familienmitglieder allmählich aufgelöst werden.*

Dieses Beispiel macht deutlich, daß modisch gewordene Schuldzuweisungen an die Adresse der Mütter und Familien (u.a. Miller 1982), sie seien alleine verantwortlich für das seelische Leid ihrer Kinder, den Tatsachen nicht gerecht werden. Übersehen wird dabei nicht nur der erwähnte systemische Aspekt im Sinne der wechselseitigen Interdependenzen der Familienmitglieder, sondern auch die Rolle der Familie für die Erhaltung von Gesundheit und die Bewältigung und Verarbeitung von Krankheit ganz allgemein.

> Die Familie spielt eine wichtige Rolle bei der Erhaltung von Gesundheit und in der Bewältigung von Krankheit.

Der Einfluß der Familie auf seelische und körperliche Erkrankungen

So wie die Familie üblicherweise mit hygienischen Erfordernissen (z.B. auch Zahnpflege), mit der Zubereitung und Einnahme der Mahlzeiten, der Freizeitgestaltung, der Sexualaufklärung, mit Krankheiten (zwischen Verleugnung und Überbesorgtheit), Kontakten nach außen und Gestaltung der familiären Beziehungen umgeht - um nur einige gesundheitsrelevante Bereiche zu nennen -, so prägt sie das Verhalten eines jeden einzelnen Mitglieds dieses Systems. Mag der stärkste Einfluß auch von den Eltern auf die Kinder ausgehen, so beeinflussen sich doch auch die Ehepartner wechselseitig, so wie die Kinder keineswegs passiv erduldende Geschöpfe, sondern durchaus aktive Mitgestalter des familiären Klimas und des Familienromans als der gemeinsamen Geschichte der individuellen Familie sind.

Auf diese Weise kann die gelingende und benigne Beziehungsgestaltung in der Familie als Schutzfaktor ersten Ranges angesehen werden. Die Befunde der rezenten Protektionsforschung haben dies für die seelische Gesunderhaltung angesichts widriger und belastender Lebensumstände überzeugend belegt (Werner und Smith 1982, Tress 1986, Reister und Tress 1993). Aber auch primär körperliche Erkrankungen können abgemildert oder ganz vermieden werden, wenn die familiären Beziehungsstrukturen als schützend erlebt werden.

Die Untersuchung von Medalie und Goldbourt (1976) zum Auftreten und zum Verlauf koronarer Herzkrankheiten bei Männern z.B. zeigte, daß Angst und schwere psychosoziale Probleme (insbesondere familiäre Schwierigkeiten) Risikofaktoren für das Auftreten von Angina pectoris darstellen. Dagegen verminderte alleine die Unterstützung und Liebe der Ehefrau das Angina-pectoris-Risiko signifikant, auch wenn andere Risikofaktoren weiter fortbestanden.

Natürlich gibt es kein Leben ohne Risiko, so daß auch in idealtypisch denkbaren Familien mit hoher protektiver Potenz, d.h. mit einer Vielzahl familiärer Schutzfaktoren, Krankheit nicht ausbleiben wird. Insofern sind neben den wichtigen personalen Ressourcen des von der Krankheit betroffenen Familienmitglieds, die durchaus auch angeborene »Temperamentseigenschaften« (Rutter 1987) sein können, die in der Familie gelernten und erlebten Bewältigungsformen von Bedeutung, d. h. die Art und Weise, wie mit Krankheit umgegangen wird. Untersuchungen hierzu liefert die in den letzten Jahren nahezu explosionsartig angewachsene Coping-Forschung (Übersicht bei Beutel 1988), vor allem im Hinblick auf die Verarbeitung chronischer Erkrankungen. Auch hier scheinen bei aller Komplexität des Geschehens Faktoren der familiären Unterstützung und des Gefühls, in eine Sicherheit und Geborgenheit gebende Sozietät eingebunden zu sein, der adäquaten Bewältigung von Krankheit dienlich.

> Die gesunde Familie ist also nicht jene, welche keine Krankheiten erleidet, sondern jene Familie, die mit der Krankheit zurechtkommt (Bösch 1986, S. 515).

Chronische Erkrankungen eines Familienmitglieds können aber auch bei solchen »gesunden« Familien ein einmal erreichtes Gleichgewicht ins Wanken bringen, sei es durch Veränderungen der Rollenzuteilungen und innerfamiliären Aufgaben, oder auch und ganz besonders durch psychische Belastungen infolge von Ängsten und Besorgnis um den Kranken. Auf diese Weise mögen bislang verborgene familiäre Konflikte ans Tageslicht kommen oder individuelle Pathologien einzelner Mitglieder des familiären Systems manifest werden, z.B. die altruistische Opferhaltung der erwachsenen Tochter, die den kranken Vater über die Grenzen der eigenen Belastbarkeit hinaus pflegt und versorgt, bis sie selbst krank wird. Vielleicht hat sie gerade von ihm gelernt, daß eigene Bedürfnisse nichts wert sind.

So verschränken sich individuelle und familiäre Normen und Gesetze, Erwartungen und Wünsche nicht selten innerhalb des Systems zu ineinander verwobenen, sich gegenseitig aufrechterhaltenden maladaptiven Zirkeln, die im individuellen Verhalten der Familienmitglieder manifest werden und die Pathologie des familiären Systems speisen.

Diese hier nur skizzierten Überlegungen zur Bedeutung familiärer Strukturen für Gesundheit und Krankheit jedes einzelnen Mitglieds des Systems Familie legen die Forderung an den behandelnden Arzt nahe, den Familiengesichtspunkt in der Diagnostik und Therapie seines Patienten nicht außer acht zu lassen, namentlich dann, wenn die Behandlung wider Erwarten frustran verläuft. Für den in der Psychosomatischen Grundversorgung engagierten Arzt gilt dies natürlich in besonderem Maße. Manchmal können schon Gespräche mit dem (Ehe-)Partner vor eigentlichen Familiensitzungen sinnvoll sein.

Konkret will ich die Beachtung des Familiengesichtspunktes nun an einem Beispiel darstellen, in dem die wechselseitige Verschränkung der maladaptiven Zirkel der Familienmitglieder deutlich wird.

Fallbeispiel

Die 43jährige Frau M. berichtet ihrem langjährigen Hausarzt von seit einem halben Jahr unregelmäßig auftretenden heftigen Kopfschmerzen, als deren Ursache sie eine erbliche Disposition annimmt; auch die Mutter und die Großmutter mütterlicherseits hätten mit Beginn der Wechseljahre darunter zu leiden gehabt. Der sorgfältig erhobene somatische Befund einschließlich apparativer Diagnostik (u.a. EEG-Ableitung) bleibt ohne pathologische Auffälligkeiten, so daß der Arzt geneigt ist, die Ursachenattribuierung seiner

Patientin zu übernehmen. Er erläutert ihr seine Diagnose migräneartiger Kopfschmerzen, gibt ihr Verhaltensmaßregeln bei einem erneuten Anfall mit auf den Weg und verordnet ein in der Migränebehandlung erprobtes Medikament. Sein inneres Bild von seiner Patientin als einer strebsamen, tüchtigen, in kranken Tagen eher indolenten Frau ist so mächtig, daß er ihre depressive Grundstimmung, die sie allerdings zu überspielen sucht, nicht wahrnehmen kann. Nachdem auch ein bald erforderlicher Wechsel des Medikaments keine entscheidende Symptombesserung bringt, entschließt sich der Arzt, ein ausführlicheres Gespräch mit seiner Patientin zu führen. Er erfährt dabei unter anderem, daß sie sich von ihrer Gynäkologin wegen angeblicher klimakterischer Beschwerden ein Hormonpräparat hat verschreiben lassen. Als er insistiert, gesteht sie ihm zögernd, sie fürchte, sexuell für ihren Mann nicht mehr attraktiv zu sein; er habe sie schon mehrere Monate lang nicht mehr »angerührt«. Er sei überhaupt in der letzten Zeit recht mißmutig geworden, unzufrieden auch mit dem 17jährigen Sohn, der ihm zuwenig Interesse für seine Automechanikerlehre und dafür um so mehr für die angenehmen Seiten des Lebens zeige. Der Ehemann würde nur dann regelrecht »aufblühen«, wenn die 22jährige Tochter zu Besuch wäre, die in der nahegelegenen Universität fleißig und erfolgreich ihr Germanistikstudium vorantreibe.

In Identifikation mit seiner Patientin erlebt der Arzt an dieser Stelle Ärger über ihren Mann, was er ihr etwa so mitteilt: »An ihrer Stelle würde ich mir von ihrem Mann zurückgesetzt und schlecht behandelt vorkommen, das würde mich mächtig ärgern«. Frau M. reagiert zunächst überrascht und betont das langjährige harmonische Eheleben, das die Grundlage für alles gewesen sei, was man erreicht habe: die Eigentumswohnung, das Studium der Tochter, die Vorarbeiterposition des Mannes. Das habe man nur durch harte Arbeit und gegenseitiges Verständnis in die Tat umsetzen können. Der gegenwärtige Mißmut ihres Mannes würde sich schon

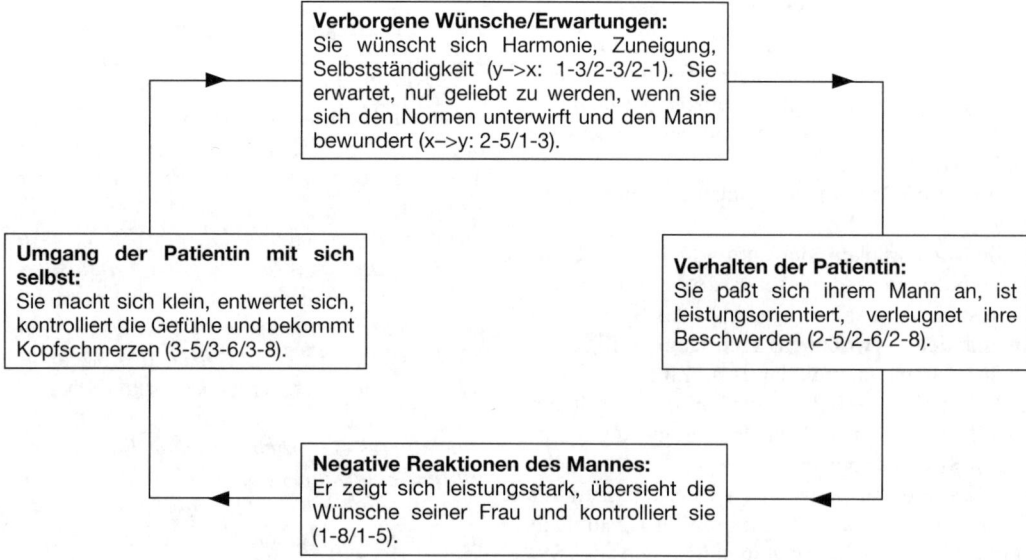

Abb. 1. Chronisch-maladaptiver Beziehungszirkel der Patientin

wieder legen; warum also sollte sie ärgerlich sein? Der Arzt bestätigt den gemeinsamen Erfolg der Eheleute, gibt aber zu bedenken, daß es ja offensichtlich ein partnerschaftliches Problem in der sexuellen Beziehung gäbe, über das man gemeinsam sprechen könne.

Der Arzt hat hier versucht, einen Affekt anzusprechen, nämlich den des Ärgers, der seiner Patientin in der Beziehung zu ihrem Ehemann offensichtlich nicht zur Verfügung steht. Als sie darauf eher ablehnend reagiert, bestätigt er sie teilweise, nimmt aber den Gesprächsfaden in dem Problembereich wieder auf, den Frau M. selbst als solchen bezeichnet hat, nämlich im ehelichen Sexualleben. Da beide Partner offenbar selbst nicht in der Lage sind, darüber zu sprechen, bietet er ein Paargespräch in seiner Gegenwart an. Er geht dabei davon aus, daß es um eine Partnerschaftsproblematik geht.

Erst nach langem Hin und Her gelingt es, das Ehepaar M. zu einem Paargespräch zusammenzubringen. Herr M. macht gleich zu Anfang deutlich, daß er immer noch nicht wisse, warum er geladen sei. Seine Frau sei wegen ihrer Migräne hier in Behandlung, was habe er damit zu tun? An dieser Stelle schlägt der Arzt vor, weniger über die Kopfschmerzen seiner Frau, son-

dern über seinen Mißmut und seine sexuelle Zurückhaltung in den letzten Monaten zu reden; darüber könne man gemeinsam offenbar nicht sprechen. Nach längerem Zögern berichtet Herr M. dann von einer schon lange währenden Unzufriedenheit mit seinem Sohn, aus dem »nichts Rechtes werde«. Er könne darüber mit seiner Frau nicht richtig sprechen, weil er den Eindruck habe, sie stelle sich immer schützend vor den Jüngsten. Hier fällt Frau M. mit der Bemerkung ein, er sei zu streng mit dem Sohn und es sei ihre Mutterpflicht, ihn zu schützen. Mit dieser Thematik beschäftigen sich beide für den Rest des Paargesprächs. Die sexuelle Problematik wird nicht mehr erwähnt.

Für den Arzt überraschend erscheint wenige Tage später Herr M. in der Sprechstunde, um ihm anzuvertrauen, daß sein Mißmut viel mehr mit seinen Sorgen um den Arbeitsplatz zu tun habe. Nach über 20 Jahren in der Firma werde seine Arbeitskraft vom Juniorchef nicht besonders hoch eingeschätzt. Er müsse ständig grübeln, wie es weitergehen solle, wenn er die Stelle verlöre. Die Wohnung sei noch nicht abbezahlt und die Tochter sei auf seine finanzielle Unterstützung angewiesen, um das Studium beenden zu können. Er sei »sich selbst nicht mehr

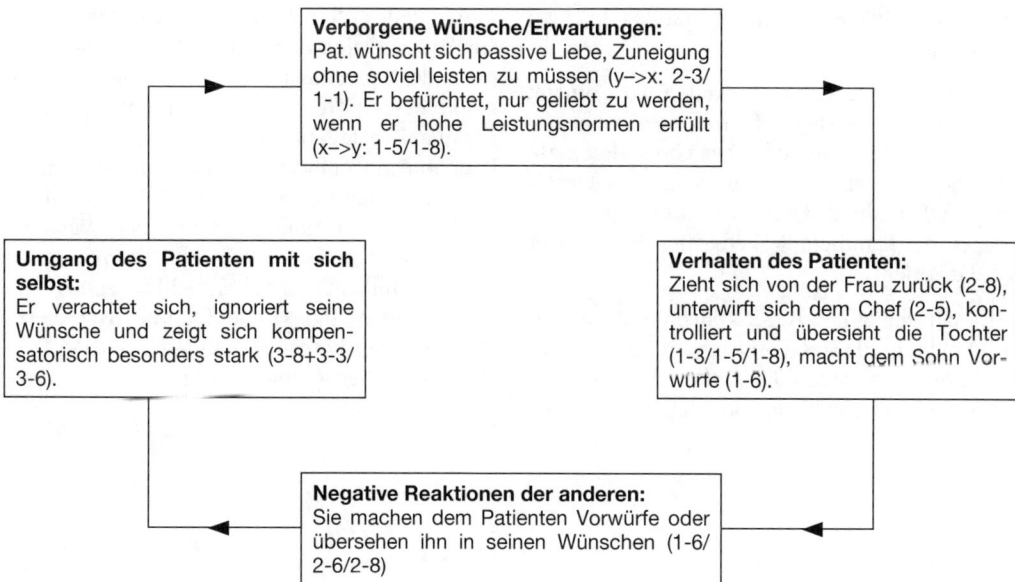

Abb. 2. Chronisch-maladaptiver Beziehungszirkel des Patienten

grün«, fürchte, sein Lebenswerk sei in Gefahr und damit all seine Anerkennung, auch die seiner Frau. Er fühle sich insgesamt fast schon wie ein Versager, fürchte, auch »im Bett« seiner Partnerin nicht mehr zu genügen.

Der Arzt diagnostiziert nach diesem Gespräch eine Selbstwertkrise des Ehemannes, die mit Selbstzweifeln seiner Frau (»sexuell nicht mehr attraktiv«) korrespondiert. Beide haben bisher nur in geringem Maße über sich selbst, insbesondere kaum über ihr Gefühlsleben sprechen können. So entschließt sich der Arzt, mehrere Paargespräche anzubieten, in welchen er als allparteiischer Dritter fungiert, d.h. als jemand, der sich wechselseitig mit den Partnern identifiziert.

Davor macht er sich klar, wie sich die zyklisch-maladaptiven Muster seiner Patientin und ihres Ehemannes darstellen.

Die zyklisch-maladaptiven Beziehungszirkel

Frau M. ist sehr auf Harmonie bedacht und erkennt in ihrem Mann den stärkeren Partner an. Wünsche nach Autonomie und Selbstverwirklichung kann sie nicht zulassen, weil sie sonst fürchtet, nicht mehr geliebt zu werden. Entsprechend paßt sie sich an und verinnerlicht die ehrgeizigen Bestrebungen des leistungsbezogenen Partners. In ihrem Selbstbild bleibt sie schwach und hilflos (vgl. Abb. 1).

Der leistungsbezogene Ehemann wünscht sich Anerkennung und Zuneigung, was er nur über »Starksein« zu erreichen glaubt. Entsprechend ist er darauf angewiesen, von anderen auch so wahrgenommen zu werden. Bekommt er gegenteilige Rückmeldungen, gerät er in schwere Selbstwertzweifel, die er wiederum durch noch mehr Leistungsbereitschaft zu kompensieren versucht (vgl. Abb. 2).

Noch komplexer wird die gegenseitige Verschränkung der maladaptiven Muster, wenn man die Verhaltensweisen der beiden Kinder innerhalb des familiären Systems mit einbezieht.

Der 17jährige Sohn scheint durch Leistungsverweigerung gegen den mächtigen Vater zu rebellieren. Er kann sich dabei zum Teil von der Mutter unterstützt fühlen, wodurch eine Koalition gegen den Vater und die Tochter gebildet wird, die offensichtlich Vaters Liebling ist, weil sie seine ehrgeizigen Familiennormen in die Tat umsetzt. Solange keines der Familienmitglieder gegen die teilweise unausgesprochenen Familiengesetze aufbegehrt, bleibt das labile Gleichgewicht erhalten.

Wie anfangs nicht zu vermuten war, scheint der Vater am meisten gefährdet, weil er in seinem Selbstwertgefühl offenbar von anderen abhängig ist. Innerhalb der Familie erscheint er als Täter, außerhalb als Opfer (des Juniorchefs). So erleben die Familienmitglieder mit ihm, was er draußen erlebt.

Enttäuschung und Ärger können in dieser Familie nicht direkt ausgedrückt werden. So ist es nur konsequent, wenn die Mutter als Indexpatientin erscheint. Sie bietet aber nicht nur ihr ganz individuelles Symptom der Kopfschmerzen, sondern zugleich damit auch das Familiensymptom der Sprachlosigkeit und der mangelnden emotionalen Offenheit an. Kann der Arzt diese Familienkonstellation in die Behandlung seiner Patientin mit einbeziehen, besteht die Chance, am und im familiären System etwas zu ändern. Dies dürfte vermutlich nur in einem längeren Prozeß im Rahmen einer fachpsychotherapeutischen Familientherapie erreichbar sein. Dies vorzubereiten und »seine Familie M.« dieser Therapie zuzuführen, ist Aufgabe des in der Psychosomatischen Grundversorgung tätigen Arztes.

7. Sexualmedizin

G. Reister

Der gesellschaftliche Umgang mit Sexualität scheint, soll man den Medien glauben, von Offenheit, Freizügigkeit und Liberalität geprägt. Im individuellen Bereich und in der ärztlichen Sprechstunde jedoch finden wir nach wie vor große Hemmungen, diesen intimen Bereich menschlichen Lebens und Erlebens anzusprechen. Dies gilt für beide Seiten, für den Patienten wie für den Arzt, noch mehr für Männer als für Frauen. Dabei spielen nicht nur und nicht in erster Linie mangelnde Kenntnisse über sexuelle Funktionsabläufe und Störungsbedingungen eine Rolle; die oft recht weitgehende Tabuisierung der Sexualität im ärztlichen Gespräch scheint vielmehr in emotionalen Hemmungen begründet zu sein, die mit Ängsten um die eigene Geschlechtsidentität verbunden sind, so als sei es gefährlich, sich diesem unmittelbarsten Ausdruck eines menschlichen Triebes zu nähern. Es fehlen auch die Worte, sich »natürlich« über diese Thematik zu verständigen: Zwischen distanzierten medizinischen Fachtermini und kinder- oder vulgärsprachlichen Ausdrücken bleibt ein weitgehend unausgefüllter Raum für sowohl sachlich klare wie die emotionale Seite der Sexualität berücksichtigende Bezeichnungen (Buddeberg 1986).

Vor diesem Hintergrund kommt dem ärztlichen Gespräch und der Arzt-Patient-Beziehung zur Klärung und Behandlung sexueller Störungen bei Mann und Frau eine besondere Bedeutung zu. Denn immerhin leidet ca. ein Viertel der Patienten, die einen Allgemeinarzt aufsuchen, unter längerdauernden sexuellen Funktionsstörungen (Buddeberg 1983). Vor allem in Zeiten lebensverändernder Ereignisse, also in Schwellensituationen mit Veränderungen im biologischen, psychischen und sozialen Bereich, wie Schwangerschaft, Geburt eines Kindes, Wechseljahre, treten solche Störungen gehäuft auf. Es sind dies Lebensphasen, in denen sich auch die partnerschaftlichen Beziehungen ver-ändern und neue und andere Anforderungen zu bewältigen sind.

7.1 Ursachen sexueller Störungen

Es mag daher nicht verwundern, daß ein großer Teil sexueller Störungen ihre Ursachen in partnerschaftlichen Schwierigkeiten findet; offensichtlich ist die Sexualität ein besonders empfindlicher »Barometer zur Beurteilung der Kommunikationsfähigkeit von Paaren« (Richter 1979). Dem stehen die aus der individuellen Biographie des Betroffenen, etwa einer überstrengen Erziehung resultierenden, also neurotischen Sexualstörungen gegenüber, die Kluß-mann (1992) als primäre Störungen bezeichnet. Bei Männern stehen Leistungsdruck und Versagensängste im Zentrum der Psychogenese, bei Frauen unbefriedigende Paarbeziehungen und mangelhafte Identifikation mit dem Partner (Loewit 1990).

Nur ein kleiner Teil sexueller Dysfunktionen - etwa 10 % - hat körperliche Ursachen (z.B. Diabetes mellitus, Durchblutungsstörungen, Malignome) oder läßt sich auf die Wirkungen von Medikamenten (Neuroleptika, Antidepressiva, Hochdruckmittel u.a.) oder Drogen zurückführen.

Tab. 1. Ursachen sexueller Funktionsstörungen.

Körperliche Ursachen (ca. 10 %)
- direkt: Diabetes mellitus, Durchblutungsstörungen, Malignome u.a.
- indirekt: Medikamente (z.B. Neuroleptika, Antidepressiva), Drogen

Psychische Ursachen (ca. 90 %)
- primäre sexuelle Störungen als Ausdruck der Neurose des Betroffenen
- sekundäre Störung als Ausdruck von partnerschaftlichen Problemen und Konflikten

Unerfahrenheit oder mangelnde Sexualaufklärung, häufiger bei jungen Männern, können zu Hemmungen oder Ängsten führen, die den sexuellen Vollzug behindern oder unmöglich machen. Dabei handelt es sich dann aber, sofern weitergehende neurotische Konflikte fehlen, nicht um sexuelle Funktionsstörungen im engeren Sinne (vgl. Tab. 1). Meist genügt hier eine Sexualberatung und -aufklärung.

7.2 Diagnose und Einteilung sexueller Störungen

Diese wird häufig auch die **geschlechtsspezifischen Unterschiede** im Ablauf der sexuellen Erregung bei Mann und Frau thematisieren. Die grundlegenden Untersuchungen von Masters und Johnson (1970), die offenbar längst noch nicht allgemein rezipiert sind, haben nämlich ergeben, daß die Erregungskurve des Mannes schnell ansteigt, um nach dem Orgasmus ebenso schnell wieder abzufallen. Die sexuelle Erregung bei der Frau dagegen entwickelt sich langsamer, zeigt eine längere Plateauphase mit entsprechend ausgedehntem Orgasmus und geht allmählich wieder zurück. Ihre subjektiven Orgasmusempfindungen sind vielfältiger als beim Mann.

Diagnostische Einordnungen sexueller Funktionsstörungen orientieren sich häufig an diesen psychophysiologischen Reaktionsabfolgen. Tabelle 2 zeigt eine solche Einteilung.

Libidomangel oder sexuelle Aversion sind bei beiden Geschlechtern Ausdruck einer Dysfunktion in der dem eigentlichen sexuellen Akt vorangehenden Phase. Minderung und Verlust der Libido scheinen bei Frauen häufiger als bei Männern vorzukommen, wobei auch hier die Spannbreite sexueller Verhaltens- und Erlebensweisen zu berücksichtigen ist, die eben nicht nur in den biologischen Funktionen begründet ist. Der Arzt muß also im Einzelfall und unter Berücksichtigung der subjektiven Beeinträchtigung prüfen, inwieweit es sich um pathologische Phänomene handelt.

Die Störbarkeit der Sexualfunktionen in der Erregungsphase ist ebenfalls unterschiedlich ausgeprägt: Bei Männern ist die erektile Funktion des Penis leicht und schnell beeinträchtigt, etwa schon durch vermehrten Alkoholgenuß oder bei hohen Leistungsansprüchen; dies hat sicher auch mit dem traditionellen Bild von Männlichkeit und sozialen Rollenzuschreibungen zu tun. Bei der Frau dagegen ist die Erregungsphase vergleichbar wenig störbar. Dysfunktionen der Lubrifikation und der Schwellkörper äußern sich in Dyspareunie und im extremsten, aber seltenen Fall als Vaginismus, bei dem infolge eines Spasmus der äußeren Scheidenmuskulatur das Glied nicht eingeführt werden kann. Frauen klagen gleichwohl häufiger über Schmerzen beim Geschlechtsverkehr; meist verbirgt sich dahinter eine Störung der partnerschaftlichen Interaktion und die Frau kann unbewußt Aversives gegenüber dem Partner nur so ausdrücken.

Sexuelle Dysfunktionen in der Orgasmusphase treten beim Mann als Ejakulationsstörungen (Ejaculatio praecox, Ejaculatio retarda) auf und sollen häufiger als Erektionsstörungen vorkommen (Buddeberg 1986). Sie werden subjektiv jedoch weit weniger belastend als diese erlebt. Die weiblichen Sexualfunktionen sind in dieser Phase weit leichter störbar (Loewit 1990); partielle oder totale Anorgasmie kann die Folge sein.

Tab. 2. Diagnostische Einteilung der sexuellen Funktionsstörungen (aus Buddeberg 1986, S. 507).

Phase	Störungen beim Mann	Störungen bei der Frau
1. Lust-Appetenz-Phase	Libidomangel Sexuelle Aversion	Libidomangel Sexuelle Aversion
2. Erregungsphase	Erektionsstörungen (Impotenz) Dyspareunie	Erregungsstörungen (Frigidität) Vaginismus Dyspareunie
3. Orgasmusphase	Vorzeitige Ejakulation Verzögerte Ejakulation	Orgasmusschwierigkeiten

Auch diese geschlechtsspezifischen Unterschiede sollte der Arzt in seiner Gesprächsführung (vgl. Tab. 4) über sexuelle Themen in der Sprechstunde berücksichtigen, vor allem in der ersten Phase der Diagnostik, wenn die Sexualanamnese erhoben wird. Die orientierende Frage sollte lauten: »Wie zufrieden sind Sie mit Ihrem Sexualleben?« (Buddeberg 1986, S. 509), oder: »Wo und wie könnten Sie in Ihrem Geschlechtsleben zufriedener sein?«. Auf diese Weise läßt der Arzt seinem Patienten genügend Raum, sich einer vielleicht beschämend erlebten sexuellen Funktionsstörung anzunähern, und er zielt nicht direktiv auf die Störung, sondern auf das subjektive Erleben. Von diesem ausgehend kann über die Partnerschaft, die bisherigen Bewältigungsstrategien, die Einstellung zur Sexualität (»welchen Stellenwert hat die Sexualität in Ihrem Leben?«), das Sexualleben vor dem Auftreten der Störung und schließlich über die eigene, auch sexuelle, biographische Entwicklung der Partner gesprochen werden. Hilfreich ist dabei, wenn der Arzt mit Hemmungen oder sprachlichen Schwierigkeiten nicht vorwurfsvoll sondern selbstverständlich umgeht, z.B. indem er nicht fragt, ob sein Patient oder seine Patientin onaniert, sondern sich erkundigt, wann er oder sie zum ersten Mal im Leben sich selbst befriedigt habe. Er gibt damit zu erkennen, daß er diese sexuelle Verhaltensweise als etwas Natürliches ansieht, zumindest in einem bestimmten Alter. Daran anknüpfend kann er auf die jetzigen Masturbationsgewohnheiten ohne oder mit geringerer Peinlichkeit eingehen.

Ähnlich entlastend und das Gespräch erleichternd wirkt der Gebrauch klarer deutscher Bezeichnungen anstelle lebensferner Latinismen. Ausdrücke wie Glied, feuchte Scheide, steif, hart, Verkehr haben u.a. können Hemmungen und Scham schon im Vorfeld der eigentlichen Problematik vermindern, vor allem wenn der Arzt selbst sie natürlich und selbstverständlich verwendet.

Dies gilt in noch größerem Maß für das ärztliche Gespräch mit älteren Patienten. Sexualität im Alter ist gesellschaftlich nach wie vor sehr stark tabuisiert und von einem peinlichen Nebel des Nichtwissens und Nichtwissenwollens umgeben. Dahinter sind ödipale Hemmungen auch

Tab. 3. Geschlechtsspezifische Unterschiede in der Störanfälligkeit der Sexualfunktionen.

Mann	Frau
► Erektion	► Libido
	► Orgasmus

von Ärztinnen und Ärzten zu vermuten; besonders deutlich zeigt sich das in der ärztlich-therapeutischen Beziehung von Ärzten mit älteren und alten Frauen, die ihre Mutter sein könnten.

Indem der Arzt sich dies klarmacht und seine eigenen Hemmungen zu reflektieren bereit ist, wird es ihm leichter möglich sein, eine ebenso vertrauensvolle wie sachlich-klare und die besonderen emotionalen Bedingungen berücksichtigende Atmosphäre in der Gesprächsführung über sexuelle Schwierigkeiten seiner Patienten zu schaffen.

Er erfährt so im günstigen Fall aus der Anamnese die für die diagnostische Einschätzung und die einzuschlagende Therapie wichtigen Daten. Scheiden organische Ursachen für die sexuelle Funktionsstörung aus, ist zu klären, ob es sich bei der Symptomatik seines Patienten um den Ausdruck einer partnerschaftlichen Störung handelt. In diesem Fall wird er den Partner zu einem gemeinsamen Gespräch bitten. Liegen die Ursachen im Sinne der primären Störung überwiegend beim Patienten, steht die Klärung an, ob eine Sexualberatung und -aufklärung ausreicht, ob Gespräche im Sinne der Psychosoma-

Tab. 4. Hinweise zur Gesprächsführung.

– geschlechtsspezifische Unterschiede in der Störanfälligkeit der Sexualfunktionen bei Mann und Frau berücksichtigen

– Fragen nach dem Sexualleben auf das subjektive Erleben, nicht direktiv auf die Störung richten

– Verständnis für die sexuellen Verhaltensweisen des Patienten signalisieren; nicht vorwurfsvoll reagieren

– Latinismen vermeiden

– Berücksichtigung und Reflexion über die eigenen Hemmungen, besonders im Gespräch mit älteren Patienten

– abklären, ob partnerschaftliche Störungen vorliegen

tischen Grundversorgung Erfolg versprechen oder ob eine Fachpsychotherapie oder eine Sexualtherapie angezeigt sind.

Allgemein hängt die Indikationsstellung von der Dauer der Störung und dem Ausmaß der neurotischen Beeinträchtigung des Patienten ab. Oft reichen Gespräche mit aufklärender und beratender Intention aus, um eine deutliche Entlastung zu bewirken. Neurotische Störungen, bei denen sexuelle Dysfunktionen ein Symptom unter anderen darstellen oder in charakterneurotische Pathologien eingebettet sind, erfordern wie die meisten sexuellen Deviationen eine spezifi-

sche Psychotherapie, etwa in Form tiefenpsychologischer oder verhaltenstherapeutischer Maßnahmen. Die Anwendung solcher Verfahren bleibt ebenso dem Fachpsychotherapeuten überlassen wie eigens entwickelte Sexualtherapien, wie die von Sigusch (1980) oder die »sensorische Fokussierung« (sensate focus) nach Masters und Johnson (1973), dem ausgebildeten Sexualtherapeuten. Der in der Psychosomatischen Grundversorgung tätige Arzt sollte qualifizierte Therapeuten kennen, denen er seine Patienten auf diesem heiklen Gebiet ärztlichen Handelns guten Gewissens anvertrauen kann.

8. Suchterkrankungen

W. Wöller, J. Kruse

Die immensen medizinischen und sozialen Auswirkungen der Suchterkrankungen machen eine wirksame Prophylaxe ebenso notwendig wie eine frühzeitige Diagnose und Therapie. Sucht (Abhängigkeit) ist begrifflich vom Mißbrauch (schädlichen Gebrauch, Abusus) zu unterscheiden. Während Mißbrauch dann vorliegt, wenn eine Substanz in einem Ausmaß konsumiert wird, das zu einer Gesundheitsschädigung führt, ist die Sucht durch besondere Merkmale gekennzeichnet (Tab. 1).

Diagnostisch wegweisend sind auch die Phänomene des Kontrollverlustes und der Toleranzentwicklung. Kontrollverlust besagt, daß der Konsument den Beginn, die Beendigung und die Menge des Substanz- oder Alkoholkonsums nicht genügend kontrollieren kann. Unter Toleranzentwicklung wird verstanden, daß zunehmend höhere Dosen eines Suchtmittels notwendig werden, um die ursprünglich durch niedrigere Dosen erreichten Wirkungen zu erreichen. Die am häufigsten zur Abhängigkeit führenden Drogen sind in Tabelle 2 aufgeführt.

Die Abhängigkeit kann sich auf eine Substanz beziehen (z.B. Diazepam), auf eine Stoffgruppe (z.B. Benzodiazepine), aber auch auf eine Vielzahl von Substanzen (Polytoxikomanie). Allen Drogen ist die Eigenschaft gemeinsam, daß sie die Stimmung des Konsumenten in Richtung Euphorie verändern.

Die **Folgen** eines chronischen Suchtmittelkonsums sind: toxische Schäden verschiedener Organsysteme, vor allem des Magen-Darm-Traktes, der Leber und des Pankreas sowie des Nervensystems. Darüber hinaus kann sich ein chronisches hirnorganisches Psychosyndrom entwickeln, das durch Störungen der Kritikfähigkeit, Enthemmungsphänomene und durch eine Beeinträchtigung des Persönlichkeitsniveaus (z.B. mit Verlust von Verantwortungsgefühl oder Schamgefühlen) charakterisiert ist. Die sozialen Folgen umfassen die Zerstörung der familiären und partnerschaftlichen Beziehungen und den sozialen Abstieg.

8.1 Symptomatik bei Alkohol-, Sedativa- und Hypnotikaabhängigkeit

Bei der Symptomatik einer Suchterkrankung ist zu unterscheiden, ob es sich um einen akuten Intoxikationszustand, ein Entzugssyndrom oder um irreversible Folgeerscheinungen eines dauerhaften Konsums handelt. Weiterhin finden sich Unterschiede nach der Art des Suchtmittels. Die Darstellung der Symptomatik soll hier auf die Substanzen Alkohol, Sedativa und Hypnotika beschränkt bleiben, die für die Psychosomati-

Tab. 1. Merkmale der Sucht.

1. das Verlangen, eine Droge ständig weiter zu nehmen
2. das Verlangen, die Dosis zu steigern
3. das Phänomen der physischen und psychischen Abhängigkeit
4. die Gefährdung des Individuums durch die dauernde Einnahme

Tab. 2. Häufigste Suchtmittel.

1. Alkohol
2. Hypnotika und Sedativa (Benzodiazepine, Barbiturate)
3. Opiate
4. Kokain
5. Analeptika (Amphetamine, Appetitzügler)
6. Halluzinogene (LSD, Meskalin)
7. Cannabis (Haschisch)
8. Nikotin

Tab. 3. Übersicht über die Symptomatik bei Abhängigkeit von Alkohol und Sedativa/Hypnotika.

Intoxikationserscheinungen:
- Entspannung, Euphorisierung
- Sedierung
- Ataxie, Dysarthrie, Koordinationsstörungen
- psychotische und delirante Bilder

Entzugssymptome:
- psychomotorische Unruhe
- ängstlich-depressive Stimmung
- Tremor, Schwitzen
- Schlafstörungen
- Entzugsdelir
- Halluzinosen
- epileptische Anfälle

Irreversible Schäden bei langjährigem Gebrauch:
- Schädigungen innerer Organe (Verdauungstrakt, Leber, Pankreas)
- Hirnleistungsstörungen, besonders Störung der Kritikfähigkeit
- affektive Nivellierung, Verlust von ethischen Standards und Verantwortungsgefühl

sche Grundversorgung die größte Relevanz haben (Tab. 3). Sie können gemeinsam behandelt werden, da sie ein sehr ähnliches Profil sowohl der Intoxikations- wie der Entzugssymptomatik aufweisen. Bezüglich der übrigen zu Abhängigkeit führenden Drogen (Opiate, Cannabis, Halluzinogene, Amphetamine, Kokain) sei auf die Lehrbücher der Psychiatrie verwiesen.

Zeichen der **akuten Intoxikation** sind: Redseligkeit, schlecht angepaßtes Sozialverhalten, Reizbarkeit bis zur Aggressivität, verminderte Urteilsfähigkeit, Gesichtsröte, verwaschene Sprache (Dysarthrie), Ataxie, Koordinationsstörungen, Nystagmus. Je nach Dosis dominiert die Exzitation oder die Sedierung.

Das **Entzugssyndrom** zeigt die folgenden Symptome: psychomotorische Unruhe, Zeichen vegetativer Erregung wie Tremor, Tachykardie und Schwitzen, Übelkeit und Erbrechen, Tachykardie, ängstlich-depressive Verstimmung, Schlafstörungen. Es tritt bereits wenige Stunden bis Tage nach der Unterbrechung der Alkoholzufuhr und etwa 1 Woche nach dem abrupten Absetzen von Sedativa und Hypnotika auf.

Schwerwiegende Komplikationen des Entzugssyndroms sind Entzugsdelirien und Halluzinosen. Für **Entzugsdelirien** ist auf psychischer Ebene vor allem die Störung der Orientierung charakteristisch: Die Patienten sind zeitlich und örtlich desorientiert und neigen zu meist optischen Halluzinationen (»weiße Mäuse«). An somatischen Zeichen findet sich eine vegetative Hyperaktivität mit Tachykardie, erhöhtem Blutdruck und Schwitzen, teilweise auch Fieber. Bei **Halluzinosen** sind die zeitliche und örtliche Orientierung zwar gegeben, es finden sich aber Halluzinationen und/oder Wahnideen (meist Verfolgungswahn). Differentialdiagnostisch ist hier eine Schizophrenie auszuschließen. Schließlich können generalisierte epileptische Anfälle vorkommen.

Irreversible organische und psychische Schäden bei langjährigem Gebrauch umfassen neben Schädigungen innerer Organe (Verdauungstrakt, Leber, Pankreas) Hirnleistungsstörungen, besonders Störungen der Kritikfähigkeit sowie amnestische Syndrome bis hin zur Demenz, ferner eine Wesensänderung im Sinne einer affektiven Nivellierung, Verlust von ethischen Standards und des Verantwortungsgefühls.

8.2 Ätiologie und Psychodynamik

Allgemein wird für die Entstehung der Suchterkrankungen eine komplexe Wechselwirkung von genetisch-biologischen Faktoren (Endorphinstoffwechsel), Faktoren der Persönlichkeit, Faktoren der frühkindlichen Sozialisation und Faktoren des sozialen Umfeldes (Verfügbarkeit von Suchtmitteln, Einstellung der Gesellschaft gegenüber bestimmten Suchtmitteln) angenommen.

Bei psychodynamischer Betrachtung zeichnet sich die Persönlichkeit des Suchtkranken durch die Unfähigkeit aus, psychische Spannungen zu ertragen. Diese werden wie unerträgliche Frustrationen erlebt, die nur durch die Zufuhr des Suchtmittels gelindert werden können. Oft kann ein Patient nur schwer beschreiben, was der Grund seiner diffusen Unzufriedenheit und inneren Spannung ist, was zu depressiven Verstimmungen und einem Gefühl der Leere führt. In der Regel sind es intensive (»symbiotische«) Wünsche nach Liebe und Zuwendung (1-3, 1-4), die jedoch mit der Erwartung verbunden sind, daß statt ihrer Erfüllung Zurückweisung und Nichtbeachtung folgt (1-8). Der Versuch, die Erfüllung der Wünsche dennoch zu erzwingen,

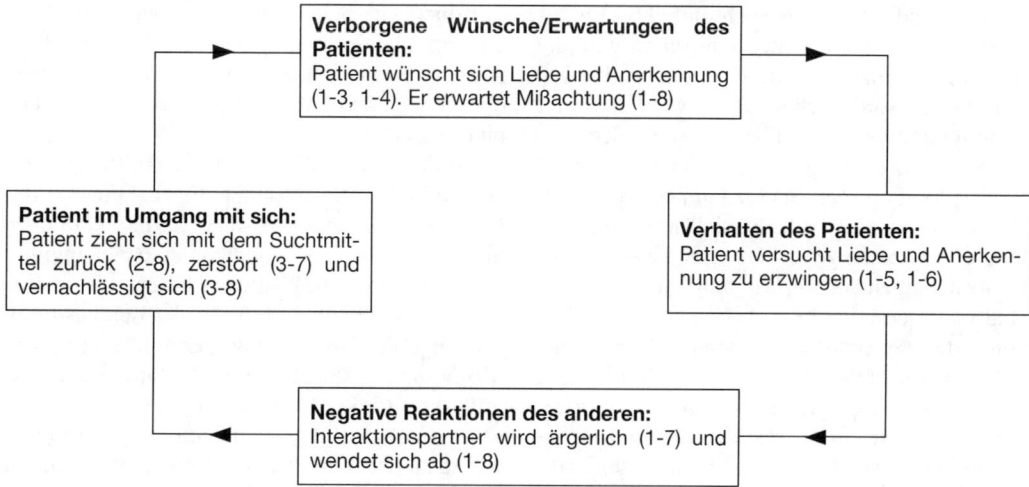

Abb. 1.   Maladaptiver Beziehungszirkel bei Suchterkrankungen.

führt beim Interaktionspartner zu Ärger (1-7) und zur Distanzierung (1-8). Dies führt zum Rückzug des Patienten (2-8), der zum Suchtmittel greift und sich so selbst zerstört (3-7) und vernachlässigt (3-8) (Abb. 1).

Süchtige schwanken in typischer Weise zwischen dem Gefühl innerer Leere und Wertlosigkeit einerseits und dem pharmakologisch induzierten Zustand infantiler Allmacht und Größe. Die Wirkung der Suchtmittel beruht auf ihren enthemmenden und zugleich beruhigenden Eigenschaften. Sedativa, Narkotika und Analgetika setzen die Schmerzschwelle herauf und beruhigen Gefühle der Wut, der Scham und der Einsamkeit, vor allem aber das selbstentwertende Gefühl mangelnder Größe. Die Einnahme des Suchtmittels kann auch als mißglückter Selbstheilungsversuch aufgefaßt werden, der angesichts der verminderten Affekt- und Frustrationstoleranz einer drohenden Selbstdesintegration entgegenwirken soll (Lürßen 1974). Die Beziehung zu einem Suchtmittel steht dann symbolisch für die Beziehung zu einer wichtigen, aber ambivalent erlebten Person, z.B. der Mutter in der Kindheit, von der der Süchtige innerlich nicht gelöst ist. Während die Beziehung zur realen Mutter oder zur Mutterersatzfigur, meist dem Partner, auffallend häufig idealisiert

erlebt wird, wird die Ambivalenz in das Objekt Suchtmittel hineinverlagert: es wird geliebt und gehaßt wie die Eltern, es lindert psychische Schmerzen und Frustrationen; gleichzeitig zerstört es den Abhängigen durch sein destruktives Potential (Rost 1986).

8.3 Der Umgang mit Suchtkranken im Rahmen der Psychosomatischen Grundversorgung

Die Diagnose einer Suchterkrankung ist oft nicht einfach, weil abhängige Patienten dazu neigen, ihre Abhängigkeit vom Suchtmittel zu verleugnen und zu bagatellisieren. Meist wird der Arzt erst durch Routinelaboruntersuchungen (gamma-GT) auf einen möglichen Abusus aufmerksam. Manchmal lenkt ein Foetor alcoholicus oder eine verwaschene Sprache die Aufmerksamkeit auf eine Suchterkrankung. In anderen Fällen wenden sich die Angehörigen des Patienten hilfesuchend an den Arzt. Häufig genug präsentieren die Patienten dem Arzt somatische Symptome wie Schmerzsymptome oder funktionelle Organstörungen. Diese Symptome stehen für die Patienten dann subjektiv im Vordergrund und lassen den Suchtmittelkonsum als nebensächlich erscheinen. Nicht selten wird die Suchtmitteleinnahme damit rationalisiert, daß bestimmte somatische Beschwerden oder Angstsymptome dadurch bekämpft werden.

Gerade bei verleugnenden Patienten erfordert die Exploration der Suchtanamnese viel Geschick. Wenn man bedenkt, daß jede Verleugnung der Angstabwehr dient, gilt es, die Angst des Abhängigen vor Verurteilung, Schuldzuweisung und Demütigung zu berücksichtigen. Nur wenn die Gesprächsatmosphäre akzeptierend und nicht verurteilend ist, wird der Patient seine Verleugnung schrittweise lockern und ehrlicher werden können. So hilfreich es für die Etablierung einer guten Arzt-Patient-Beziehung ist, die suchtfördernden Milieubedingungen ebenso wie die beruflichen und familiären Konflikte einfühlend zu verstehen, so wichtig ist es, hinsichtlich der Diagnose einer Sucht Klarheit zu schaffen und allen suggestiven Versuchen von Patienten zu widerstehen, die nur zu bereitwillig »Erklärungen« für ihr Suchtverhalten parat haben und lieber die »Wurzeln« des Suchtverhaltens therapiert wissen wollen als das Suchtverhalten selbst. Die Diagnose einer Sucht sollte dem Patienten unmißverständlich mitgeteilt werden, ebenso wie die Konsequenz, daß nur bei dem Suchtverhalten angesetzt werden kann, wenn therapeutische Hilfe aussichtsreich sein soll.

Ist die Diagnose einer Abhängigkeitserkrankung dem Patienten mitgeteilt, wird mit ihm ein Therapieplan zu entwickeln sein. Eine effiziente Suchtbehandlung kann in der Regel nur stationär erfolgen. Nur so lassen sich die zu erwartenden Entzugssymptome angemessen kontrollieren. Sie umfaßt grundsätzlich die Phase der Entgiftung (Entziehung) und eine sich entweder unmittelbar oder nach kurzer Zeit anschließende längere Entwöhnungsbehandlung, für die eine Behandlungsdauer von etwa 6 Monaten veranschlagt werden sollte. Das Behandlungsziel ist die vollständige Abstinenz. Die Frage, ob ein kontrolliertes Trinken erreichbar ist, gilt noch als umstritten.

Für die Psychosomatische Grundversorgung ergibt sich die wichtige Aufgabe, süchtige Patienten zu einer stationären Entgiftungs- und Entwöhnungsbehandlung zu motivieren. Nur bei Personen, die hierzu nicht motivierbar sind, ist ein ambulanter Entzug zu rechtfertigen. Entzugssymptome können durch den Einsatz niederpotenter und hochpotenter Neuroleptika kupiert werden.

An der Notwendigkeit einer Entgiftung sollte aber kein Zweifel entstehen. Es hat keinen Sinn, Psychotherapie bei »nassen« Alkoholikern oder nicht entzogenen Medikamentenabhängigen durchzuführen. Dies hätte zur Folge, daß der Patient sich gut versorgt fühlte – der Leidensdruck als Folge der Sucht würde vermindert, und das Motiv für eine konsequente Meidung des Suchtmittels entfiele. Gutgemeinte Versuche, dem »Versprechen« der Patienten zu vertrauen, während der Zeit der Therapie keine Drogen einzunehmen, sind erfahrungsgemäß immer wieder zum Scheitern verurteilt. Oft wird dabei übersehen, daß das Verheimlichen des Konsums zum psychopathologischen Syndrom der Sucht dazugehört und ein Belügen des Therapeuten nichts Ungewöhnliches ist. Appellative Versuche süchtiger Patienten, »Therapie« zu bekommen, die sie sich dann oral ebenso einverleiben wie das Suchtmittel selbst, sollten aus therapeutischen Gründen zurückgewiesen werden. Dies ist besonders schwer, wenn ein Patient subjektiv das Suchtproblem nicht als vorrangig erlebt, sondern eine Fülle unter Umständen auch schwerwiegender psychopathologischer Symptome anbietet, etwa eine schwere Angstsymptomatik. Dem Patienten sollte nachdrücklich gesagt werden, daß eine therapeutische Beeinflussung seiner Beschwerden nur gelingen kann, wenn zuvor das Suchtproblem gelöst ist.

Die entscheidende Maßnahme der Psychosomatischen Grundversorgung ist also die Einweisung in eine geeignete Suchtklinik. Eine Ausnahme kann allenfalls für bestimmte Borderline-Patienten gelten, bei denen der Konsum von Suchtmitteln lediglich Teil ihrer schweren Polysymptomatik ist. Hier kann es sinnvoll sein, eine stationäre oder teilstationäre psychotherapeutische Einrichtung zu wählen, die über genügende therapeutische Erfahrung mit dieser Patientengruppe verfügt.

Die ambulante Nachbetreuung erfolgreich entzogener und entwöhnter Suchtkranker ist die zweite wichtige Aufgabe der Psychosomatischen Grundversorgung. Ein stabiler Kontakt zu einem nachbetreuenden Arzt, der über viele Jahre bestehen kann, ist eine wertvolle Prophylaxe gegen Rückfälle. Basierend auf der Erkenntnis, daß keine Heilung der Sucht, sondern nur die längerfristige Abstinenz erreicht werden kann, wird der Süchtige lebenslang mit der Bedrohung durch das Suchtmittel konfrontiert bleiben. Selbsthilfegruppen Suchtkranker bieten eine wertvolle Unterstützung. Darüber hinaus können regelmäßige therapeutische Gespräche es dem Patienten erleichtern, seine Unlustaffekte bewußter wahrzunehmen und als Ausdruck von Selbstwertkrisen zu verstehen. Es können dann Lösungsmöglichkeiten erarbeitet und Wege gefunden werden, das Gleichgewicht des Selbstwerts wiederherzustellen, ohne daß ein Rückgriff auf das Suchtmittel notwendig wird. Gerade für die Patienten, die sich nicht zur Teilnahme an einer Selbsthilfegruppe entschließen können, ist ein solcher therapeutischer Kontakt essentiell.

Dennoch werden Rückfälle vorkommen. Wir sollten damit rechnen, um die nötige wohlwollende Akzeptanz gegenüber dem Patienten nicht zu gefährden. Wird die Möglichkeit eines Rückfalls nicht antizipiert, kann es leicht zu Enttäuschungsreaktionen und einer vorwurfsvollen Haltung auf seiten des Therapeuten kommen. Dabei ist es oft schwierig, auf Vorwürfe zu

Tab. 4. Psychosomatische Grundversorgung suchtkranker Patienten.

– die Diagnosestellung ist oft schwierig, da süchtige Patienten zur Dissimulation neigen und andere Symptome anbieten

– die Motivation zur stationären Entgiftungs- und Entwöhnungsbehandlung ist die entscheidende Aufgabe

– keine psychotherapeutische Behandlung, solange das Suchtmittel konsumiert wird!

– die ambulante Nachsorge entzogener und entwöhnter Patienten ist ein wichtiger Beitrag zur Rückfallprophylaxe

– Rückfälle nicht moralisierend werten, sondern als Ausdruck noch unzureichender Konfliktbewältigung auffassen

verzichten, dem Patienten aber gleichzeitig entschlossen zu vermitteln, daß ein solches Verhalten nicht zu tolerieren ist. Härte ist dabei unverzichtbar: Dem Patienten muß klar sein, daß er die therapeutische Beziehung nur dann erhalten kann, wenn er den Suchtmittelkonsum vollständig einstellt.

Einige für die Psychosomatische Grundversorgung suchtkranker Patienten wichtige Gesichtspunkte sind zusammenfassend in Tabelle 4 aufgeführt.

9. Depression und Suizidalität

W. Wöller, J. Kruse

Patienten mit depressiven Verstimmungen finden wir in jeder Allgemeinpraxis; Depressionen stellen daher ein wichtiges Aufgabenfeld der Psychosomatischen Grundversorgung dar. Dabei kann höchst Unterschiedliches mit dem Begriff »Depression« verbunden werden – von der erschöpften Reaktion auf eine Überforderung oder der verzweifelten Reaktion auf eine Enttäuschung bis hin zu schweren psychotischen Melancholien. Manche Patienten bringen ihre depressive Symptomatik selbst in Zusammenhang mit einer Überforderung, mit Kummer oder mit familiärem oder beruflichem »Streß«, für andere kommt die depressive Verstimmung »wie aus heiterem Himmel«, andere wiederum präsentieren nahezu ausschließlich Störungen auf der körperlichen Ebene. Seit der Begriff in die Umgangssprache Eingang gefunden hat, sprechen zahlreiche Patienten auch dann von ihrer »Depression«, wenn diese Begriffsverwendung klinisch nicht gerechtfertigt ist und vielmehr ein normalpsychologisches Phänomen vorübergehender Herabgestimmtheit vorliegt. Gerade darum sollten wir bemüht sein, eine klinische Diagnose »Depression« anhand festliegender Kriterien zu stellen.

9.1 Symptomatik

Als diagnostische Leitlinien für eine depressive Symptomatik läßt sich ein Symptomenkomplex formulieren, wie er in Tabelle 1 dargestellt ist. Eine gewisse diagnostische Schwierigkeit besteht darin, daß die typischen Symptome durchweg nicht obligat auftreten müssen, daß vielmehr das gemeinsame, kombinierte Auftreten typischer Symptome die Diagnose begründet. Als Anhaltspunkt kann dienen, daß etwa 4 der aufgeführten Symptome vorhanden sein müssen, um von einer depressiven Symptomatik sprechen zu können.

Charakteristisch für eine depressive Störung ist die verminderte Lebensfreude, eine gedrückte, dysphorische Stimmung, der Verlust der Initiative und des Interesses an Personen und Dingen. Durchweg findet sich eine Störung der Antriebslage. Im allgemeinen zeigen depressive Patienten eine herabgesetzte Antriebslage mit besonders morgens ausgeprägter Schwunglosigkeit. Im Gegensatz zu dieser häufigsten Form, der **gehemmten** Depression, kann auch eine hektische Getriebenheit mit gesteigerter Antriebslage das klinische Bild beherrschen; wir sprechen dann von einer **agitierten** Depression.

Die Veränderung der Stimmungslage muß nicht im Vordergrund stehen; sie kann auch weitgehend fehlen, vor allem, wenn eine organisch nicht faßbare körperliche Symptomatik das Bild prägt. Wir sprechen bei diesem Störungsbild, das die häufigste Form der Depression in Allgemeinpraxen darstellt, von einer **somatisierten** Depression.

Schlafstörungen und/oder Appetitstörungen sind sehr typisch und häufig anzutreffen. Bei

Tab. 1. Depressive Symptomatik.

1. Antriebsmangel und Schwunglosigkeit, manchmal auch Ruhelosigkeit, Agitiertheit
2. depressiv-traurige, oft auch gereizte Verstimmung
3. Verlust von Interesse und Freude, Alibidinie
4. Schlafstörungen
5. Appetitstörungen
6. Klagen über verminderte Konzentrations- und Denkfähigkeit
7. Angstzustände
8. Grübeln, Schuldgefühle, Selbstvorwürfe
9. Versagensängste, Gefühle eigener Wertlosigkeit
10. Suizidgedanken, Wünsche tot zu sein
11. unterschiedliche körperliche Beschwerden ohne Organbefund
12. depressiv-psychotische Symptome

den Schlafstörungen handelt es sich meistens um Schlaflosigkeit in Form von Einschlaf- und Durchschlafstörungen, manchmal auch um vermehrtes Schlafbedürfnis. Appetitstörungen fehlen bei Depressionen nur selten; meist haben sie schon zu Gewichtsverlusten geführt. Die Angstzustände sind durchweg diffus, d.h. nicht auf ein bestimmtes Objekt gerichtet. Vermehrtes Grübeln, verbunden mit nicht oder schwer nachvollziehbaren Selbstvorwürfen und Schuldgefühlen, findet sich ebenso wie das Gefühl, versagt zu haben und nichts wert zu sein. Nach Suizidgedanken ist unbedingt zu fragen, da sie viel häufiger eine depressive Symptomatik begleiten als angenommen wird und selten spontan geäußert werden. Hierauf werden wir im Abschnitt 9.7 noch genauer eingehen.

Die meisten diagnostischen Schwierigkeiten treten auf, wenn somatische Symptome im Vordergrund stehen. Wir sprechen dann von einer **somatisierten** Depression. Im psychiatrischen Sprachgebrauch gilt »vitalisierte Depression« als synonym; oft wird auch von »larvierter Depression« gesprochen. Vorwiegend handelt es sich um Schmerz- und Druckempfindungen aller Art; besonders häufig klagen Patienten über Kopfdruck, Kopfschmerz, Gesichtsschmerz, Magenbeschwerden und Rückenschmerzen. Die diagnostische Abgrenzung von psychosomatischen und funktionellen Beschwerdebildern ist oft unscharf; denn ebenso können psychosomatische Störungen eine depressive Begleitsymptomatik haben. Erfahrungsgemäß wird eine somatisierte Depression häufig nicht adäquat diagnostiziert; daher empfiehlt es sich, diesen Leitsatz zu beachten:

> Bei multiplen, organisch nicht faßbaren Körpersymptomen sollte immer auch an eine somatisierte Depression gedacht werden.

Eine Depression kann in ihrem Erscheinungsbild zeitweise von einer normalen Trauerreaktion nicht zu unterscheiden sein. Stimmungstief, gerade morgendlicher Antriebsmangel, Appetitstörungen und Schlafstörungen, auch funktionelle körperliche Symptome können ebenso im Rahmen einer Trauerreaktion vorkommen.

Im Gespräch mit dem Patienten fällt jedoch auf, daß der Trauernde emotional in Kontakt mit der verlorenen Person oder Sache bleibt; der Depressive ist dagegen ganz mit sich selbst beschäftigt und verliert weitgehend den Kontakt zur verlorenen Person oder Sache. Entscheidend ist, daß der Verlust einer nahestehenden Person oder eine schwerwiegende Enttäuschung, Verletzung oder Kränkung nicht lange zurückliegt. Der Patient wird seinem Arzt gegenüber im allgemeinen spontan über den Tod eines nahen Angehörigen sprechen; auf berufliche oder private Enttäuschungen wird er nur selten spontan zu sprechen kommen, sei es aus Scham oder aus Hemmungen. Nur wenn der Arzt ihn gezielt darauf anspricht, wird er darüber berichten. Erst wenn dieser Trauerprozeß blockiert ist oder sich übermäßig lange hinzieht, haben wir es mit einer depressiven Störung zu tun.

9.2 Melancholie (psychotische Depression)

Hinsichtlich ihres Ausprägungsgrades lassen sich leichtgradige, mittelgradige und schwere Depressionen unterscheiden. Als schwerste Form der Depression nimmt die **Melancholie** (»major depression«) oder **psychotische Depression** eine Sonderstellung ein, und zwar
► wegen der Intensität der depressiven Symptomatik,
► wegen des häufigen Vorkommens wahnhafter Phänomene,
► wegen ihrer starken, wenn auch nicht ausschließlichen, biologischen Determiniertheit.

Bei der Melancholie erstreckt sich der Verlust der Freude auf nahezu alle Bereiche, die psychomotorische Hemmung kann eine ausgeprägte Verlangsamung beinhalten bis hin zum Stupor (psychogene Bewegungslosigkeit). Die depressive Stimmung hat eine besondere Qualität, die gänzlich anders empfunden wird als die Gefühle nach dem Tod eines geliebten Menschen: Patienten berichten von einem Gefühl der Gefühllosigkeit und des Versteinertseins. Es findet sich eine Tagesrhythmik mit ausgeprägtem Morgentief. Patienten klagen über massive Schlafstörungen mit frühem Erwachen; die Appetitlosigkeit führt meist zu erheblichem Gewichtsverlust; die Sinnkontinuität ist zerrissen; die

Minderwertigkeits- und Schuldgefühle erscheinen völlig unangemessen und übertrieben und sind nicht mehr einfühlbar. Unter den Suizidmethoden herrschen die »harten« vor; sie sind meist erschreckend brutal und führen häufiger als bei anderen Störungen zum Tod. Schließlich können psychotische Symptome in Form charakteristischer Wahnideen vorkommen.

Die typischen depressiven Wahnformen sind:

▶ der **Kleinheitswahn,** in dem ein Patient sich für »ein Nichts«, für ein völlig unwertes Geschöpf, hält, das keinerlei Wertschätzung beanspruchen kann

▶ der **Krankheitswahn** als hypochondrische Gewißheit, bald an einer unheilbaren Krankheit sterben zu müssen

▶ der **Verarmungswahn** mit der unerschütterlichen Überzeugung – trotz gegenteiliger Beweise –, am Rande des finanziellen Ruins zu stehen

▶ der **Versündigungswahn** mit der Gewißheit, schlecht und sündig, der »größte Verbrecher auf Erden« zu sein

(Berichten die Patienten jedoch andere Wahninhalte, muß an eine andere psychotische Störung, z.B. Schizophrenie, Paranoia, Alkoholhalluzinose, gedacht werden.)

Die melancholische Symptomatik (Tab. 2) kann sich perakut in wenigen Stunden aus vollem Wohlbefinden heraus entwickeln. Der Verlauf ist überwiegend phasenhaft, wobei monopolare Verlaufsformen (ausschließlich depressive Phasen), aber auch bipolare Verläufe (im Wechsel mit manischen Phasen im Rahmen einer Zyklothymie) möglich sind.

Tab. 2. Symptomatik der Melancholie.

1. alle Symptome wie in Tab. 1, jedoch wesentlich intensiver, insbesondere
   - schwerwiegende psychomotorische Hemmung (Stupor)
   - Gefühl des Versteinertseins
   - massive Schlafstörungen
   - völlige Appetitlosigkeit
   - ausgeprägte Körpersymptome
   - erhebliche Suizidgefährdung

2. Wahnsymptome (jedoch nicht obligat)
   - Kleinheitswahn
   - Krankheitswahn
   - Verarmungswahn
   - Versündigungswahn

9.3 Ätiologie und Systematik der depressiven Störungen

Bei allen Depressionen wirken psychoreaktive und biologische Faktoren in komplizierter Weise zusammen. Den größten Einfluß biologischer Faktoren finden wir bei den Melancholien, denen genetisch determinierte Störungen im Neurotransmitterstoffwechsel (Noradrenalin- und Serotoninstoffwechsel) zugrunde liegen. Wie weit auch bei den leichteren Depressionsformen Störungen des Neurotransmitterstoffwechsels eine Rolle spielen, ist noch weitgehend ungeklärt.

Eine Systematik der depressiven Störungen ist aus diesem Grunde nach wie vor schwierig. Die klassische Einteilung in »reaktive«, »neurotische« und »endogene« Depression ist in mehrfacher Hinsicht problematisch:

▶ Sie legt die Existenz klar unterscheidbarer Krankheitseinheiten nahe; tatsächlich enthalten die meisten Depressionen psychoreaktive und biologisch determinierte Komponenten, wenn auch in unterschiedlicher Gewichtung.

▶ Lediglich das Auftreten melancholischer und psychotischer Phänomene läßt eine sichere Zuordnung zu den sogenannten »endogenen« Depressionen im Rahmen einer Zyklothymie zu; darüber hinaus ist eine sichere Zuordnung allein aufgrund der Symptomatik nicht möglich.

▶ Die Unterteilung begründet nur bedingt therapeutische Entscheidungen: Weder ist, wie noch häufig zu lesen ist, bei reaktiver oder neurotischer Depression eine Pharmakotherapie kontraindiziert, noch sind psychotherapeutische Maßnahmen bei Patienten mit endogenen Depressionen unnötig.

Es hat sich daher in neuerer Zeit eingebürgert, die Depressionen nach ihrem Schweregrad in leichte, mittelschwere und schwere Depressionen einzuteilen, wobei letztere auch als Melancholien bezeichnet werden. Die klassische Unterscheidung kann – in gewissen Grenzen – sinnvoll bleiben, wenn es darum geht, ohne ätiologische Implikation für die Diagnostik der Gesamtsituation und das therapeutische Vorgehen Schwerpunkte zu setzen.

– **Reaktive Depression**
Die Depression ist aus der aktuellen Situation verständlich. Der Bearbeitung der aktuellen Verlustsituation ist Vorrang einzuräumen; schwerwiegende in der Kindheit wurzelnde Konflikte stehen nicht im Vordergrund.

– **Neurotische Depression**
Hier liegt eine tiefgreifende Selbstwertproblematik vor. Es sollte eine Aufarbeitung infantiler Konflikte erwogen werden.

– **Endogene Depression**
Die Entstehung der depressiven Symptomatik ist lebensgeschichtlich nicht oder nur schwer zu verstehen. Die Pharmakotherapie sollte im Vordergrund stehen, ferner ist bei wiederholtem phasenhaftem Auftreten eine pharmakologische Rezidivprophylaxe, z.B. mit Lithiumpräparaten, erwägenswert.

Schließlich ist zu erwähnen, daß depressive Symptome auch im Rahmen hirnorganischer Psychosyndrome (einer exogenen Psychose) oder im Rahmen von Stoffwechselstörungen, z.B. bei endokrinologischen Krankheitsbildern, vorkommen können. Hier sind dann zusätzlich Hirnleistungsstörungen, vor allem Störungen des Gedächtnisses und der Merkfähigkeit wegweisend.

9.4 Psychodynamik

Der Verlust oder die Trennung von einer nahestehenden Person stellt die klassische Auslösesituation für eine depressive Symptomatik dar. In der Regel handelt es sich um eine ambivalent geliebte Schlüsselfigur, wenn eine Depression nach dem Tod eines ambivalent geliebten Elternteils oder nach einer Ehescheidung auftritt. Ebenso kann der Ausschluß aus einer Gemeinschaft auslösend wirken, wenn diese Geborgenheit und Anerkennung vermittelt hatte; dies kann der Fall sein nach einem Umzug in eine neue Umgebung (»Entwurzelungsdepression«) oder nach dem Eintritt in den Ruhestand (»Pensionierungsdepression«). Neben »äußeren« Verlusten kommen auch »innere« Verlustsituationen in Betracht: eine Erschütterung des Selbstwertgefühls, z.B. wenn alte Leute das Gefühl haben, nicht mehr gebraucht zu werden; oder ein

Versagen vor den eigenen Idealen, z.B. wenn es zu einem Mißverhältnis zwischen Leistungsfähigkeit und Verpflichtungsgefühl im Alter kommt. Die auslösende Situation liegt im allgemeinen mehrere Monate bis zu einem halben Jahr zurück; sie kann aber bis zu einem Jahr zurückliegen. Allerdings ist zu betonen, daß eine auslösende Situation oft auch nicht explorierbar ist, besonders bei den Melancholien. Vielfach hängt dies damit zusammen, daß immer die subjektive Bedeutsamkeit eines Ereignisses oder Verhaltens relevant ist. Gerade von depressiv strukturierten Patienten können Ereignisse, die dem Außenstehenden unbedeutend erscheinen, als tiefe Kränkung oder schwere Enttäuschung empfunden werden. Manchmal werden die Kränkungen auch nicht bewußt erlebt, und erst eine Psychotherapie deckt später auf, wie kränkend das Erlebnis war.

Die häufige Auslösung depressiver Symptome durch äußere und innere Verlusterlebnisse läßt es daher sinnvoll erscheinen, die Depression als Ausdruck einer unzureichenden Trauerverarbeitung zu verstehen. Depressive Patienten berichten immer wieder, daß sie beim Tod eigener Eltern nicht weinen konnten. Andere berichten, sie seien erstaunt gewesen, wie gut sie den Tod hätten verkraften können. Die Exploration deckt dann meist hochambivalente Beziehungen zu den verlorenen Personen auf, die von den Patienten als solche aber nicht wahrgenommen werden.

Eine normale Trauerreaktion setzt eine genügend gute Beziehung zu der verlorenen Person voraus, von der gleichzeitig eine innere Ablösung stattgefunden hat. Die ambivalente Mutter- oder Vaterbindung vieler Depressiver hat eine solche innere Lösung dagegen nicht ermöglicht. Da Liebe und Schutz spendende (1-3, 1-4) und gleichzeitig Autonomie gewährende (1-1) Beziehungsmuster in der Kindheit nicht genügend introjiziert werden konnten, ist der Betroffene noch als Erwachsener auf die reale Präsenz einer solchen Person angewiesen, ohne eigene Autonomie (1-1) erlangen zu können. Er kann sich somit nicht vorstellen, ohne diese Person geliebt zu werden; deren Weggang muß er unbewußt als liebloses Verlassenwerden erleben (1-8). Während bei einem Trauernden eine Trennung von der verstorbenen Person in liebender Ver-

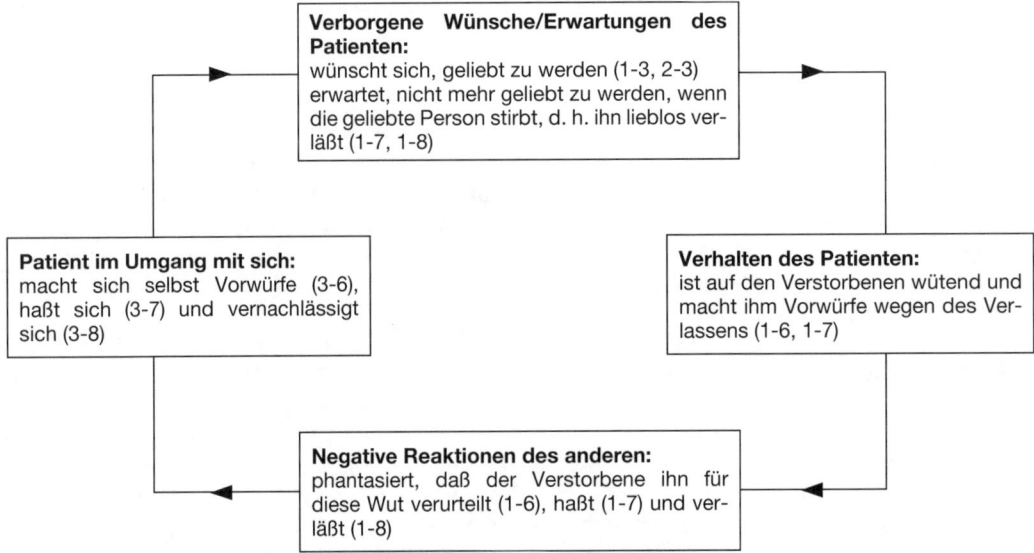

Abb. 1. Maladaptiver Zirkel des blockierten Trauervorgangs in der Depression

bundenheit möglich ist (1-1, 1-3), ist beim Depressiven der Trauerprozeß blockiert. Die unbewußten Gefühle von Haß und Wut auf die verlassende Person (1-7) sind so stark, daß sie, würden sie bewußt, d.h. in der Phantasie dieser Person gegenüber geäußert, den endgültigen Verlust der Liebe (1-7, 1-8) bedeuten würden. Sie kehren sich daher in der Depression gegen die eigene Person, die sich selbst Vorwürfe macht (1-6), sich haßt (1-7) und sich vernachlässigt (1-8). Auf der bewußten Ebene kann demgegenüber die verlorene Person als gute (1-3) repräsentiert und die Liebesgefühle (1-3) ihr gegenüber können erhalten bleiben. Wir sprechen vom Abwehrmechanismus der Wendung der Aggression gegen die eigene Person (Benedetti 1981) (Abb. 1).

Personen, die zu depressiven Verstimmungen neigen, haben häufig eine Disposition von seiten ihrer Persönlichkeitsstruktur. Diese depressiv strukturierten Persönlichkeiten leiden häufig unter Minderwertigkeitsgefühlen als Ausdruck ihrer Selbstwertproblematik. Sie sind aggressionsgehemmt und haben die Tendenz, alle aggressiven Impulse gegen sich selbst, nach innen, zu lenken. Es besteht eine ausgeprägte Ideal- und Gewissensbildung und ein starker Wunsch nach

Zuwendung und Anerkennung. Opferbereitschaft und Bescheidenheit, hoher Arbeitseinsatz, Hilfsbereitschaft und Pflichterfüllung können soziale Anerkennung herbeiführen und Minderwertigkeitsgefühle kompensieren. Der Wegfall dieser Selbstwertstabilisatoren führt dann zur Dekompensation und damit zur manifesten Depression.

Nicht immer sind depressiv strukturierte Patienten im sogenannten depressionsfreien Intervall gut kompensiert. Ist das Bedürfnis nach Zuwendung und Anerkennung größer als die tatsächlich erhaltene Zuwendung und Anerkennung, werden diese Menschen chronisch unzufrieden. Sie selbst möchten, daß andere Menschen sie wertschätzen, anerkennen und lieben (1-3) sowie unterstützen (1-4), gewinnen aber das Gefühl, daß sie ihnen nicht das geben, was ihnen zusteht, daß sie sie mißachten und vernachlässigen (1-8); die Interaktionspartner spüren die große Ansprüchlichkeit, erleben sich bedrängt und ausgebeutet (1-6) und wenden sich verärgert ab (2-8); die dadurch entstehende reale Vernachlässigung kann zu einer chronischen Depression führen, in der die Wut über die Vernachlässigung als Selbsthaß (3-7) gegen die eigene Person gerichtet wird (vgl. Abb. 2).

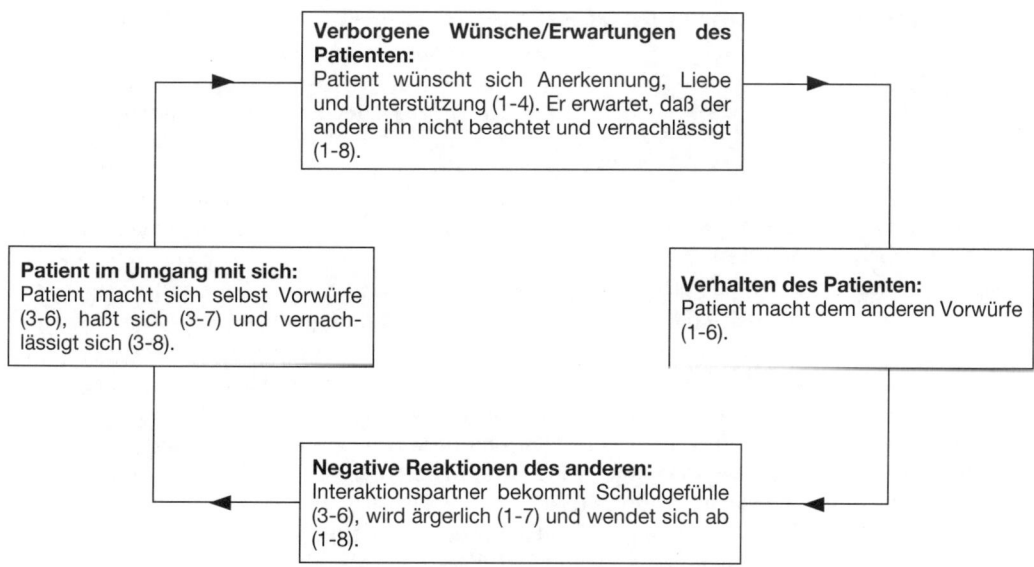

Abb. 2. Maladaptiver Beziehungszirkel bei depressiv strukturierten Patienten

9.5 Therapie depressiver Störungen

Sind wir sicher, daß eine Depression im klinischen Sinne und nicht nur eine lebensgeschichtlich gut verständliche vorübergehende Herabgestimmtheit vorliegt, ist die Therapie der Depression zu planen. Diese umfaßt im akuten Falle meist eine antidepressive Pharmakotherapie, in jedem Falle aber eine stützende psychotherapeutische Betreuung.

Ob eine antidepressive Pharmakotherapie eingeleitet wird oder nicht, sollte ausschließlich von der Schwere der depressiven Symptomatik abhängig gemacht werden, nicht von einer vermuteten nosologischen Zuordnung. Im allgemeinen ist bei akuten mittelschweren und schweren depressiven Zustandsbildern eine antidepressive Pharmakotherapie angezeigt, unabhängig davon, ob die depressive Störung ätiologisch eher als »reaktiv«, »neurotisch« oder »endogen« angesehen wird. Lediglich bei leichten Depressionen kann ein primär psychotherapeutisches Vorgehen erwogen werden (s. unten). Aus heutiger Sicht ist es nicht zu verantworten, einem schwer depressiven Patienten ein Antidepressivum vorzuenthalten, nur weil die Gene-

se als vorwiegend reaktiv oder neurotisch eingeschätzt wird. Dies gilt nicht zuletzt wegen des Suizidrisikos, mit dem bei jeder Depression gerechnet werden muß. Jedoch Vorsicht: Das Suizidrisiko kann unter einer antidepressiven Pharmakotherapie zunächst steigen, da die Antriebssteigerung vor der Aufhellung der Stimmungslage einsetzen kann! Man sollte es sich zur Grundregel machen, bei jedem Kontakt explizit nach Suizidgedanken zu fragen.

So hilfreich eine Pharmakotherapie des akut Depressiven ist, sie ist in jedem Falle durch eine supportive Psychotherapie zu ergänzen, und zwar aus zwei Gründen:

▶ Der depressive Patient bedarf der Stütze, der Entlastung und der Ermutigung. Dabei sollte dem Patienten klar gemacht werden, daß es sich bei einer Depression um eine krankhafte Störung handelt und nicht um ein schuldhaftes Versagen; daß er deshalb bestimmte Dinge nicht leisten **kann**, nicht weil er nicht will oder zu bequem ist. Es hat wenig Sinn, einem Depressiven seine Schuldgefühle auszureden; vorteilhafter ist es, Verständnis für die Gefühle des Patienten aufzubringen, sie aber gleichzeitig als Ausdruck der depressiven Sympto-

Tab. 3. Therapeutische Maßnahmen bei Depressionen.

1. Verlustereignis ansprechen, Trauer ermöglichen
2. in jedem Falle Suizidalität explorieren
3. bei allen schweren Depressionen Antidepressiva
4. stützen, entlasten, Hoffnung geben
5. in der akuten Phase keine Konfliktaufdeckung
6. Aufklärung der Angehörigen
7. auf Suizidalität unter der Therapie achten

matik zu interpretieren. Hilfreich ist es, dem Patienten immer wieder und nachdrücklich zu sagen, daß er bestimmten Pflichten nicht nachzukommen braucht, weil er eben krank ist, und daß es ihm in absehbarer Zeit wieder besser gehen wird. Große Bedeutung kommt einem aufklärenden Gespräch mit Angehörigen zu, die oft fälschlich meinen, der Patient müsse sich »zusammenreißen«.

► Oft ist es unter der antidepressiven Pharmakotherapie noch möglich, dem Patienten eine Trauerreaktion zu ermöglichen. Dies setzt voraus, daß dem Patienten Gelegenheit gegeben wird, sich über ein Erlebnis des Verlustes, der Enttäuschung oder Kränkung offen auszusprechen. Nicht selten ist der Arzt der einzige Ansprechpartner, an den ein Patient sich wenden kann. Dabei ist es entscheidend, daß der Arzt die Trauer zulassen kann und nicht vorschnell trösten und die Traurigkeit zerstreuen will. Erst nachdem er die Traurigkeit in vollem Umfang akzeptiert hat, sollte er Trost spenden und hoffnungsvolle Perspektiven eröffnen. Im günstigen Falle wird der Patient befreit weinen können und bald neue Hoffnung schöpfen.

Hervorzuheben ist jedoch, daß eine konfliktaufdeckende Psychotherapie in der akuten Phase der Erkrankung kontraindiziert ist, weil die Ich-Stärkung vorrangig und eine Labilisierung der Abwehr des Patienten gefährlich ist.

Die wichtigsten Aspekte des therapeutischen Vorgehens bei akuten Depressionen sind in Tabelle 3 zusammengefaßt.

Wenn die akute depressive Phase überwunden ist, sollte sorgfältig geprüft werden, ob ein konfliktaufdeckendes psychotherapeutisches Vorgehen indiziert ist. Konfliktaufdeckende (analytische oder tiefenpsychologisch orientierte) Psychotherapie ist besonders dann indiziert, wenn eine Bearbeitung der Selbstwertproblematik, die Arbeit an Minderwertigkeits- und Schuldgefühlen und die Reintegration verdrängter aggressiver Impulse wünschenswert ist. Der Psychosomatischen Grundversorgung fällt vor allem die Aufgabe zu, zu einer Psychotherapie zu motivieren.

Ob eine konfliktaufdeckende Therapie möglich ist, hängt von der Flexibilität der Abwehrformation, aber auch der Ich-Stärke ab. Einem bisher gut kompensierten jungen Menschen, der durch einen beruflichen Mißerfolg in eine Selbstwertkrise stürzte und eine schwere depressive Reaktion entwickelt hat, sollte die Möglichkeit einer konfliktaufdeckenden Therapie gegeben werden; dagegen ist es nicht sinnvoll, im hohen Alter eine ambivalente Mutterbeziehung zu bearbeiten, wenn an einem idealisierten Mutterbild festgehalten wird, da gerade diese Abwehrform der Idealisierung einen lebensnotwendigen Schutz geben kann. Im letzteren Falle kommt eher ein supportives (stützendes) psychotherapeutisches Verfahren in Frage, das eine Stärkung des Selbstwertgefühls ohne Konfliktaufdeckung und unter Respektierung der Abwehr anstrebt.

Alternativ, besonders wenn konfliktaufdeckende Psychotherapieformen nicht angezeigt sind, kommen verhaltenstherapeutische Verfahren wie Selbstbehauptungstraining und kognitive Umstrukturierung (Abbau »negativer Gedanken«) in Betracht.

Die Prognose aller Psychotherapien hängt vom Ausmaß der Chronifizierung und von der Primärpersönlichkeit ab: Je frischer die Symptomatik, desto besser die Prognose; je chronifizierter die Symptomatik, desto schlechter die Prognose. Je ungestörter die Gesamtpersönlichkeit vor Ausbruch der depressiven Symptomatik war, desto besser ist die Prognose.

9.6 Suizidalität

Versuche, aktiv aus dem Leben zu scheiden, kommen bei allen psychogenen Erkrankungen vor, in erster Linie bei depressiven Störungen, aber auch bei anderen psychiatrischen Krankheitsbildern wie Schizophrenien oder Suchterkrankungen. Sogenannte Bilanzselbstmorde, die bei ungestörter psychischer Verfassung nach reiflicher Überlegung unternommen werden, z.B. bei unheilbaren Krankheiten, sind **äußerst selten.** Im Zweifelsfalle ist daher immer von einer psychischen Störung auszugehen, was bedeutet, daß ein aktives ärztliches Eingreifen unerläßlich ist.

Von einem Suizid wird gesprochen, wenn die Selbsttötung erfolgreich war (unabhängig davon, ob sie beabsichtigt war), von einem Suizidversuch, wenn der Patient überlebt hat. Von der Art der Suizidmethode werden »weiche« und »harte« Methoden unterschieden.

Weiche Methoden:
– Einnahme einer Überdosis von Hypnotika oder Analgetika
– Pulsaderschnitt

Harte Methoden:
– Erhängen
– Sprung von der Brücke/Sprung vor den fahrenden Zug
– Einnahme primär toxischer Substanzen
– Injektion einer Überdosis von Insulin bei Diabetikern

In 85 % der Suizidhandlungen finden sich »weiche«, in 15 % »harte« Methoden. Etwa jede 10. Suizidhandlung endet tödlich. Achtung: Auch sogenannte »demonstrative« Suizidversuche können tödlich ausgehen, und zwar um so eher, je öfter sie wiederholt werden. Als Risikogruppen gelten alle Personenkreise, deren soziale Integration gefährdet ist, besonders Randgruppen, Süchtige, Alleinstehende, Menschen in Ehekrisen.

9.6.1 Die Diagnose der Suizidalität

In aller Regel senden Patienten, die Suizidgedanken haben, Signale aus, aus denen auf Suizidalität geschlossen werden kann: eine auffallende Verschlossenheit, ein sozialer Rückzug. Oft werden Angehörigen gegenüber entsprechende Andeutungen gemacht. Dem Arzt gegenüber

werden Suizidgedanken nur selten spontan geäußert. Andererseits sind suizidale Patienten im allgemeinen bereit, dem Arzt auf Befragen ehrlich Auskunft zu geben, und sie sind dankbar, wenn sie dies tun dürfen. Beim geringsten Verdacht ist daher gezielt nach Suizidalität zu fragen. Die häufig geäußerte Befürchtung, man könne den Patienten durch die Befragung erst auf suizidale Gedanken bringen, ist unberechtigt. Weitaus folgenschwerer ist es, wenn die Frage danach unterlassen und so eine bestehende Suizidalität übersehen wird. Bei depressiven Patienten sollte man es sich zur Gewohnheit machen, die Frage einer möglichen Suizidalität zu explorieren.

Um zu erfahren, ob suizidale Gedanken überhaupt eine Rolle spielen, wenn ja, ob es konkrete Pläne für eine Suizidhandlung gibt, und, wenn dies der Fall ist, wie unmittelbar diese bevorstehen könnte, empfiehlt sich eine Fragetechnik des »Herantastens«, wie sie in Tabelle 4 dargestellt ist. Um das Ausmaß der akuten Gefährdung möglichst gut einschätzen zu können, sollte der Patient genau angeben, an welche Art der Suizidhandlung er denkt. Ein Patient, der mit dem Gedanken spielt, sich in den nächsten Tagen zu erhängen, ist weitaus gefährdeter als jemand, der an einen Pulsaderschnitt denkt.

Daß ein Patient bei einfühlsam gestellten Fragen vollständig seine tatsächlichen suizidalen Impulse dissimuliert, ist recht selten. Es kann höchstens dann vorkommen, wenn er befürchtet, beim »Zugeben« seiner Suizidalität unmittelbar und zwangsweise in eine psychiatrische Klinik eingewiesen zu werden. In dem Falle ist es hilfreich, genau diese Ängste anzusprechen.

Tab. 4. Fragetechnik des »Herantastens« zur Exploration von Suizidalität.

– Hatten Sie in letzter Zeit manchmal das Gefühl, daß Ihnen alles so sinnlos vorkommt?

– Hatten Sie manchmal Gedanken, nicht mehr leben zu wollen?

– Haben Sie einmal daran gedacht, einen Selbstmordversuch zu machen?

– Haben Sie über konkrete Selbstmordhandlungen nachgedacht? Welche? Was denken Sie jetzt darüber?

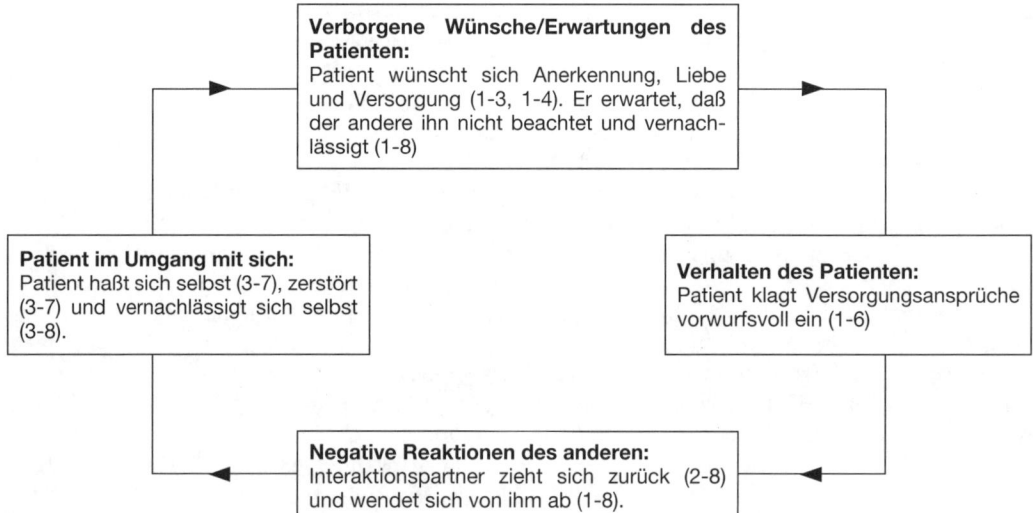

Abb. 3. Maladaptiver Zirkel bei suizidalen Patienten

9.6.2 Psychodynamik

Die Psychodynamik der suizidalen Reaktion ist grundsätzlich vergleichbar derjenigen bei Depressionen, jedoch dramatisch verschärft. Fast immer wirken schwere persönliche Enttäuschungen, vor allem Trennungen und Selbstwertkrisen, auslösend. Wie bei der Depression wird die Enttäuschungswut, die ursprünglich einer wichtigen, aber enttäuschenden Person galt, gegen die eigene Person gerichtet, nun aber als mörderische Wut: Statt des Objektes wird das Selbst getötet.

Zum Suizid disponierte Persönlichkeiten waren in der Kindheit durchweg erheblichen psychischen Belastungen und Entbehrungen ausgesetzt. Es finden sich depressive Persönlichkeitsstrukturen mit besonders ausgeprägter Autoaggressions- und Selbstwertproblematik. Bei intensivem Wunsch nach Liebe, Anerkennung und Versorgung (1-3, 1-4) und gleichzeitiger Erwartung, nicht beachtet und vernachlässigt zu werden (1-8), werden die Versorgungsansprüche vorwurfsvoll eingeklagt (1-6), was die Interaktionspartner ärgert (1-7) und sie veranlaßt, sich abzuwenden (1-8). Der Suizidale zieht sich zurück (2-8), haßt und zerstört (3-7) sich selbst (Abb. 3).

Das Selbstbild schwankt in typischer Weise zwischen geheimen oder unbewußten Größenphantasien und Minderwertigkeitsgefühlen. Der Suizidversuch wird oft als scheinbare Konfliktlösung erlebt. Er verspricht eine Flucht aus der Realität in den Tod, der vielfach als harmonischer Primärzustand phantasiert und verklärt wird. In der Suizidhandlung werden die aus der Enttäuschungswut resultierenden Mordimpulse gegen die eigene Person gerichtet (Henseler 1974).

9.6.3 Therapeutischer Umgang mit Suizidalen

Der Umgang mit suizidalen Patienten stellt hohe Anforderungen an den Arzt. Da der Patient fürchtet, nicht beachtet und vernachlässigt zu werden (1-8), sollte sich der Therapeut entsprechend den entgegengesetzten SASB-Clustern (1-4, 1-5 und gelegentlich 1-6) verhalten. Am ehesten hat sich eine warme, »mütterliche« Grundhaltung bewährt, die verbunden ist mit einer Entschlossenheit zum Handeln, manchmal auch Härte, wenn es darum geht, den Patienten vor der Selbstzerstörung zu bewahren. Bei akuter Suizidalität ist im allgemeinen eine Klinikeinweisung erforderlich. Manchmal ist es aber möglich, einem Patienten auch ohne Klinikeinweisung über eine akute suizidale Krise hinwegzuhelfen. Dafür müssen zwei Voraussetzungen erfüllt sein:

► es muß eine Vertrauensperson verfügbar sein, in deren unmittelbarer Nähe der Patient sich aufhalten kann
► es sollte ein verläßlicher »Pakt« mit dem Patienten möglich sein

Ein »Pakt« beinhaltet, daß der suizidale Patient dem Arzt verspricht, bis zum nächsten Kontakt – etwa bis zum nächsten Tag – keine Suizidhandlung auszuführen. Es ist für den Patienten leichter, die Zusage für einen kurzen, überschaubaren Zeitraum zu machen als für einen längeren. Es hat sich bewährt, den Patienten eine Telefonnummer mitzugeben, unter der man auch nach Dienstschluß erreichbar ist; in den seltensten Fällen wird davon Gebrauch gemacht und noch seltener wird dieses Angebot mißbraucht; der Zettel mit der Telefonnummer gewinnt die symbolische Bedeutung des haltgebenden ärztlichen Objekts (Tab. 5).

Ein Patient, der sich nicht in der Lage fühlt, auch für einen kurzen Zeitraum einen »Pakt« zu schließen, zeigt damit an, daß er akut massiv gefährdet ist und unmittelbare Hilfe in Form eines stationären Schutzes braucht.

Notfalls muß eine Klinikeinweisung auch **gegen den Willen** des Patienten erfolgen. **Jeder** approbierte Arzt ist berechtigt und juristisch verpflichtet, nötigenfalls eine Zwangseinweisung in

Tab. 5. Maßnahmen bei akuter Suizidalität.

1. Klinikeinweisung, u. U. Zwangseinweisung

2. eine ambulante Betreuung ist nur unter besonderen Voraussetzungen möglich:
   – eine Vertrauensperson kann ständig bei dem Patienten sein
   – ein »Pakt« mit dem Patienten ist möglich
   – der Arzt ist grundsätzlich erreichbar (Telefonnummer!)

eine psychiatrische Klinik anzuordnen, sofern eine **unmittelbare** Gefährdung des eigenen Lebens vorliegt und nicht anders abgewendet werden kann. Eine ärztlich angeordnete Zwangseinweisung muß innerhalb von 24 Stunden durch einen Richter bestätigt werden.

Noch hinzuweisen ist auf die Pflicht zur sorgfältigen Dokumentation, auch zum Schutze des Arztes, wenn z.B. eine Klinikeinweisung unterlassen wird.

Chronisch suizidale Patienten sind solche, die trotz aller therapeutischen Bemühungen dauerhaft unter dem Eindruck von Selbstmordgedanken stehen. Gerade für diese Patientengruppe kann eine regelmäßige Betreuung im Rahmen der Psychosomatischen Grundversorgung von entscheidender Bedeutung sein, besonders wenn sie auf die Präsenz einer »guten« Bezugsperson angewiesen sind. Wichtig ist in solchen Fällen, daß eine mögliche akute Suizidalität immer wieder durch gezieltes Nachfragen ausgeschlossen wird.

10. Angsterkrankungen

G. Reister

Furcht und Angst sind Begleiterscheinungen jeder menschlichen Biographie. Der Mann, der im Märchen auszog, das Fürchten zu erlernen, wird erst dann zum erlebenden menschlichen Subjekt, als ihn tatsächlich die Angst überkommt. Die Epidemiologie psychogener Erkrankungen bestätigt diese Auffassung von Angst als einer »natürlichen Disposition des Menschen« (Bowlby 1976): Bei der Befragung einer repräsentativen Stichprobe der Schweizer Bevölkerung fand Pöldinger (1988) unter anderem bei 84 % Angst vor dem Verlust einer nahestehenden Person, 79 % hatten Angst vor der Umweltzerstörung und immerhin 75 % fürchteten eine Krankheit.

Angesichts dieser hohen Prozentzahlen muß offenbleiben, ob es sich tatsächlich nur um **Realängste** handelt; darunter versteht man Reaktionen auf eine objektiv vorhandene äußere Gefahr, die im Sinne einer »Realnorm des Durchschnitts« (Tress 1987) bei jedermann Angst auslösen würde.

Neurotische **pathologische Ängste** dagegen, mit denen wir uns hier beschäftigen wollen, stellen exzessive Angstreaktionen dar, für die (nach Hand und Wittchen 1986) die in Tabelle 1 aufgeführte Definition gilt.

Sowohl im Hinblick auf die Ätiopathogenese als auch unter dem Gesichtspunkt der Differentialindikation zur Psychotherapie sind gegenstandslose, **frei flottierende** und auf ein Objekt oder eine Situation bezogene, also **phobische Ängste** zu unterscheiden (Tab. 2). Die deutsche Sprache markiert diesen Gegensatz mit den Worten Angst und Furcht.

Neuerdings viel verwendet wird auch die Bezeichnung **Panikattacke**. Damit sind spontan auftretende Angstanfälle gemeint, von denen angenommen wird, sie träten ohne angstmachende Reize auf, seien also biologisch begründet. Ein Hinweis darauf ist auch das gute Ansprechen auf eine antidepressive Medikation. Hoffmann und Hochapfel (1991) haben zurecht darauf verwiesen, daß es geradezu ein Charakteristikum des Angstkranken sei, seine Angst als »grundlos« zu schildern; genauso erlebt er sie ja auch.

Neurotische Ängste gehören nach innerer Unruhe und depressiven Verstimmungen zu den häufigsten psychogenen Symptomen der Allgemeinbevölkerung. Dies geht aus der anspruchsvollen epidemiologischen Feldstudie zur Häufigkeit psychogener Störungen, dem Mannheimer Kohortenprojekt (Schepank 1987, 1990), hervor. Bezogen auf die letzten 12 Monate fanden sich bei 3,1 % der Männer und Frauen Angststörungen, 0,6 % litten an phobischen Erkrankungen und 29,1 % zeigten phobische Symptome (Reister und Schepank 1989, Reister 1992). Hinsichtlich des Geschlechts, der sozialen Schicht und des Alters traten keine Häufigkeitsunterschiede auf; d.h. Männer und Frauen, Alte und Junge, Reiche und Arme sind gleichermaßen betroffen. Es zeigte sich ein eindeutiger Zusammenhang zwischen dem Ausprägungsgrad der Angststörung und ungünstigen frühkindlichen psychosozialen Bedingungen, was den tiefenpsychologischen Auffassungen zur Genese neurotischer Störungen entspricht.

Tab. 1. Kennzeichen pathologischer Angst.

- wiederholtes Auftreten
- Unangepaßtheit und Situationsunangemessenheit
- Unfähigkeit des Betroffenen, sie willentlich zu kontrollieren oder durch rationale Erklärungen zu beseitigen
- Vermeidungsverhalten des Betroffenen

Tab. 2. Unterschiedliche Angstformen.

- frei flottierende Angst
- objekt- oder situationsbezogene Furcht

Deutlich wurde aber auch, daß Gefühle der Angst ganz unterschiedlich wahrgenommen werden: Während der eine häufig und rasch Ängste entwickelt, bleibt der andere bei einer vergleichbaren äußeren Situation gelassen und entspannt, ja die Angst kann sogar ganz fehlen. Nun sagt das Ausmaß des Affekts noch relativ wenig darüber aus, ob es sich dabei um eine normale Angst vor einer realen äußeren Bedrohung oder um eine neurotische Angst handelt. Letztere ist eine Angst aus einer innerlich erlebten Bedrohung.

Beispiel

Ein zweijähriges Kind, das ins Krankenhaus kommt, hat ganz reale Verlassenheitsängste; es ist existentiell auf das Dasein der Eltern angewiesen. Ohne sie, ohne ihre Pflege und Obhut, könnte es nicht überleben. Ein 20jähriger Mann, dessen Freundin ihn verläßt, kann mit verschiedenen Gefühlen reagieren, aber Verlassenheitsängste müssen nicht notwendigerweise dabei sein, weil seine Existenz ja nicht real von der Freundin abhängt. Gerät dieser Mann dennoch in panische Verlassenheitsängste, so spricht einiges dafür, diese als neurotische Ängste aufzufassen.

Seitdem Freud 1895 die Symptome der Angstneurose umfassend beschrieben und die sogenannte 1. Angsttheorie formuliert hat, bemühen sich die Psychoanalyse und die tiefenpsychologischen Schulen um ein vertieftes Verständnis der den neurotischen Ängsten zugrundeliegenden Konflikte, Motive und Mechanismen. Dabei geht es um mehr als um die Aufklärung behavioraler Reiz-Reaktions-Muster, die ganz auf das Symptom zentriert sind. Vielmehr sollen die (unbewußte) **Bedeutung des Symptoms** herausgearbeitet, seine psychogenetischen Wurzeln freigelegt und der interaktive Beziehungsaspekt deutlich werden.

Hinsichtlich dieser Ziele unterscheiden sich Angstneurose und Phobie nicht nur im Blick auf die Objektgebundenheit, sondern auch in ihren Entstehungsbedingungen.

Hoffmann und Bassler (1992) haben drei differente Modelle der Ätiologie pathologischer Ängste beschrieben (Tab. 3), wobei es sich jeweils um unterschiedliche Aspekte der **Signal-**angsttheorie handelt. Danach signalisieren Ängste dem Subjekt eine existentielle Bedrohung, die aus inneren oder äußeren Ursachen stammen kann.

Tab. 3. Modelle der Ätiologie pathologischer Ängste.

– Konfliktmodell
– Strukturschwächemodell
– Ethologisches Angstmodell

Das Konfliktmodell

»Innere Gefahren« sind unter dem Gesichtspunkt der **konfliktbedingten Genese** häufig aggressive Impulse, die vom Individuum aufgrund einer aggressive Regungen verbietenden Erziehung und Sozialisation als peinlich und verpönt erlebt werden müssen und daher verdrängt werden. Durch eine äußere auslösende Situation wiederbelebt, können sie bei entsprechend Disponierten mit einem strengen Gewissen (Über-Ich) zu einem Zusammenbruch der Abwehr und konsekutiv zur Entwicklung des Angstaffekts führen (Abb. 1).

Das Strukturschwächemodell

Sind die Strukturen von Ich und Selbst infolge frühtraumatischer Erfahrungen, mangelhafter Entwicklungsbedingungen oder aus konstitutionellen Gründen defizitär geblieben, führen innere und äußere Bedrohungen per se zu einer Gefährdung des schwachen Ich, das entsprechend mit Angst reagiert. Diese treten dann nicht selten in Form von plötzlich durchbrechenden Angstattacken auf. Auslösend hierfür können neben inneren Konflikten vor allem Krisen und Belastungen des alltäglichen Lebens sein. Dieses **Strukturschwächemodell** (Abb. 2) eignet sich besonders zum Verstehen angstneurotischer Störungen.

Das ethologische Angstmodell

Das von Bowlby (1976) entwickelte **ethologische Angstmodell** (Abb. 3) betont demgegenüber die Bedeutung der Bedrohung des Verhaltenssystems »Bindung« für die Angstentwicklung. Quasi reflektorisch entwickelt sich der Affekt der Angst dann, wenn das evolutionär konstituierte Bindungsbedürfnis des aufgrund entsprechender Erfahrungen bindungsunsicheren Individuums bedroht ist (Hoffmann und Bassler 1992).

Vor diesem skizzierten Hintergrund ergeben sich für die wesentlichen psychogenen Angsterkrankungen folgende Überlegungen.

10.1 Angstneurose

Das Leitsymptom der Angstneurose ist ein in seiner Intensität zwar schwankender, aber stän-

dig anhaltender Angstzustand, der sich bis zu panikartigen Angstattacken steigern kann. Man spricht von frei **flottierenden** Angstphänomenen und meint damit, daß die Angst nicht an einen bestimmten Inhalt oder ein bestimmtes Objekt gebunden ist.

Neben dieser Hauptsymptomatik schildern die betroffenen Patienten meist eine Reihe anderer Symptome, die sie bisweilen so in den Vordergrund rücken, daß die eigentliche Erkrankung dadurch verdeckt wird (Tab. 4).

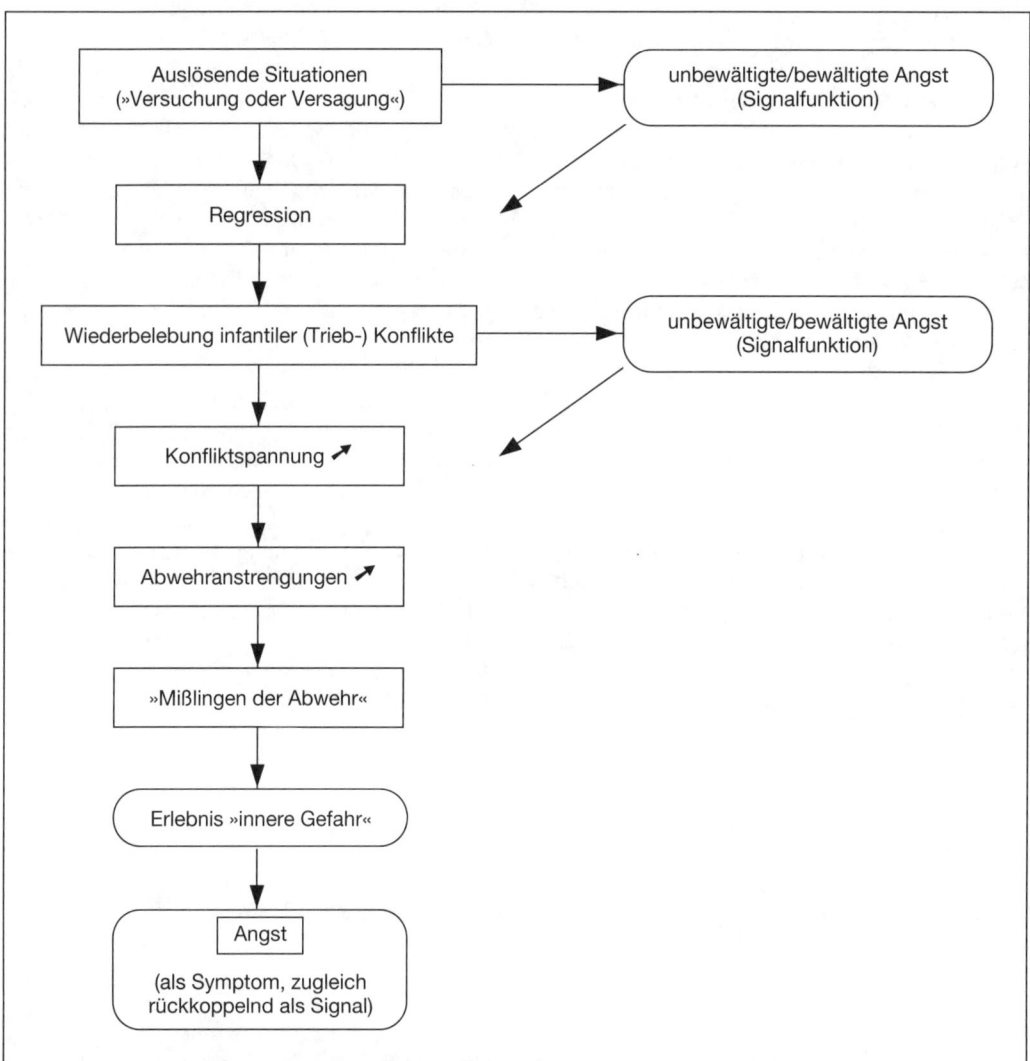

Abb. 1. Konfliktmodell der Angstentstehung (aus Hoffmann und Bassler 1992, S. 9)

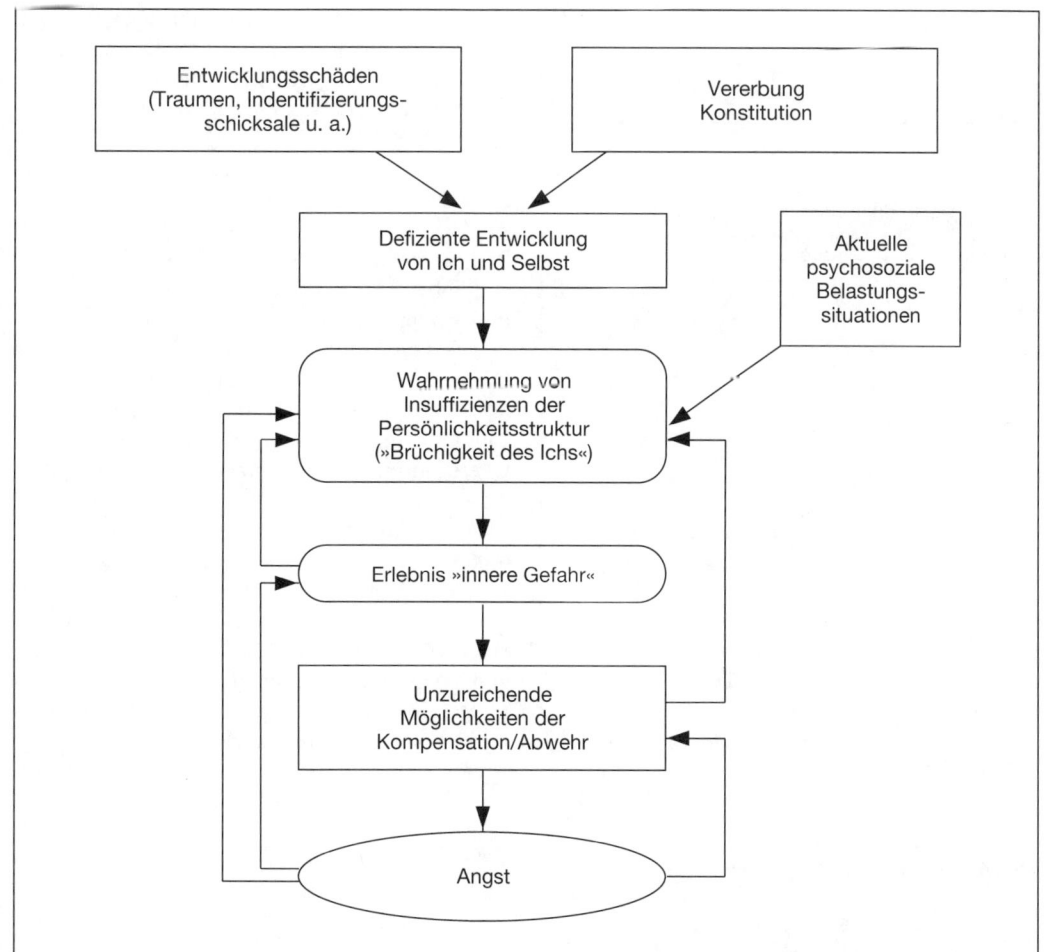

Abb. 2. Strukturschwächemodell der Angstentstehung (aus Hoffmann und Bassler 1992, S. 9)

Menschen mit einer solchen Störung haben vor allem und jedem Angst. Diese Formulierung deutet schon an, daß die seelischen Strukturen dieser Patienten in einem ganz umfassenden Sinn nicht in der Lage sind, ein eventuell auch geringes Quantum von Angst zu bewältigen und zu verarbeiten. Bei dieser Erkrankung liegt eine massive Entwicklungsstörung zur Zeit der frühen Ich-Entwicklung vor. Es resultiert eine sogenannte Ich-Schwäche. Gemeint ist damit, daß die Vorstellung von der eigenen Person, das Bild von sich selbst, vom Ich eben, sehr instabil ist, weil bestimmte Funktionen des Ich sich nicht adäquat entwickeln konnten. Zu den Ich-Funk-

tionen gehören z.B. die Frustrationstoleranz, die Binnenwahrnehmung, die Realitätsprüfung und eben auch die Angsttoleranz. In der gelingenden (früh-)kindlichen Entwicklung formen sich die Ich-Funktionen in der steten Begegnung und dem Austausch mit den wichtigen Bezugspersonen. Stabile innere Vorstellungen von der eigenen Person im Sinne realistischer Selbstbilder und eines funktionierenden Ich resultieren aus der elterlichen Zuwendung, der Fürsorge und dem Interesse am Wohl des Kindes. Angst kann in bestimmten Quantitäten dann vom kindlichen Ich eher erlebt, überhaupt zugelassen werden, wenn eine vertrauensspendende Sicherheit ge-

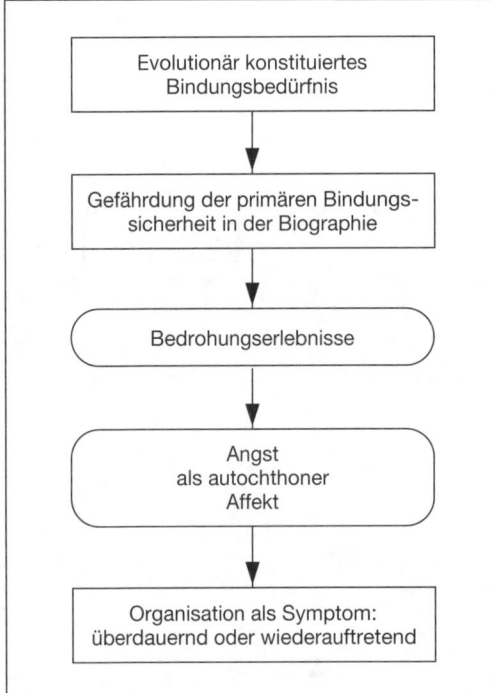

Abb. 3. Ethologisches Angstmodell (aus Hoffmann und Bassler 1992, S. 9)

Tab. 4. Symptome der Angstneurose.

1. allgemeine Reizbarkeit, Schlaflosigkeit, Geräuschempfindlichkeit
2. ängstliche Erwartungshaltung
3. Angstanfälle
4. körperliche Angstäquivalente wie Herzrasen, Hyperventilation, Schweißausbrüche, Zittern, Durchfälle, Harndrang etc.
5. nächtliches Aufschrecken, Alpträume
6. Schwindelattacken bis hin zur Ohnmacht
7. Brechreiz, Übelkeit
8. Parästhesien

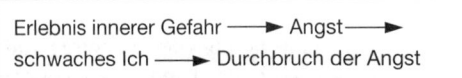

Abb. 4. Die Angstentstehung bei Angstneurosen (modifiziert nach Hoffmann und Hochapfel 1991, S. 90).

geben ist, die es erlaubt, Erfahrungen zu sammeln und Verarbeitungs- und Bewältigungsmöglichkeiten zu erlernen. Bei den Patienten mit Angstneurosen ist dies in oft eklatanter Weise mißglückt.

Auf den ersten Blick mag es erstaunen, daß nicht so sehr Versagung und Vernachlässigung, sondern in erster Linie ein **verwöhnendes Milieu** pathogen wirken. Man muß sich aber verdeutlichen, daß erst das Aufsuchen von Gefahr, in der Angst entstehen kann, die innere Auseinandersetzung mit dem Affekt in Gang bringt. Das schwache Ich wird beinahe von jeder äußeren, besonders aber von innerlich erlebten Gefahren bedroht, weil es eben »brüchig« ist. Überbesorgte Mütter (und Väter) verhindern diese Auseinandersetzung in noch größerem Maße als die Eltern, die ihre Kinder sorglos auch mit Ängsten alleine lassen. So entwickeln jene kein kompetentes inneres »steuerndes Objekt« (König 1981), also seelische Strukturen, die einen realitätsangepaßten Umgang mit Gefahr und Angst ermöglichen. Erwachsen geworden zeigen sie dann ein ausgeprägtes Bedürfnis nach starken Schutzfiguren, auch in der Person ihres Arztes, um den inneren Mangel zu kompensieren.

Stark verkürzt kann man sich die Angstentstehung bei Angstneurosen wie in Abbildung 4 dargestellt vorstellen.

10.2 Phobische Neurosen

Phobische Neurosen zeichnen sich dadurch aus, daß der Patient keine ungerichtete Angst, sondern **Angst vor etwas** hat, z.B. vor
– engen Räumen (Klaustrophobie),
– freien Plätzen (Agoraphobie) oder
– großen Höhen (Akrophobie, Höhenangst).
Der Betroffene ist weitgehend angstfrei, wenn er den angsterregenden Inhalt oder Gegenstand meidet, z.B. eben nicht auf einen hohen Turm steigt. Da die Angst also nicht ständig erlebt wird, läßt dies auf ein wesentlich stärkeres Ich schließen als bei den Angstneurosen.

Relativ selten handelt es sich bei den Phobien um negative Erfahrungen mit dem angstauslösenden Objekt, z.B. mit Schlangen, Fahrstühlen usw., die dann einfach weiter fortbestehen. Ursache der meisten Phobien ist vielmehr eine **unbewußte Phantasie,** deren Inhalt verdrängt wurde. Diese Phantasie bezieht sich auf innerseelisch erlebte Gefahren, für die Bedrohliches in der Außenwelt stellvertretend eintritt. Häufig sind es sexuelle und aggressive Konflikte, die verschoben und verlagert werden.

Fallbeispiel
Ein junger Mann Mitte 20 litt seit mehreren Jahren an einer Agoraphobie, die ihn schließlich dazu zwang, sich nur noch zu Hause aufzuhalten, wo ihn die Eltern fast wie ein Kind versorgten. In der stationären Psychotherapie wurden dann in einem längeren Prozeß bis dahin verdrängte Phantasien deutlich, tatsächlich mit einem Gewehr in der Hand Amok zu laufen und alles und jeden über den Haufen zu schießen, der sich ihm in den Weg stellte. Auch aufgrund einer sehr auf Harmonie und Frieden bedachten Erziehung hatte er jegliche aggressive Regung bei sich als verboten und böse unterdrücken müssen und im Konflikt zwischen den aggressiven Impulsen und seinem strengen verbietenden Gewissen sein Symptom entwickelt. Als er Aggressives bei sich mehr und mehr akzeptieren und integrieren konnte, schwand die Phobie.

Ein Modell der Angstentstehung bei den phobischen Neurosen stellt Abbildung 5 dar.

```
Verdrängung peinlicher Impulse ——► Konflikt
mit inneren Normen und Gesetzen ——► Erlebnis
innerer Gefahr ——► Angst ——► Verschiebung
auf äußeres Objekt oder Situation ——► Ver-
meidung dieser Situation oder dieses Objekts
```

Abb. 5. Die Angstentstehung bei phobischen Neurosen (modifiziert nach Hoffmann und Hochapfel 1991, S. 98).

Bei der **Herzneurose** oder **Herzangstneurose** bezieht sich die Angst nicht, wie bei den übrigen Phobien, zu denen sie meist gerechnet wird, auf ein äußeres, sondern auf ein inneres Objekt, eben das eigene Herz. Pathogenetisch wird dies durch die Aktivierung des Herz-Kreislauf-

Systems im Zustand der Angst (Herzrasen, steigender Blutdruck) vorgebahnt. Gefürchtet wird dann, den Herztod zu sterben. Im Angstanfall können typische Symptome des Herzinfarkts erlebt werden, so daß der notfallmäßig handelnde Arzt leicht in die Irre geführt werden kann.

Fallbeispiel
Ein Herzangstpatient, Taxifahrer in einer westdeutschen Großstadt, pflegte seinen Wagen nur noch in der Nähe eines Krankenhauses aufzustellen, um sich jederzeit ärztlicher Hilfe sicher zu sein. Auf dem Höhepunkt seiner Erkrankung wurden innerhalb eines Monats mehr als 30 EKG-Ableitungen angefertigt.

Selbstbeobachtung und **Krankheitsfurcht** stehen – ähnlich wie bei der Herzneurose – im Zentrum der Sympomatik **hypochondrischer Entwicklungen**. Das Angstobjekt ist auch hier der eigene Körper, dessen Funktionieren mit Besorgnis und Befürchtung ständig beobachtet wird.

Die Spannbreite dieser relativ seltenen, aber den behandelnden Arzt herausfordernden Störung reicht von leichteren und vorübergehenden Formen bis hin zu chronifizierten Verlaufsformen im Rahmen von schweren Persönlichkeitspathologien mit schlechter Prognose.

10.3 Arzt-Patient-Beziehung bei den Angststörungen

Die dem phobischen oder angstneurotischen Patienten unerträgliche Angst führt zu typischen Beziehungsmustern mit anderen, insbesondere mit den nahen Bezugspersonen, aber auch mit dem behandelnden Arzt. Wenn wir uns vergegenwärtigen, daß Angstpatienten kein kompetentes inneres steuerndes Objekt zur Verfügung haben (König 1981), wird verständlich, daß sie zum Schutz vor den gefürchteten Impulsen (Phobie) oder als Stütze für ein schwaches Ich (Angstneurose) Halt in anderen Menschen suchen. Dies äußert sich z.B. in einem anklammernden Verhalten, in der ständig wiederholten Forderung nach Beruhigung oder nach ärztlicher Untersuchung oder in dem Wunsch nach ständi-

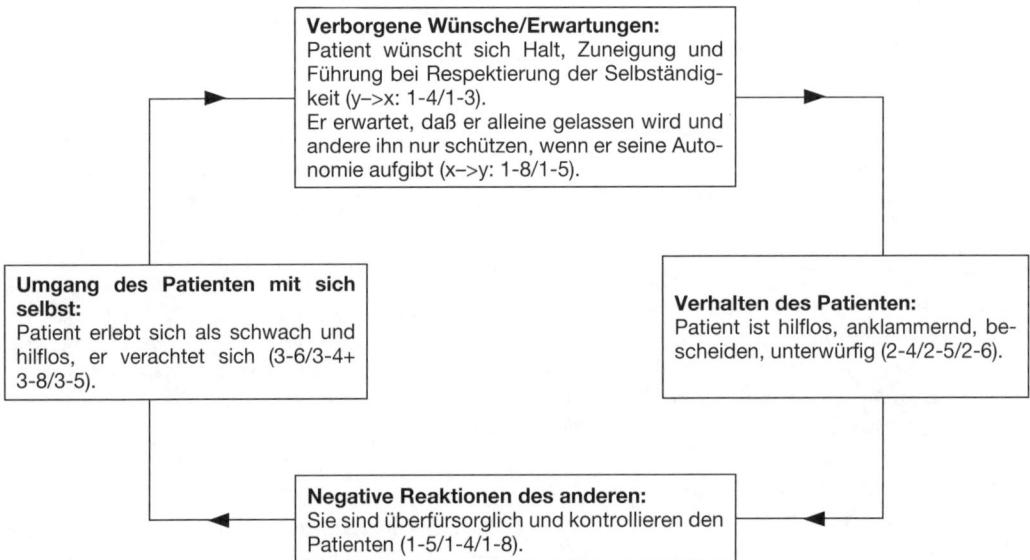

Abb. 6. Chronisch-maladaptiver Beziehungszirkel bei Angstpatienten

ger Begleitung. Häufig reagieren andere Menschen instinkthaft, wie Bowlby (1976) meint, mit fürsorglichem Verhalten. In der Sozialisation des Arztes hat dieses einen hohen moralischen Wert. Auch eigene Bedürfnisse, stark und mächtig zu erscheinen, können hier eine Rolle spielen, so daß sich in der Arzt-Patient-Beziehung rasch ein unreflektierter Circulus vitiosus entwickeln kann, der dem Patienten in letzter Konsequenz mehr schadet als nützt. Abbildung 6 verdeutlicht diesen Sachverhalt.

In der Arzt-Patienten-Beziehung kommt es also darauf an, gerade nicht überfürsorglich zu handeln; so nämlich wird dem Patienten allzuleicht die Möglichkeit genommen, eigene Ressourcen zu aktivieren und letztlich kindliche Abhängigkeitsbedürfnisse aufzugeben. Dies bedeutet allerdings nicht, ihn alleine zu lassen und ihn zu überfordern. Statt dessen empfiehlt es sich, ihn in ruhiger Gelassenheit anzuhören, seine Beschwerden ernst zu nehmen und mit ihm gemeinsam zu erkunden, wieviel er sich selbst zuzutrauen bereit und in der Lage ist.

10.4 Therapie

Therapeutisch hat sich bei umschriebenen Phobien, die noch zu keiner Beeinträchtigung der Gesamtpersönlichkeit geführt haben, die Anwendung verhaltenstherapeutischer Techniken als ausschließlich symptomzentrierte Behandlung als sinnvoll und effizient erwiesen.

Bei schweren Angstneurosen ist eine stützende Psychotherapie indiziert, in der eine allmähliche Nachreifung defizitärer Ich-Funktionen angestrebt werden sollte. Eine anxiolytische Medikation ist dabei oft unvermeidlich, wobei gerade bei Angstpatienten eine hohe Gefahr besteht, eine **iatrogene Abhängigkeit** zu entwickeln. Nicht selten trifft man Patienten mit Angststörungen, die ihren Tranquilizer als »äußeres steuerndes Objekt« in der Tasche mit sich tragen.

Bei chronifizierten Phobien, dann, wenn eine »aufdeckende«, über die Symptomminderung oder -beseitigung hinausreichende Behandlung gewünscht und sinnvoll ist, und bei den leichteren Formen der Angstneurose ist die psychoanalytische oder tiefenpsychologisch fundierte Psychotherapie mit all ihren Modifikationen die Methode der Wahl.

Dem im Rahmen der Psychosomatischen Grundversorgung engagierten Arzt obliegt es zunächst, hinter oft diffus beklagten körperlichen Beschwerden die »eigentliche« Angster-

Tab. 5. Medikamentöse Therapie bei Angsterkrankungen.

► keine Tranquilizer wegen der Gefahr der
  Entwicklung einer Abhängigkeit
► niedrig potente Neuroleptika wie Promethazin oder
  Perazin
► sedierende Antidepressiva

krankung zu identifizieren bzw. zu diagnostizieren. Gegebenenfalls wird er seinen Patienten einer Psychotherapie zuführen; häufig wird er hierfür erst Motivationsarbeit leisten müssen.

Die medikamentöse Therapie erfordert viel Fingerspitzengefühl und wegen der Gefahr der Entwicklung einer Medikamentenabhängigkeit hohes Verantwortungsbewußtsein. Von der Gabe von Tranquilizern bei phobischen Neurosen ist dringend abzuraten. Statt dessen können hier wie bei leichteren Angstneurosen niedrigpotente Neuroleptika wie Promethazin oder Perazin zum Einsatz kommen. Häufig reicht es schon aus, wenn der Patient mit dem Medikament in der Tasche ein Gefühl der Sicherheit bekommt, das aus der Möglichkeit des Zugriffs resultiert. Die Verordnung von sedierenden Antidepressiva hat in letzter Zeit aufgrund entsprechender pharmakologischer Untersuchungen einen höheren Stellenwert in der Angsttherapie bekommen, insbesondere bei schweren und chronifizierten Angstneurosen (Tab. 5).

Aber auch hier gilt wie allgemein in der medikamentösen Behandlung Angstkranker, daß die der Erkrankung zugrundeliegenden strukturellen Ich-Defizite oder die spezifischen Konflikte damit nicht aufgelöst werden können. Insofern wird die Gabe von Psychopharmaka bei Angstpatienten, die sich einer Psychotherapie unterziehen, nur eine vorübergehende sein können.

11. Krankheitsverarbeitung und Krankheitsbewältigung

J. Kruse, W. Wöller

Chronische Erkrankungen bedrohen nicht nur die körperliche Existenz des Patienten; sie werden von zahlreichen sozialen und seelischen Problemen begleitet. Die Patienten sind vor die schwierige Aufgabe gestellt, sich der neuen Lebenssituation anzupassen, um sie zu meistern. In diesem Anpassungsprozeß spielen die Entwicklung von **Bewältigungsstrategien** und **Schutzmechanismen (Abwehrmechanismen)** eine herausragende Rolle (Gaus und Köhle 1990 et al.).

Die Bewältigungsstrategien (Coping) ermöglichen dem Patienten, die durch die Erkrankung entstandenen (und die zu erwartenden) Probleme innerseelisch oder durch gezieltes Handeln anzugehen. Tabelle 1 listet eine Auswahl häufig zu beobachtender Bewältigungsstile auf (Muthny 1990).

siven Gefühlen überschwemmt zu werden und so das Selbstwertgefühl sowie die Handlungsfähigkeit zu verlieren. Die Abwehr der schmerzlichen Gefühle stellt eine Schutzreaktion dar, die dem Kranken helfen kann, die prekäre Lage zu meistern. Erst wenn die Schutzmaßnahmen in ein Krankheitsverhalten münden, das die Therapie des Patienten gefährdet oder das zur Entwicklung einer psychosozialen Symptomatik führt, werden sie problematisch. Eine Übersicht über die vorkommenden Schutzmechanismen gibt Tabelle 2.

Abwehr- und Bewältigungsprozesse gehen bei der Verarbeitung chronischer Erkrankungen Hand in Hand. Auch wenn alle chronischen Erkrankungen mit erheblichen Problemen verbun-

Tab. 1. Bewältigungsstile (Auswahl).

– aktive Informationssuche über die Erkrankung und Therapie
– Anordnungen der Ärzte befolgen und den Ärzten vertrauen
– sich aussprechen
– Hilfe in Anspruch nehmen
– die Krankheit als Schicksal akzeptieren
– für andere etwas tun
– sich von anderen Menschen zurückziehen
– Probleme relativieren
– in der Religion Sinn suchen
– die Krankheit herunterspielen
– durch Alkohol oder Medikamente die Stimmung aufhellen
– sich ablenken
– sich auflehnen
– sich emotional entlasten
– Gefühle unterdrücken
– Resignieren

Mit Hilfe der **Abwehrprozesse** drängt der Patient bedrohliche Gefühle (Angst, Scham, Trauer etc.) oder Wahrnehmungen (Symptome, Beeinträchtigungen, Gefährdungen etc.) aus seinem Bewußtsein, da er Angst hat, von inten-

Tab. 2. Schutzmechanismen (Abwehrmechanismen).

– Krankheit, Symptome, Folgen etc. verleugnen, nicht wahrhaben wollen (**Verleugnung**)
– Gefühle verdrängen, die Probleme nur rational betrachten (**Verdrängung, Rationalisierung**)
– eigene Gefühle und Wünsche bei anderen sehen, z.B. nur die Sorgen der Angehörigen betrachten (**Projektion**)
– Gefühle und Wünsche verschieben, z.B. Ärger gegen unbeteiligte Menschen richten (**Verschiebung**)
– sich forciert in angstauslösende Situationen begeben (**kontraphobisches Verhalten**)
– alles vermeiden, was Angst macht (**Vermeidung**)
– die Wut gegen sich selbst richten, sich selber Vorwürfe machen, statt andere anzuklagen (**Identifikation mit dem Aggressor**)
– das Leben entwerten, damit kein Neid gegenüber Gesunden entsteht (**Entwertung**)
– andere Menschen als allmächtige Beschützer sehen und zu diesen in enger Abhängigkeit leben (**Sehnsucht nach dem idealisierten Selbstobjekt**)
– sich ganz den Wünschen anderer Menschen anpassen und sie umsorgen (**altruistische Abtretung**)

den sind, so zentriert sich die Forschung doch auf Patienten, die an einem Tumorleiden, terminaler Niereninsuffizienz oder an AIDS erkrankten.

Auf dem Boden einer primär somatischen Erkrankung bilden sich häufig psychosoziale Symptome aus. So verlieren manche Menschen nach einem Herzinfarkt ihre Unbefangenheit und entwickeln herzbezogene Ängste, die sich zu einer Herzphobie steigern können. Viele Karzinompatienten sind in ihrem Leben auch nach vielen Jahren der Rezidivfreiheit durch Depressionen und Ängste eingeschränkt. Diese Patientengruppen nehmen körperliche Beschwerden sehr ausgeprägt wahr ebenso wie Patienten, deren Lumbo-Ischialgien durch eine Depression begleitet werden. Diese seelischen Überlagerungen primär somatischer Erkrankungen werden als sekundär psychosomatische Erkrankungen beschrieben.

11.1 Verarbeitung und Bewältigung onkologischer Erkrankungen

Die Situation des Krebskranken

In der Beurteilung der Krankheitssituation orientiert sich der Arzt an dem biologischen Krankheitsprozeß. Er fragt z.B. nach der Histologie eines Tumors, nach dem Ausmaß der Metastasierung und wägt die Risiken und Chancen einer Therapie ab. Der Patient sieht die Erkrankung aus einer anderen Perspektive. Onkologische Erkrankungen sind wie wohl wenig andere Erkrankungen mit zum Teil mystisch anmutenden Bildern von Qual, Siechtum und Unheilbarkeit verbunden (Sontag 1981). Die Patienten erleben ihre Erkrankung entsprechend ihren subjektiven, häufig eigenwillig verzerrten Vorstellungen, die sie vom Krankheitsgeschehen haben. Diese sehr individuellen Bedeutungen der Erkrankungen prägen das Krankheitsverhalten, wie folgendes Beispiel zeigt.

diese Erkrankung durch den Biß einer Katze zugezogen zu haben. Die Katze gehört seiner Frau. Einige Wochen vor dem Ausbruch der Erkrankung nahm seine Frau gegen seinen Willen ihre Tochter aus erster Ehe mit in den gemeinsamen Haushalt auf. Er fühlte sich von seiner Frau verraten, denn diese, so der Patient, könne nicht gleichzeitig die Tochter und ihn lieben, da man die Liebe nicht teilen könne. Im Verlauf der Erkrankung wandte sich die Frau nun vermehrt ihrem Mann zu. Die Tochter zog aus der gemeinsamen Wohnung wieder aus und begann ein Studium. Die Chemotherapie führte zu einer partiellen Remission des Tumors. Herr P. fühlt sich nun in seiner Wahrnehmung bestätigt. Die Rückkehr seiner Frau, so vermutet er, hat ihn wieder gesund gemacht. Er erlebt die partielle Remission des Tumors als Heilung von der Erkrankung und beginnt sehr intensiv, Zukunftspläne zu schmieden. Das Zigarettenrauchen gibt er jedoch nicht auf. Einen Zusammenhang zwischen dem Rauchen und der Erkrankung weist er spontan weit von sich.

Aus der Perspektive des Patienten stellen Tumorerkrankungen auf der körperlichen, sozialen und emotionalen Ebene eine Bedrohung dar. Auch wenn jeder Kranke ein individuelles Schicksal durchläuft, so lassen sich doch einige übergreifende Belastungen auffinden (s. Tab. 3).

Über ihre Problematik sprechen Tumorpatienten jedoch nur, wenn sie spüren, daß sie ihren Gesprächspartner damit belasten dürfen. Viele Patienten beobachten ihren Arzt im Gespräch sehr feinfühlig und versuchen zu erfahren, welches Verhalten der Arzt von ihnen erwartet. Inwieweit sich Tumorpatienten im Gespräch öffnen, inwieweit sie selbst ihre Bedrohung wahrnehmen und verarbeiten können, das hängt u.a. auch von der Qualität der Arzt-Patient-Beziehung ab.

Fallbeispiel 1
Ein 56jähriger Handwerker, der seit 5 Monaten unter einem Bronchialkarzinom leidet, berichtet, daß er davon überzeugt ist, sich

Fallbeispiel 2
Herr L. leidet seit über 2 Jahren an einer chronischen myeloischen Leukämie. Anläßlich einer Untersuchung zur psychosozialen

Belastung von Leukämiepatienten berichtet er, seinen Gesprächspartner genau taxierend, wie gut er mit seiner Erkrankung fertig werde. Er befolge genau den Rat der Ärzte, halte sich an die Anweisungen, so daß er vom Erfolg der Therapie überzeugt sei. Seine Frau unterstütze ihn mit Rat und Tat. Anstehende Probleme meistere er. In einem zweiten Gespräch in der Wohnung des Patienten zeigt Herr L. ein gänzlich anderes Bild von sich. In Anwesenheit seiner Frau erzählt er, daß er seit 2 Jahren völlig verzweifelt sei. Er habe unerträgliche Angst. Bevor er in die onkologische Ambulanz des Krankenhauses gehe, reiße er sich zusammen. Er wolle den Ärzten seine Angst nicht zeigen, denn er habe die Sorge, vor diesen als »Angsthase« dazustehen. Seine Ängste würden, so der Patient, die Ärzte wohl als Zweifel an der ärztlichen Kunst, als mangelndes Vertrauen erleben. Er wolle die Ärzte jedoch nicht kränken, da er auf diese angewiesen sei.

Phasen der Erkrankung

Die Belastungen für den Tumorpatienten verändern sich im Verlauf seiner Erkrankung. Es bietet sich an, den Krankheitsprozeß in 4 Hauptphasen zu unterteilen (s. Tab. 4).

In jeder Phase der Erkrankung ist der Patient mit unterschiedlichen schmerzhaften Verlusten konfrontiert. Die Patientin mit Brustkrebs verliert ihre Brust und bangt um ihre Attraktivität, der Handwerker mit einer chronischen myeloischen Leukämie (CML) sorgt sich um seine Leistungsfähigkeit und kann seinen Betrieb nicht weiter führen. Die Tumorerkrankung ist daher immer ein **Prozeß des Abschiednehmens und Trauerns**. Das Trauern (Kast 1984) beginnt in der Regel mit einem Schock über den Verlust. Die Gefühle sind zu intensiv, sie lähmen und lassen den Patienten erstarren. Im Verlauf brechen dann oftmals die intensiven Gefühle von Traurigkeit, Resignation, Sinnlosigkeit, Einsamkeit, Selbstverachtung, aber auch Wut und Zorn hervor. Wenn der Patient diese Gefühle durchlebt, kann er trotz der Einschränkungen ein neues Gleichgewicht finden. Dieser Trauerprozeß

Tab. 3. Psychosoziale Belastungen bei onkologischen Erkrankungen.

▶ **Bedrohung der körperlichen Unversehrtheit und des körperlichen Wohlbefindens durch:**
- Funktionseinschränkungen
- Behinderungen, körperlichen Verfall
- Beeinträchtigung des äußeren Erscheinungsbildes (Haarverlust etc.)
- Schmerzen, Übelkeit, Mattigkeit etc.

▶ **Gefährdung der sozialen Beziehungen:**
- veränderte Rollenzuweisung in der Familie
- Angst, für den Partner nicht mehr attraktiv zu sein/Verlust- und Trennungsängste
- Gefährdung/Beendigung der Berufstätigkeit
- Rückzug von Arbeitskollegen und Freunden
- neue Abhängigkeiten vom medizinischen Personal

▶ **Verlust des emotionalen Gleichgewichtes:**
- Angst vor Rezidiven bzw. Progression, Angst vor dem Sterben, vor Einsamkeit, vor Kontrollverlust, vor der seelischen Desintegration
- Depression als Reaktion auf den Verlust eines gesunden Körpers, den Verlust von Lebensperspektiven oder von Freunden
- Verzweiflung, Zorn und Wut über die wachsende Abhängigkeit, über die mangelnde Einfühlungsfähigkeit anderer Menschen, über das Schicksal
- Beeinträchtigung des Selbstwertgefühls: Kranksein kränkt! Scham über den Verfall, aber auch über andrängende Gefühle; Krankheit wird oft als Niederlage erlebt
- Schuldgefühle, den Partner alleine zu lassen oder die Erkrankung verursacht zu haben

Tab. 4. Phasen des Krankheitsprozesses bei onkologischen Erkrankungen (modifiziert nach Abrams 1966 und Weisman 1977).

▶ **Initialphase**
vor und während der Diagnostik, bei beginnender Therapie: Angst vor der existentiellen Bedrohung, Ohnmacht und Schock

▶ **Konsolidierungsphase**
nach Beendigung der Primärtherapie: Wiedergewinnung des psychosozialen Gleichgewichts

▶ **Phase des Progresses**
Auftreten erster Rezidive oder Progression des Tumors: Ausgeprägte Todesangst; zwischen Kampf, Wut, Auflehnung und Resignation; antizipatorisches Trauern

▶ **Terminales Stadium**
zunehmende Pflegebedürftigkeit und Abhängigkeit; Resignation, Trauer, Abschied; Schweigen

wird bei jedem schmerzlichen Ereignis (Diagnose, Rezidiv, Funktionseinschränkungen etc.) neu durchlaufen und führt zur Umorientierung. So wird zu Beginn der Erkrankung der Verlust an Gesundheit betrauert, in späteren Stadien stehen Einschränkungen der Funktionsfähigkeit, Schmerzen etc. im Vordergrund. Die Maßstäbe, an denen der Patient sein Wohlergehen mißt, verändern sich. **Mißglückte Trauerprozesse** führen u.a. zu sozialem Rückzug, Verbitterung und Depression.

Bewältigungs- und Abwehrprozesse

Die Patienten sind bemüht, die Bedrohung mit Hilfe von zahlreichen Bewältigungs- und Abwehrprozessen zu meistern (Beutel 1988). Diese **Bewältigungsformen** (Tab. 1) sind individuell unterschiedlich und geprägt von der Persönlichkeit. Es stellt sich für die Betreuung der Patienten jedoch die Frage, welche Bewältigungsstile zu einer besseren Verarbeitung der Erkrankung führen. Sie ist sicherlich noch nicht endgültig zu beantworten, da die Forschungsergebnisse heterogen sind. Einige Studien legen jedoch nahe, daß das aktive Angehen der Probleme, die Suche nach Information sowie die Zuversicht und das Vertrauen in die Unterstützung durch nahestehende Menschen als eher geeignete Formen der Krankheitsbewältigung anzusehen sind. Ungünstig erscheint eine passiv-resignative, grüblerische, zurückgezogene Haltung, in der den anderen Menschen die Schuld für die Problematik zugeschrieben wird. (Überblick bei Buddeberg 1992, Heim 1988, Meerwein 1991).

Onkologische Patienten wehren sich in der Regel zu Beginn der Erkrankung gegen die Bedrohung, indem sie die Erkrankung **nicht wahrhaben wollen**. Sie reden, leben und handeln so, als hätten sie ihre Krebserkrankung gar nicht oder nur unter Abspaltung der Gefühle zur Kenntnis genommen. Von den aufgeklärten Patienten leugnen zwischen 10-30 %, aufgeklärt worden zu sein. Die Verleugnung bezieht sich jedoch häufig nicht auf die gesamte Situation der Krebserkrankung. Sie kann in verschiedenen Ausprägungsgraden vorkommen (Tab. 5).

Viele Patienten können ihre Krankheit und deren Konsequenzen nach einer Weile akzeptieren, aber sie verleugnen weiter, daß ihre unheilbare Krankheit zum Tode führt. Das **Ausmaß**

Tab. 5. Grade der Verleugnung (nach Weisman 1972).

▶ der Patient leugnet die Tatsache seiner Erkrankung

▶ der Patient akzeptiert die Erkrankung an sich, verleugnet aber die Folgen (verminderte Leistungsfähigkeit, Schmerz, Einschränkungen), die sich aus ihr ergeben

▶ der Patient verleugnet die Lebensbedrohung

der Verleugnung hängt einerseits von der Persönlichkeit des Patienten, der Art und Schwere der Erkrankung, aber auch von der Art der Aufklärung und der Qualität der tragenden Beziehungen ab. Abrupte, uneinfühlsame Aufklärungsgespräche werden häufig mit ausgedehnteren Verleugnungen der Krankheit beantwortet. In vertrauensvollen, Halt vermittelnden Beziehungen kann der kranke Mensch hingegen zunehmend mehr Aspekte seiner Erkrankung wahrnehmen.

Die Verleugnung dient auch der **Aufrechterhaltung enger sozialer Beziehungen**. Der Patient stellt sich als zuversichtlich, angstfrei und kooperativ dar, da er die Sorge hat, daß sein Partner, seine Freunde und Kollegen, aber auch die behandelnden Ärzte sich innerlich von ihm zurückziehen, wenn seine Angst, Wut- und Schamgefühle deutlich werden.

Wie alle Abwehrmechanismen, so kann auch die Verleugnung eine **adaptive** oder eine **maladaptive Funktion** haben. Sie kann dem Patienten ermöglichen, den Krankheitszustand in begrenztem Umfang zu tolerieren, die therapeutischen Maßnahmen zu akzeptieren, Freunde unbefangen zu treffen und den psychischen Leidensdruck zu mildern. So stellt die Verleugnung eine erste Schutzreaktion fast bei jedem Tumorpatienten dar. Das Verharren in der Verleugnung über die Initialphase hinaus ist vor allem dann problematisch, wenn der Patient notwendige und hilfreiche diagnostische und therapeutische Maßnahmen ablehnt.

Eine weitere Form des Schutzes für Tumorpatienten besteht darin, **eigene unterdrückte Gefühle und Wünsche anderen Menschen zuzuschreiben (Projektion)**. Eigene Ängste werden z.B. bei Angehörigen festgemacht, indem die Patienten sich sehr besorgt zeigen, ob die Angehörigen die Erkrankung emotional verkraften.

Der Patient äußert z.B., daß nicht er, sondern nur der Ehepartner sich um die Gesundheit des Patienten sorge. Doch häufig wird auch der Ärger und die Wut mit Hilfe der Projektion abgewehrt. Der Patient nimmt seine eigene Wut nicht wahr, sondern sie erscheint in den »widrigen Lebensumständen«. Neutrales Verhalten von Ärzten, Freunden und Angehörigen wird vom Patienten als aggressiv erlebt. Es kann so zu heftigen Wut- und Zornesausbrüchen kommen, da der Patient sich angegriffen fühlt. Wird der Arzt zum »bösen Objekt«, so erscheint er dem Patienten häufig als Stellvertreter einer grausamen »bösen« Medizin. Zahlreiche Patienten wenden sich dann paramedizinischen »guten« Therapien zu.

Viele Tumorpatienten wünschen sich eine intensive und harmonische Nähe zu einem anderen Menschen. Diese **schützende Abhängigkeit**, z.B. von den behandelnden Ärzten, kann als sehr hilfreich erlebt werden. Der Patient greift dann auf gute, das Selbstwertgefühl stärkende Erfahrungen aus früheren Zeiten zurück (Meerwein 1991). Die **konstante Präsenz** des Arztes kann ein Anstoß sein, auf diese Erfahrungen zu vertrauen. Ebenso wird eine direkte Fürsorge (Sorgfalt bei der Nahrungszusammenstellung, der Körperpflege, der Schmerzbekämpfung usw.) dankbar von Patienten angenommen. Die Abhängigkeit kann jedoch für den Patienten zu einer Qual werden, wenn seine Ängste und Autonomiewünsche nicht berücksichtigt werden. Daher sollte der Arzt frühzeitig die Eigenständigkeit und Eigenverantwortlichkeit des Patienten betonen.

Die Betreuung von Tumorpatienten in der ärztlichen Praxis

Die primärärztliche Betreuung von Tumorpatienten verfolgt das Ziel, den Kranken zu unterstützen, »seine psychischen und physischen Kräfte soweit wie möglich zu erhalten oder wieder zu mobilisieren, um die verbleibende Lebenszeit gemäß seiner Persönlichkeit optimal nutzen zu können.« (Köhle et al. 1990, S. 1206). Für Patienten, deren Erkrankung geheilt werden konnte, bedeutet das, ihnen zu helfen, die seelischen, sozialen und somatischen Folgen der Erkrankung und Therapie zu meistern. Bei un-

heilbar Kranken steht die Sicherung der Lebensqualität im Vordergrund, indem die Therapie des Grundleidens und palliative Maßnahmen (Schmerztherapie) im Rahmen einer vertrauensvollen Beziehung aufeinander abgestimmt werden müssen. Die Frage der Aufklärung der Patienten werden wir im Kapitel 12 diskutieren. An dieser Stelle sei nur vermerkt, daß wir eine offene, an den Anpassungsfähigkeiten des Patienten orientierte Aufklärung für notwendig erachten, um mit dem Patienten gemeinsam die Therapie planen zu können. Leitlinien der Betreuung von Tumorpatienten listet Tabelle 6 auf, Hinweise zur Gesprächsführung gibt Tabelle 7.

Was macht es so schwierig, mit Tumorpatienten zu sprechen?

Das Gespräch mit Tumorpatienten wird durch zahlreiche Sorgen und Erwartungen der Ärzte erschwert.

Vielfach besteht die Befürchtung, vom ängstlich aufgewühlten Patienten **zeitlich vereinnahmt zu werden**. Die Erfahrung zeigt jedoch, daß viele kranke Menschen mit Verständnis reagieren, wenn sie darauf hingewiesen werden, daß nur begrenzt Zeit zur Verfügung steht. Auch

Tab. 6. Leitlinien der Betreuung.

1. **rationale Therapie der Grunderkrankung;** den Patienten aktiv in den Entscheidungsprozeß mit einbeziehen, um die reifen Persönlichkeitsanteile zu stärken

2. **auf die Linderung der Beschwerden und palliative Maßnahmen** (z.B. Antiemetikum, Schmerztherapie etc.) Gewicht legen; Nebenwirkungen, insbesondere der Chemotherapie, Schmerzen und funktionelle Beschwerden werden als sehr beeinträchtigend erlebt

3. Aufbau einer **vertrauensvollen Beziehung;** die **Abhängigkeitswünsche** der Patienten respektiert bei gleichzeitiger Wahrung der Selbständigkeit und Eigenverantwortlichkeit des Patienten

4. die **soziale Integration** stärken; Gespräche **mit Angehörigen** können in verfahrenen Situationen Paaren helfen, eigene Ressourcen wieder zu finden

5. bei ausgeprägter, langanhaltender **Depression** oder **Angstsymptomatik** kann eine **Pharmakotherapie** mit Antidepressiva oder Anxiolytika die **Psychosomatische Grundversorgung** unterstützen. In diesen Fällen ist die Einleitung einer **ambulanten Psychotherapie** zu erwägen

in wenigen Minuten kann in einem Gespräch eine Atmosphäre entstehen, in der der Patient sich mit seinen Gefühlen angenommen fühlt. So kann der Arzt durch ein sorgfältiges Eingehen auf die Beschwerden dem Kranken Wertschätzung und Vertrauen vermitteln.

Oft herrscht der Eindruck vor, daß die Patienten erst durch das **Ansprechen der Probleme** in die Verzweiflung gestürzt werden. Patienten, die ihre Erkrankung nicht verleugnen, leiden dagegen unter der Einsamkeit, die Verzweiflung und Trauer nicht mit anderen teilen zu können. Da sie in ihrem Selbstwertgefühl erschüttert sind, trauen sie sich vielfach nicht, die Gefühle offenzulegen. Erst der mißglückte Trauerprozeß führt zur Depression.

Zahlreiche Ärzte fühlen sich gegenüber **weinenden Menschen** hilflos. Sie möchten aktiv dagegen etwas unternehmen. Die Trauernden sind jedoch oft dankbar, wenn sie ihre Trauer, Verzweiflung und Wut zeigen dürfen, ohne daß jemand ihnen diese Gefühle gleich ausreden möchte. Sie wünschen sich einen Arzt, der zuhört, ihre Gefühle akzeptiert und sich einfühlt. Auch besteht oftmals die Sorge, mit **»leeren Händen«** vor dem Patienten dazustehen, wenn dieser unheilbar krank ist. Ärzte gehen dem Gespräch mit diesen Menschen aus dem Weg, um ihnen durch das Gespräch die Hoffnung auf Heilung nicht zu nehmen. Auch wenn gerade zu Beginn der Therapie sehr hohe Erwartungen an die Ärzte herangetragen werden, so findet bei dem Patienten doch ein Umorientierungsprozeß statt. Vielfach nimmt der Patient aus nonverbalen Signalen wahr, wie es um ihn steht. Dem Kranken ist die Schmerzbekämpfung, die Pflege und Ernährung etc. wichtig geworden, während die Frage der Heilung zunehmend in den Hintergrund rückt. Versiegt das Gespräch mit dem Arzt, so kann dieser die für den Leidenden bedeutsamen Beschwerden nicht wahrnehmen und lindern.

Diese Erwartungen prägen vielfach das Verhalten des Arztes und können zu Problemen in der Arzt-Patient-Beziehung führen. Häufig resultieren daher **Beziehungsmuster**, die sich als **negative Komplementarität** (vgl. Kap. 3) beschreiben lassen: Der Arzt befürchtet, vom Tumorpatienten vereinnahmt zu werden, den Patienten zu verunsichern, hilflos und ohne Hand-

Tab. 7. Hinweise zur Gesprächsführung.

1. das Verhalten des Patienten (z.B. Verleugnung, Zweifel, Aufsuchen eines Homöopathen etc.) als aktive **Leistung des Patienten,** die Erkrankung zu meistern, begreifen und ansprechen

2. gemeinsam mit dem Patienten klären, welcher Aspekt der Erkrankung ihm Sorgen bereitet; eine genaue Eingrenzung und Formulierung der Problematik mindert die Angst

3. dem Patienten vermitteln, daß **Gefühlsausbrüche und Depressionen Teile eines gesunden Trauerprozesses** sind; nur wer seinen Schmerz ausdrücken darf, kann sich mit seinem Schicksal abfinden

4. den intensiven Gefühlen des Patienten Raum lassen, ohne sie dem Patienten nehmen zu wollen; viele Patienten sind dankbar, wenn jemand ruhig zuhört

5. mit dem Patienten **adaptive Bewältigungsformen** besprechen und ihn darin bestärken

6. das **Selbstwertgefühl des Patienten unterstützen;** Tumorpatienten leiden unter erheblichen Zweifeln an ihrem menschlichen Wert; der Arzt kann mit dem Patienten Möglichkeiten suchen, das Selbstwertgefühl neu zu finden

7. Tumorpatienten knüpfen häufig zu hohe Erwartungen an die ärztliche Kunst. Wenn die **Idealisierung** zerbricht, kommt es zu heftigen Enttäuschungen, die eine konstante Beziehung zum Arzt gefährden können. Daher sollten rechtzeitig die **Gründe für die überhöhten Erwartungen** angesprochen und die Idealisierung gemildert werden

8. den Patienten auf das Angebot von **Selbsthilfegruppen, Krebsberatungsstellen, Informationsveranstaltungen der Tumorzentren** etc. hinweisen

lungsmöglichkeiten dazustehen und zieht sich daher emotional zurück. Auf den Rückzug des Arztes reagiert der Patient ebenso mit Rückzug, so daß der Arzt die Bedürftigkeit des Patienten nicht sieht. Häufig klagt der Patient dann vermehrt über körperliche Symptome, wobei diese Klage den Charakter einer verdeckten Anklage hat.

11.2 Verarbeitung und Bewältigung der chronischen terminalen Niereninsuffizienz

Die Hämodialyse und Peritonealdialyse sind neben der Nierentransplantation die Behand-

Tab. 8. Belastungen für Dialysepatienten.

1. Veränderungen des körperlichen Wohlbefindens und der Integrität:
- Symptome der Grunderkrankung: Schwäche, Appetitlosigkeit, Erbrechen, Juckreiz, Schmerzen, hirnorganische Beeinträchtigungen etc.
- Symptome als Folge der Dialyse: Schwindel, Wadenkrämpfe, Erbrechen etc.
- Komplikationen: Verschluß des Shunts, Blutung, zerebrale Insulte, akute oder chronische organische Psychosyndrome etc.
- Veränderung des Körperschemas (z.B. Hautfarbe, Shunt)
- Diät/Flüssigkeitsrestriktion

2. Veränderungen in den sozialen Beziehungen:
- hoher zeitlicher Aufwand für die Therapie führt zu einschneidenden Veränderungen in Freizeit, Beruf und Familie
- verändertes Rollenverhalten in der Familie
- Rückzug aus sozialen Rollen/Abstieg
- neue Abhängigkeit z.B. vom Dialysezentrum
- Schonhaltung der Angehörigen gegenüber dem Patienten
- Störungen im Sexualleben: Libido, Potenz, Erlebnisfähigkeit oftmals eingeschränkt. Statt sexueller Aktivität zeigt der Partner fürsorgliches Verhalten

3. Emotionale Beeinträchtigungen
- Depression (20-60 %), Hilflosigkeit
- Angst
- Störung des Selbstwertgefühls
- suizidale Impulse (27 %); 25fach erhöhte Suizidrate
- Gefühle der Abhängigkeit von medizinischen Geräten, Einrichtungen, vom Personal
- organisches Psychosyndrom

lungsverfahren der terminalen chronischen Niereninsuffizienz. Wir beschränken uns in diesem Kapitel auf die spezifische Situation der Patienten, die sich der Dialysebehandlung unterziehen. Allgemeine Probleme des Anpassungsprozesses werden im vorausgehenden Kapitel beschrieben. Eine Übersicht über die Belastungen für Dialysepatienten gibt Tabelle 8.

Die Abhängigkeit des Patienten von einer Maschine bzw. vom Behandlungspersonal prägt neben der enormen zeitlichen Belastung häufig die psychosoziale Problematik. Die Patienten unterziehen sich der Dialyse oder sie sterben. Kranke Menschen, die sehr nach Unabhängigkeit streben, entwickeln in dieser Situation der Abhängigkeit latente oder offene Wut, Gefühle von Hilflosigkeit und Ohnmacht sowie Angst.

Sucht der Patient hingegen die Abhängigkeit, so fördert die Dialyse häufig die Wünsche, verwöhnt und geschont zu werden.

Die Patienten begegnen der Bedrohung mit einer Vielzahl von Abwehr- und Bewältigungsbemühungen. Die Verleugnung der Erkrankung scheint neben der Verdrängung, Regression, Projektion und Reaktionsbildung auch in dieser Patientengruppe unter den Abwehrstilen von herausragender Bedeutung zu sein. Eine günstige Prognose ist wohl mit einem aktiven, an den Erfordernissen der Realität orientierten Bewältigungsstil gekoppelt. Zahlreiche Patienten (25 – 60 %) gefährden die Behandlung und ihr Überleben durch ein **nichtcompliantes Krankheitsverhalten**. Sie halten sich nicht an die Diät, nehmen ihre Medikamente nicht regelmäßig oder planen ihre Aktivitäten nicht entsprechend den Erfordernissen. Wiederholte Compliance-Fehler machen eine psychosomati-

Tab. 9. Charakteristika der Patienten mit schweren Diätfehlern (modifiziert nach Gaus et al. 1990).

- niedrige Frustrationstoleranz (Ungeduld, Mißmut, häufiges Zuspätkommen)
- mangelnde Kontrolle über aggressive Impulse
- Wendung der Aggression gegen die eigene Person
- starke Unabbhängigkeitsstrebungen: »Ich lasse mir nichts vorschreiben.«
- hoher sekundärer Krankheitsgewinn
- Verleugnung der Abhängigkeit/Erkrankung
- Depression
- Konflikte und Spannungen in der Familie oder mit dem Behandlungsteam

Tab. 10. Indikationen für die Psychosomatische Grundversorgung/Psychotherapie bei Dialysepatienten.

- prämorbide Persönlichkeitsstörungen, die zur Nierenerkrankung führten (z.B. Sucht)
- psychosoziale Störungen (Depression, Angst etc.) infolge der Erkrankung/Therapie
- non-compliantes, selbstdestruktives Verhalten
- Beziehungsprobleme mit Angehörigen/Behandlungsteam

Tab. 11. Besonderheiten der Gesprächsführung (modifiziert nach Freyberger 1984).

- Patienten zunächst anregen, hypochondrische Ängste zu verbalisieren, um das Ausagieren der Ängste zu mindern
- die Gefühle ansprechen, die infolge der verkürzten Lebensperspektive und der Belastungen durch die Erkrankung entstehen
- die Äußerungen von aggressiven Gefühlen insbesondere gegenüber den Behandlern beachten; Konflikte mit dem Team besprechen, damit sie nicht in selbstschädigendes Verhalten münden
- stützen, ermutigen, aktiv eingreifen
- Kinder und Jugendliche intensiv betreuen

sche Diagnostik und Intervention erforderlich. Tabelle 9 beschreibt Charakteristika der Patientengruppe, die gefährdet sind, gehäuft Diätfehler zu begehen.

Non-compliantes Verhalten ist häufig erst vor dem Hintergrund familiärer Konflikte oder der Spannungen mit dem Behandlungsteam zu verstehen. Insbesondere die Abhängigkeit vom Team führt nicht selten bei Patienten zu latenter Wut, die sich in Diätfehlern zeigen kann. Ziehen sich die Behandler dann gekränkt zurück, zeigen sie sich offen aggressiv oder aber übertrieben fürsorglich, so führt dieses zu einer Verstärkung des autodestruktiven Verhaltens des Patienten. Diese maladaptiven Interaktionen können im Rahmen der Psychosomatischen Grundversorgung erkannt und bearbeitet werden, so daß der Patient die Gefühle nicht selbstzerstörerisch ausagieren muß, sondern sie mit dem Arzt besprechen kann. Tabelle 10 gibt Hinweise für die Indikation zur Psychosomatischen Grundversorgung, Tabelle 11 weist auf Besonderheiten der Gesprächsführung bei dieser Patientengruppe hin.

12. Der sterbende Patient

J. Kruse

Der Umgang mit unheilbar Kranken, die Begegnung mit Sterbenden gehört wohl zu den emotional belastendsten Aufgaben der ärztlichen Praxis. Der Arzt ist mit einer Grenzsituation des Lebens konfrontiert, die in unserer Gesellschaft tabuisiert ist. Der Tod ist aus der Öffentlichkeit verbannt. Er wird, wie Meyer (1973) formuliert, totgeschwiegen. Unser Jahrhundert ist zu beschäftigt, um sich viel mit dem Problem des Todes und des Jenseits auseinanderzusetzen.

Das Sterben wurde aus der privaten Sphäre immer mehr ins Krankenhaus verlagert. Starben noch zu Beginn unseres Jahrhunderts 80 % der Menschen zu Hause, so sind es zur Zeit nur noch 20 %. In der Abgeschiedenheit des Krankenhauses wird der Tod in einer technisierten Welt verborgen. Doch Krankenhäuser betrachten es häufig nicht als ihre Aufgabe, ein würdevolles Sterben zu ermöglichen, oder die Mitarbeiter fühlen sich mit der Sterbebegleitung überfordert. In einer Umfrage an 30 Krankenhäusern gaben 72 % des medizinischen Personals an, daß die an ihrem Krankenhaus geübte Sterbepraxis nicht mit der menschlichen Würde vereinbar sei (George et al. 1989). Hilfreiche Rituale stehen uns nicht mehr zur Verfügung, die den Sterbenden, den Angehörigen, aber auch den Arzt unterstützen, den Tod und den Abschied gemeinsam zu tragen.

Solschenizyn (1968) beschrieb in seinem Roman »Krebsstation« die Einfachheit, mit der in vergangenen Jahrhunderten der Tod, eingebettet in Zeremonien, aber ohne dramatische Gefühle hingenommen wurde: »Aber jetzt ... erinnerte er sich daran, wie diese Alten, ob Russen, Tartaren oder Wortjaken, daheim in der Kama gestorben waren. Sie hatten sich nicht aufgebäumt, geprahlt, daß sie niemals sterben würden - sie hatten alle dem Tod ruhig entgegengesehen. Aber nicht nur, daß sie sich nicht wehrten, sie bereiteten sich in aller Stille und beizeiten auf den Tod vor, bestimmten, wer die Stute, wer das Fohlen

... bekommen sollte. Und gingen dann, solcherart erleichtert, unbeschwert hinüber, so, als würden sie nur in eine andere Hütte übersiedeln.«

Die Ruhe, von der Solschenizyn schreibt, steht so ganz im Gegensatz zu unserer heutigen Einstellung zum Tod. Wird der Tod nicht gänzlich verleugnet - fast 90 % aller Bundesbürger geben an, sich über den Tod keine Gedanken gemacht zu haben - so wird er häufig als grausam und beängstigend erlebt und dämonisiert, oder er wird romantisch verklärt.

Aries (1981) beschreibt in seiner »Geschichte des Todes im Abendland«, wie der im Mittelalter »gezähmte Tod« in der heutigen Zeit zu einem Bild des Grauens geworden ist. Der Mensch vergangener Jahrhunderte erwartete den Tod auf dem Krankenbett. Der Tod war eine öffentliche Zeremonie, die vom Sterbenden selbst festgelegt und organisiert wurde. »Das Zimmer des Sterbenden wandte sich zu einer öffentlichen Räumlichkeit mit freiem Eintritt. Die Ärzte, die gegen Ende des 18. Jahrhunderts den ersten hygienischen Grundregeln auf die Spur kamen, erhoben Klage über die Überfüllung der Sterbezimmer ... Wichtig war, daß Eltern, Freunde oder Nachbarn zugegen waren. Man führte die Kinder herein: Keine Darstellung eines Sterbezimmers bis zum 18. Jahrhundert ohne eigene Kinder.« (S. 24)

»Mit dem Tod schickte sich der Mensch in eines der großen Gesetze der Gattung, und er dachte nicht daran, sich ihm zu entziehen oder sich übertrieben Vorstellungen von ihm zu machen. Er nahm ihn ganz einfach hin, mit soviel Feierlichkeit, wie nötig war, um die Bedeutung der großen Phase deutlich zu machen, die jedes Leben durchlaufen muß.« (S. 31)

In den letzten Jahren zeichnet sich ein Umdenken ab. Ausgehend von der Hospiz-Bewegung, die mit den Namen Kübler-Ross, Saunders u.a. verknüpft ist, rückte die Thematik des menschenwürdigen Sterbens in den Blickpunkt der Öffentlichkeit. Viele Patienten wollen in Würde zu Hause sterben; doch eine adäquate Versorgung dieser Patienten ist häufig schwer zu verwirklichen. In der Ausbildung wird der Arzt auf die Betreuung Sterbender nicht vorbereitet: Die palliativen Therapiemaßnahmen, insbesondere die Schmerztherapie, werden als zweitrangige Aufgabe des Arztes eingeschätzt, so daß auf die Vermittlung dieses Wissens wenig Wert gelegt wird. Der Arzt, der einen Sterbenden betreut, kann nicht auf Rituale zurückgreifen. Er wächst in einer Gesellschaft auf, die den Tod verdrängt; er wird in der Ausbildung nicht auf den Umgang mit Sterbenden vorbereitet. Dieses ist um so problematischer, als die Betreuung Sterbender vom Arzt einen **Wechsel in seinem Rollenverständnis** verlangt. In der Betreuung unheilbar Kranker ist nicht der naturwissenschaftlich orientierte Arzt gefordert, der heilt, sondern der Arzt, der sich um die Lebensqualität des Patienten sorgt und ihn emotional begleitet.

12.1 Die Aufklärung über die Erkrankung

Im Verlauf der letzten 25 Jahre begann sich die Einstellung sowohl bei den Ärzten als auch bei den Patienten gegenüber der Mitteilung der Diagnose zu wandeln. Der Großteil der Tumorpatienten unserer Zeit ist für eine offene, sachli-

Tab. 1. Argumente für das offene Gespräch mit unheilbar Kranken (modifiziert nach Senn 1991).

– der Patient wird nicht in die Isolation geführt

– die Glaubwürdigkeit des Arztes wird nicht gefährdet

– der Patient hat mehr Zeit für Abschieds- und Trauerprozesse

– bessere Kooperation mit dem Patienten bei der Therapieplanung/Schmerztherapie

– vertrauensvollere Arzt-Patient-Beziehung

– Hilfe, Hoffnung und Trost statt Illusion

– der seelische Zustand des Patienten kann besser beurteilt werden und Hilfsmaßnahmen können eingeleitet werden

– emotionale Entlastung der Betreuer

che und hilfreiche Information der behandelnden Ärzte dankbar. Dennoch werden **Bedenken von vielen Ärzten gegen eine offene Information** z.B. bei Tumorpatienten geäußert. Man solle den Patienten durch das Verschweigen der Diagnose schützen, eine vermeintliche Suizidgefährdung nicht heraufbeschwören und den Patienten nicht überfordern, indem man ihm die Hoffnung nehme. Diese Einwände halten in der Regel einer nüchternen Betrachtungsweise nicht stand. Sie gehen davon aus, daß Tumorpatienten und ihre Angehörigen eine solch schwierige Situation nicht bewältigen können. Empirische Untersuchungen weisen jedoch in eine gegenteilige Richtung. So findet sich keine erhöhte Suizidrate bei aufgeklärten Tumorpatienten. Immer wieder ist es erstaunlich, wie viele Patienten im Laufe ihrer Krankheit ihr Leiden tragfähig verarbeiten und reifen.

Eine Übersicht über die Vorteile des offenen Gesprächs mit unheilbar Kranken gibt Tabelle 1. Schlecht informierte Patienten nehmen sehr genau wahr, daß der Arzt Fragen aus dem Weg geht. Viele nicht aufgeklärte Patienten haben eine Ahnung über die Qualität ihrer Erkrankung und fühlen sich von den Ärzten allein gelassen und belogen.

Die Aufklärung des Patienten ist ein Prozeß, der sich über mehrere Gespräche hinziehen sollte. Tabelle 2 gibt pragmatische Hinweise, wie der **Aufklärungsprozeß** gestaltet werden kann.

Böckle (1979, S. 37) entwarf das folgende Bild einer gelungenen Aufklärung: »Es geht darum, dem Patienten die harte Wahrheit so zu sagen, daß er sie sich selbst sagen kann. Man darf also die Wahrheit dem Patienten nicht wie einen Block vor die Füße legen, daß er nicht mehr dran vorbei kann. Besser ist es, die Wahrheit wie Randsteine den Weg entlang zu stellen. Der Patient kann sie jederzeit wahrnehmen; er kann seinen Blick auch davon ablenken, in Momenten etwa, in denen ihn die Wahrheit zu erdrücken droht.«

12.2 Die Gefühlswelt des unheilbar Kranken

Für gesunde Menschen ist es oft schwierig, wenn nicht unmöglich, sich in die Situation

Tab. 2. Hinweise zur Aufklärung unheilbar Kranker (modifiziert nach Senn 1991).

1. den Patienten nicht anläßlich des ersten Gesprächs informieren, sondern vorher das persönliche Vertrauensverhältnis schaffen
2. im Informationsgespräch zunächst den subjektiven Informationsstand des Patienten ergründen, um ihn dort abzuholen, wo er steht; dem Verständnis des Patienten gemäß informieren
3. die Erkrankung in den Kontext anderer ernsthafter Erkrankungen stellen
4. dem Patienten immer Hoffnung offen lassen, auch in hoffnungslosen Situationen. Jedoch sollten keine Illusionen neu geweckt, sondern die bestehende Hoffnung des Patienten aufgegriffen werden
5. nur nach Absprache mit dem Patienten die Angehörigen informieren
6. akzeptieren, wenn der Patient das Wissen um seine Erkrankung phasenweise verleugnet und nicht insistieren; die Schutzmechanismen des Patienten respektieren
7. Verständnis haben, wenn der Patient in seiner Verzweiflung gegen die Ärzte und Bezugspersonen Aggressionen entwickelt
8. den Patienten vor hektischen Ratschlägen zu paramedizinischer Polypragmasie schützen

Tab. 3. Die Situation des unheilbar Kranken ist geprägt durch folgende Reaktionen (Köhle et al. 1990).

– Angst isoliert und ausgestoßen zu werden
– die Labilisierung des Selbstwertgefühles
– den großen Wunsch nach Kommunikation und Orientierungshilfe
– die hohe Sensibilisierung für das Verhalten anderer Menschen

eines unheilbar kranken, sterbenden Patienten unmittelbar einzufühlen. Zahlreiche Erfahrungsberichte (Kübler-Ross 1978, Sporken 1976, Tausch 1981, Zorn 1979) können einen Einblick in die Gefühlswelt dieser Patienten vermitteln (Tab. 3).

Kübler-Ross (1978) beschreibt die folgenden emotionalen Reaktionen unheilbar kranker Menschen. Auch wenn diese Reaktionen häufig zu beobachten sind, so verläuft der Trauerprozeß wohl nicht in allgemeingültigen Phasen. Das Sterben ist ein individueller Prozeß. Das Verste-

hen dieser Reaktionen kann die Betreuung der Patienten erleichtern.

▶ **Nichtwahrhabenwollen und Isolierung**

Die Konfrontation mit der Erkrankung führt in der Regel zunächst zu einem Schock. Der Patient fühlt sich gelähmt, hilflos, ohnmächtig. Er denkt: »Ich doch nicht. Bei mir ist das nicht möglich. Es muß eine Verwechslung sein.« Diese Verleugnung ermöglicht es dem Patienten, handlungsfähig zu bleiben. Alle Patienten haben im Verlauf ihrer Erkrankung immer wieder das Bedürfnis, dem Ernst der Lage auszuweichen. Problematisch wird die Verleugnung, wenn sie den Patienten in die Isolation führt oder er hilfreiche Maßnahmen nicht in Anspruch nimmt (vgl. Kap. 11).

Es ist für den betreuenden Arzt oftmals schwierig, eine konstante Verleugnung zu akzeptieren, besonders wenn sie trotz mehrfacher Information immer wieder auftritt. Nicht das Beharren auf einer Information kann hier weiterführen, ebensowenig hilft es, den Patienten zu bedrängen. Die Verleugnung ist ein Schutz, den der Patient erst in einer haltgebenden Beziehung aufgeben kann. Diese Beziehung kann nur entstehen, wenn der Arzt sich auch emotional dem Patienten zuwendet und die Schutzmechanismen des Patienten respektiert.

▶ **Auflehnung, Zorn, Wut und Neid**

Der Patient fragt sich: »Warum muß denn gerade ich erkranken?«. Er sucht Sündenböcke, macht sich selbst Vorwürfe, ist wütend und neidisch auf Angehörige, Schwestern und Ärzte. Es ist der Zorn eines Menschen, der plötzlich vom vitalen Dasein ausgeschlossen wird, während um ihn herum alles seinen gewohnten Gang geht. Diese Gefühle werden jedoch häufig nur verdeckt von Patienten geäußert – aus Furcht, von anderen Menschen verlassen zu werden. Die Wut erscheint dann in den Klagen des Patienten über das Essen im Krankenhaus, über die unachtsame Behandlung durch die Arzthelferin oder die langen Wartezeiten beim Arzt. Die Patienten machen dem Arzt direkt oder indirekt Vorwürfe. Häufig reagieren Ärzte auf die offene oder latente Wut im Sinne der **negativen Komplementarität** mit Enttäuschung, Rückzug, Gereiztheit oder offener Aggression. Die Wut des Patienten gilt jedoch in der Regel nicht dem Arzt, sondern sie richtet sich gegen das unabwendbare Schicksal. Der Patient sucht somit Trost und Verständnis.

► Verhandeln

Todkranke feilschen häufig mit dem Schicksal, Gott oder dem Arzt und bitten um Aufschub. Dafür bieten sie Wohlverhalten, sowie materielle oder ideelle Opfer an. So sagen sich die Patienten z.B. »Wenn ich auf dieses oder jenes verzichte, dann werde ich den nächsten Sommer noch erleben.« Überlebt der Patient dann den Winter, ohne seinen Verzicht realisiert zu haben, so können daraus erhebliche Schuldgefühle resultieren, auf die in der Betreuung zu achten ist. Das Verhandeln kann sich auch in dem Bedürfnis des Patienten zeigen, die Kontrolle über die Therapieplanung in der Hand zu behalten, um so nicht passiv und ohnmächtig der Situation ausgeliefert zu sein.

► Depression

Eine **reaktive Depression** kann sich aus dem Gefühl eines schmerzlichen Verlustes entwickeln. Im Zentrum steht für den Patienten die Frage nach dem eigenen Wert. Die Selbstwertkrise, die Schuldgefühle und die Verletzlichkeit des Patienten steigern sich nicht selten bis zur Verzweiflung einschließlich suizidaler Phantasien. Vor allem besteht die Angst, verlassen, isoliert und hilflos zu werden. Eine zweite Form der Depression läßt sich als **vorwegnehmende Trauer** beschreiben. Der Patient bereitet sich häufig stillschweigend auf den Verlust aller geliebten Dinge vor. Es ist die gedankliche Vorwegnahme des Todes.

Die **Aufgabe des Arztes** ist es, die Trauer und Depression des Patienten als Teil des Sterbeprozesses anzuerkennen, in Kontakt zu ihm zu bleiben und ihm so seine Wertschätzung zu vermitteln. Häufig scheinen die Patienten in diesen Phasen nicht erreichbar. Aus vielen Berichten weiß man jedoch, wie wohltuend sie die konstante akzeptierende Präsenz des Arztes in der Depression erleben.

12.3 Zur Situation des Sterbenden

Die Persönlichkeit des Sterbenden, seine Art mit Konflikten umzugehen, sein Lebensstil, seine Beziehungen zu Angehörigen und Freunden, prägen die Art des Sterbens. Die Frage, was ein menschenwürdiger Tod ist, ist schwer zu beantworten. Einigen Patienten gelingt es, den Tod als das menschliche Schicksal schließlich zu akzeptieren. Doch dieses Akzeptieren äußert sich in einem stillen Prozeß, indem die Patienten sich dem Schicksal fügen, nachgeben und sich abfinden (Sporken 1976). Wir sollten jedoch die Erwartungen nicht zu hoch ansetzen, um den Patienten nicht mit einer Norm zu messen, die Glaser und Strauß (1974, S. 82) folgendermaßen beschreiben: »Der Patient sollte weitgehend seine Fassung und Ausgeglichenheit bewahren. Ganz am Ende sollte er den Tod erwarten. Er sollte sich nicht vorzeitig von der Welt abwenden und den Lebenden den Rücken kehren ...« Jeder Mensch stirbt entsprechend seiner Persönlichkeit seinen individuellen Tod. So werden Menschen, die ihre Lebensprobleme verleugneten, oftmals auch ihren nahenden Tod verleugnen.

In der Phase des Sterbens nimmt das Bedürfnis des Patienten nach **Nähe** und **Fürsorge** zu. Die Zeitperspektive verkürzt sich. Das Essen, die Pflege und die täglichen Routinehandlungen erhalten eine verstärkte Bedeutung. Häufig fällt das Sprechen schwer, und die Patienten sehnen sich nach Menschen, die **schweigend anwesend** sind. In der Anwesenheit eines sorgenden Menschen erleben einige Patienten die Sehnsucht nach einem frühen Zustand von Sicherheit und Geborgenheit. Auch in dieser Phase haben die Patienten noch Hoffnung – eine **Hoffnung**, die sich jedoch immer weniger auf die Heilung, sondern mehr darauf bezieht, schmerzfrei zu sein, nicht alleine gelassen zu werden und nicht in Selbstverachtung zu vereinsamen.

Wie im gesamten Verlauf der Betreuung, zählt auch in dieser Phase die Symptomkontrolle, insbesondere die sorgfältige Schmerztherapie zu den zentralen **Aufgaben des Arztes.** Die sorgfältige Beobachtung aller Symptome und deren Behandlung stellt die Grundlage einer guten Betreuung Sterbender dar. Ärzte fühlen sich jedoch häufig als professionelle Helfer beim Sterbenden überflüssig. Um so begründeter erscheint daher die Angst der Patienten, daß der Arzt sich von ihnen zurückzieht. Es ist für den Patienten sehr hilfreich, wenn der Arzt trotz seiner therapeutischen Ohnmacht die Beziehung aufrechterhält und sich um das Wohlergehen des

Patienten sorgt. Die unaufdringliche Sorge und Anteilnahme des Arztes, des Pflegeteams und vor allem der Angehörigen können der Verzweiflung und Verbitterung des Patienten entgegenwirken (Eissler 1978). Die Anteilnahme äußert sich in der Pflege des Patienten, aber auch in der Bereitschaft, seine unausgesprochenen Bedürfnisse zu spüren. Häufig gelingt es dann dem Patienten, noch einmal über sein Leben resümierend nachzudenken. Viele Menschen erreichen so eine überraschend tolerante Haltung gegenüber ihrem Leben und können in größerer Harmonie mit sich selbst sterben.

12.4 Betreuung Sterbender in der primärärztlichen Versorgung

Im Gegensatz zur gegenwärtigen Praxis haben viele Menschen den Wunsch, zu Hause sterben zu dürfen. Um eine qualifizierte ambulante Betreuung durchführen zu können, sollten Voraussetzungen erfüllt sein, die Tabelle 4 auflistet.

Insbesondere im terminalen Stadium steht die Pflege des Patienten, die Sorge um die Nahrungsaufnahme und die Flüssigkeitszufuhr, die Symptomkontrolle, insbesondere die Schmerztherapie sowie die psychosoziale Betreuung im Zentrum. Die genaue Beobachtung und Therapie der Symptome ist der Grundpfeiler jeder Betreuung von Sterbenden. Tabelle 5 zeigt die häufigsten Beschwerden der Patienten im Endstadium einer Krebserkrankung. Insbesondere Schmerzen und die Angst vor dem Schmerz beeinträchtigen den Patienten. Indem der Arzt dem Patienten versichert, daß er gemeinsam mit ihm die aufkommenden Schmerzen ausreichend therapieren wird, kann er dem Patienten die Ängste vor den Schmerzen nehmen. Zur pharmakologischen Behandlung der Symptome, insbesondere zur Schmerztherapie sei auf Saunders und Baines (1991) hingewiesen, die in der intensiven Betreuung Sterbender im St. Christopher's Hospice auf eine langjährige Erfahrung zurückgreifen können.

Der Einsatz eines professionellen ambulanten **Pflegeteams** sollte sich nach der Einsatzbereitschaft der Familie und der Freunde richten. Häufig benötigen auch die **Angehörigen** Unterstützung. Sie sollten stets mit in die Grundpflege des

Tab. 4. Voraussetzungen für eine ambulante Sterbebegleitung.

1. der Patient und seine Familie sind bereit und in der Lage, Eigenverantwortung zu übernehmen und die schmerzhaften Erfahrungen durchzustehen

2. der Hausarzt ist bereit, die Betreuung, insbesondere die palliativen Maßnahmen (Symptomkontrolle), im Rahmen von regelmäßigen Hausbesuchen durchzuführen

3. es steht ein kompetentes und erfahrenes ambulantes Pflegeteam zur Verfügung

4. der Hausarzt kooperiert mit dem Pflegeteam und den Therapiezentren (z.B. Tumorzentren, Schmerzambulanzen, eventuell Hospiz)

5. die räumlichen Gegebenheiten erlauben die Behandlung und Pflege des Patienten

Tab. 5. Symptome von 742 Patienten bei der Einweisung in das St. Christopher's Hospice (Saunders und Baines 1991).

	% der Patienten
Schwäche	91
Gewichtsverlust	79
Anorexie	76
Schmerz	62
Kurzatmigkeit	51
Verstopfung	51
Husten	45
Übelkeit/Erbrechen	44
Schluckbeschwerden	25
Schlafprobleme	24

Patienten einbezogen werden. So kann ihnen ein Teil der Hilflosigkeit und Angst genommen werden, indem sie aktiv für den Patienten arbeiten. Die Grundpflege durch Angehörige läßt mehr Körperkontakt zwischen dem Patienten und Angehörigen entstehen, da die Scheu vor der Berührung des Kranken abnimmt. Es hat sich bewährt, die Angehörigen anzuregen, kleinere Feste für die Patienten zu organisieren, auf denen dann in gelockerter Form über Lebensprobleme gesprochen werden kann. Solche Gespräche werden von Angehörigen oft als nicht so beängstigend und bedrohlich erlebt wie die Gesprächssituation zu zweit.

Immer wieder entstehen Konkurrenzsituationen zwischen den Helfenden untereinander und zwischen den Angehörigen und dem medizinischen Personal. Der Patient sucht sich in der Regel eine oder wenige Personen, denen er sich mehr anvertraut als anderen. So »reißen sich Patienten z.B. vor dem Arzt zusammen«, berichten aber einer Krankenschwester das ganze Ausmaß der Beschwerden und Ängste. Dieses kann zu Kränkungen der Angehörigen, des Pflegeteams, aber auch des Arztes führen. Leitlinie der Betreuung sollte jedoch sein, daß der Patient bestimmt, an wen er sich vertrauensvoll wendet. In der Konzipierung des Therapieplanes sollte jedoch auch die Person zu Rate gezogen werden, der sich der Patient am intensivsten öffnet.

12.5 Umgang mit Sterbenden

Mit der medizinischen Ausbildung wird dem angehenden Arzt das **Ideal** vermittelt, Menschen zu heilen. Ursachen für Krankheiten zu beseitigen, kausal zu heilen, das hat im Werturteil der Ärzte Priorität. Die Ohnmacht, die wir angesichts so zahlreicher Patienten erleben, paßt nicht in dieses Wertesystem unserer Zeit, in der so vieles machbar geworden ist. Mißt der Arzt sich an diesem Ideal, so erlebt er in der Betreuung Sterbender Scham und Schuldgefühle. Die Sterbebegleitung erscheint ihm dann als eine zweitrangige Aufgabe, die ihn mit den Grenzen seiner Fähigkeiten konfrontiert. Gelingt es dem Arzt aber, in der Sorge um den Sterbenden einen neuen Wert zu sehen, dann kann er aus dieser Aufgabe sehr viel Befriedigung ziehen.

Einige Publikationen erwecken den Eindruck, als könne jeder Mensch bei einer guten Begleitung im vollen Bewußtsein seines Endes in Harmonie ohne Angst sterben. Dieser **unrealistische Anspruch** lähmt in der Regel Ärzte und Angehörige, da sie sich überfordert fühlen. Der emotionale Rückzug ist nicht selten Folge der Angst, nicht optimal mit dem Patienten umgehen zu können. Nicht jeder Mensch kann seinen Tod annehmen und akzeptieren. Für die Patienten zählt in dieser Phase des Lebens nicht so sehr die Kunst der Gesprächsführung. Gefordert ist der Arzt, der einfühlsam präsent ist und die Beziehung aufrechterhält.

Sterbende konfrontieren uns mit der **eigenen Begrenztheit und Sterblichkeit**. Wir haben den Tod aus unserem Leben ausgeblendet und in unserer Kultur keine Rituale gepflegt, die uns im Umgang mit unserer Sterblichkeit helfen können. Begrenztheit ist in einem »Land der unbegrenzten Möglichkeiten« mit Gefühlen von Schwäche, Scham und persönlichem Versagen verbunden. Im Tiefsten unseres Herzens sind wir Menschen wohl davon überzeugt, nicht vom Tode betroffen zu werden. Die Konfrontation insbesondere mit gleichaltrigen oder jüngeren Patienten verunsichert diese Sicherheit gebende Grundüberzeugung. Daher ängstigen uns sterbende Patienten. Die Auseinandersetzung mit der eigenen Sterblichkeit und der Angst vor dem Tode kann aber auch das Leben des Arztes bereichern und zu einer größeren Zufriedenheit im Beruf beitragen.

13. Probleme in der Arzt-Patient-Beziehung

J. Kruse, W. Wöller, W. Tress

Patienten gestalten die Beziehung zu ihrem Arzt in sehr unterschiedlicher Form je nach ihrer Persönlichkeit. Wohl kein Arzt behandelt alle Patienten gleich gern. Fast jeder hat seine »Lieblingspatienten« – und auch solche, denen er lieber aus dem Weg geht. Patienten, die ungepflegt oder unkooperativ sind und die ärztliche Behandlungsroutine hemmen, Patienten, die ein unzweckmäßiges, »unvernünftiges« Krankheitsverhalten zeigen, die nicht dankbar, sondern im Gegenteil noch fordernd sind – solche Patienten werden von der Mehrheit der Ärzte als schwierig erlebt. Die Schwierigkeit liegt insbesondere in der Beziehung zwischen Arzt und Patient. Oft ist es für den Arzt schwierig, das Verhalten des Patienten zu verstehen und zu akzeptieren sowie die notwendige medizinische Diagnostik und Therapie durchzuführen.

Wie in Kapitel 3 beschrieben, verhalten sich Problempatienten in der Beziehung zum Arzt entsprechend ihrer verinnerlichten Beziehungslandschaft. Sie können nicht anders, als auch in der ärztlichen Sprechstunde ihre Persönlichkeitsproblematik in Szene zu setzen, anstatt flexibel auf andere Umgangsformen zurückzugreifen. Wie mit anderen Bezugspersonen, so gehen sie auch mit ihrem Arzt um: sie behandeln ihn herablassend, leisten passiven Widerstand gegen die Therapie, beweisen dem Arzt, daß seine Therapie nicht hilft oder fordern ständige Präsenz. So drängen sie ungewollt den Arzt in eine bestimmte, meist unreflektierte Rolle. Er soll z.B. als Wundertäter alle Beschwerden heilen, Riesenerwartungen erfüllen, väterlichen Zuspruch leisten, oder aber er soll nicht indizierte Eingriffe vornehmen, die dem Patienten Schmerzen bereiten, Suchtmittel verschreiben etc. Aus der Perspektive des Patienten erscheinen diese Forderungen berechtigt, die Beziehungsformen subjektiv sinnvoll. Sie lassen sich in ihrer »Psycho-Logik« durchaus auch verstehen.

Der Arzt reagiert auf diese Beziehungswünsche des Patienten – wie die meisten Menschen, ob er es will oder nicht – mit Gefühlen z.B. von Verärgerung, Zuneigung oder Distanzierung. Wie wir im Kapitel 4 darstellten, wird aber an ihn die ethische Forderung herangetragen, dem Patienten freundlich-neutral zu begegnen. Dieses unrealistische Idealbild hat nicht selten zur Folge, daß der Arzt seine emotionalen Reaktionen ausblendet und diese deshalb für die Beziehungsdiagnose nicht nutzen kann. Wichtiger als moralische Appelle ist das Erkennen der Gefühle, die ein Patient auslöst. Grundsätzlich darf man davon ausgehen, daß starke Affekte sich in der einen oder anderen Weise doch in einem unkontrollierten Agieren durchsetzen, so sehr auch versucht wird, sie zu verleugnen oder zu verdrängen. Die Folgen eines solchen Agierens von Affekten können fatal sein: Unbemerkte ablehnende Einstellungen können zu Fehlleistungen führen, die sich in diagnostischen Irrtümern äußern, oder sie können zu Entscheidungen führen, die dem Patienten letztlich abträglich sind wie etwa das Anordnen überflüssiger, möglicherweise quälender diagnostischer oder auch therapeutischer Prozeduren. Aber auch das unbedachte Ausagieren der Gefühle von Ärger und Wut, z.B. über offensichtlich »unvernünftiges« Krankheitsverhalten oder unbegründete Beschwerden, werden das unzweckmäßige Verhalten der Patienten eher noch verstärken.

Daher ist es von großem Vorteil, eigene Gefühlsreaktionen auf typische Patientengruppen zu kennen. So läßt sich der Gefahr des unbewußten Agierens von Affekten am ehesten begegnen. Dennoch wird es immer wieder auch zu Verstrickungen kommen, wenn die Problematik des Patienten und ungelöste Konflikte des Arztes nach dem Muster von Schlüssel und Schloß ineinandergreifen. Interkollegiale Supervisionsgruppen (Balint-Gruppen) helfen dann,

persönliche, affektive Verwicklungen aufzu-
decken.

In den vorangegangenen Kapiteln haben wir
die Schwierigkeiten in der Beziehung zum sterbenden (Kap. 12), zum chronisch kranken (Kap.
11), zum depressiven und suizidalen (Kap. 9),
zum süchtigen (Kap. 8), zum ängstlichen (Kap.
10) und zum psychosomatisch kranken (Kap. 5)
Patienten dargestellt. Wir wollen im folgenden
zusammenfassend einige typische Schwierigkeiten beschreiben, die sich im Kontakt mit Patienten immer wieder ergeben. Natürlich ist zu bedenken, daß jeder Patient in seiner Individualität
zu sehen ist und jeder Arzt unterschiedlich auf
bestimmte Charaktere reagiert. Dennoch gibt es
Probleme im Kontakt mit einzelnen Persönlichkeitsstrukturen, die sich häufig beobachten lassen. Zu bedenken ist ebenfalls, daß die Beziehungsprobleme nicht ausschließlich durch die
Persönlichkeitsdilemmata des Patienten bedingt
sind. Oft werden sie auch durch das ärztliche
Verhalten induziert.

13.1 Schwierigkeiten in der Beziehung mit fordernden und ängstlich-abhängigen Patienten

Abhängige Persönlichkeitszüge finden sich
nicht nur bei süchtigen Patienten, sondern auch
bei Personen mit depressiver Persönlichkeitsstruktur oder mit psychosomatischen Störungs-
bildern.

Die Abhängigkeitswünsche können durch ein
offen forderndes und anspruchliches Verhalten,
aber auch durch subtilere Mechanismen zum
Ausdruck gebracht werden. **Offen anspruchliche Patienten**, die mit großer Selbstverständ-
lichkeit Krankschreibungen, Rezeptierungen,
spezielle Untersuchungen, Kuraufenthalte oder
die Rente einfordern, sind jedem Arzt bekannt.
Die Krankheit, die in der Regel auf eine rein somatische Ursache zurückgeführt wird, dient diesen Patienten als Rechtfertigung eigener passiver Versorgungswünsche. Eigenes Versagen
oder Folgen der fehlenden Eigenanstrengungen
werden von ihnen als chronische Benachteili-
gungen erlebt, die nach Wiedergutmachung verlangen.

Andererseits gibt es abhängige Patientenper-
sönlichkeiten, die sich **hilflos** und **ängstlich, bescheiden** und **anklammernd** geben. Sie verhalten sich sehr angepaßt, beflissen und unterwürfig. Dem Arzt vermitteln sie, daß sie seine Hilfe
brauchen und ohne diese nicht auskommen können. Sie legen ihr Schicksal in seine Hand, er
soll alle Verantwortung übernehmen. Sie selbst
möchten sich wie ein Kind führen und versorgen
lassen. Hinter der Fassade von Hilflosigkeit und
Bescheidenheit ist oft die untergründige Anspruchlichkeit und Unersättlichkeit nicht sofort
erkennbar. Etwas geschenkt zu bekommen und
versorgt zu werden empfinden diese Patienten
als Zeichen der Wertschätzung; wird ihnen etwas vorenthalten, fühlen sie sich unwert und
mißachtet (»ich bin es nicht wert, daß man mir
etwas gibt«). Sie können in der Regel ihre Versorgungswünsche und Ansprüche nicht formulieren; dennoch nehmen diese Wünsche eine
zentrale Rolle im Leben dieser Menschen ein –
häufig weil sie in ihrer Kindheit diese Zuwendung nicht erhielten. Sie haben aber schon früh
gelernt, daß sie die Zuwendung nur dann finden,
wenn sie schwach und klein sind, nicht aber,
wenn sie sich selbst für ihre Bedürfnisse einsetzen.

Je nachdem, ob eher die offen fordernde und
anspruchliche Haltung oder die bescheidene und
anhängliche Art dominiert, fallen die Gefühlsreaktionen des Arztes unterschiedlich aus: Im ersten Falle treten bald Gefühle des Ärgers und der
Empörung auf; man ist nicht mehr bereit, sich
länger ausnutzen zu lassen. Der Patient, der das
Gefühl hat, daß er nicht bekommt, was ihm zusteht, wendet sich enttäuscht an den nächsten
Arzt und versucht, von ihm das zu bekommen,
was er glaubt, beanspruchen zu dürfen (»doctor
shopping«).

Im Falle des bescheidenen und anhänglichen
Patienten ist ein Arzt zunächst viel leichter
bereit, auf dessen Wünsche und Erwartungen
einzugehen. In gewissem Umfang wird dem
kranken Patienten ja der Wunsch zugestanden,
Verantwortung abzugeben, sich helfen und »heilen« zu lassen und einen Teil seiner sozialen
Verpflichtungen abzugeben. Bei abhängigen
Patienten aber sind diese Wünsche enorm ge-
steigert – häufig, weil sie so oft frustriert worden
sind.

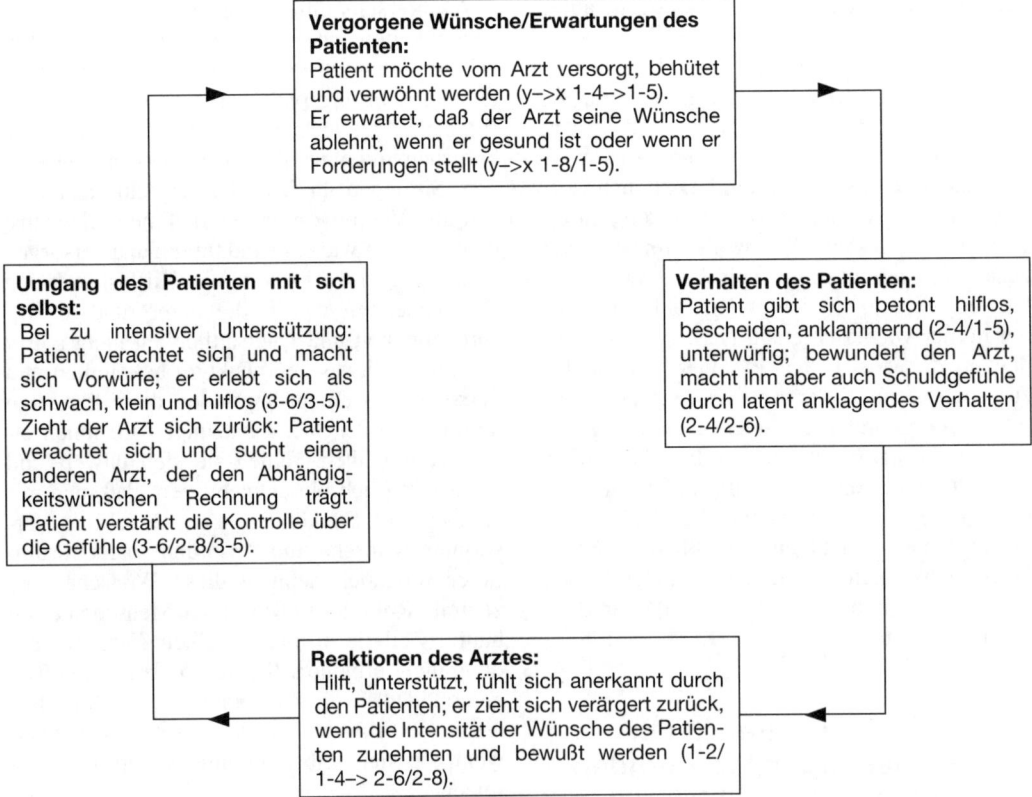

Abb. 1. Der maladaptive Beziehungszirkel des ängstlich-abhängigen Patienten

Indem der Patient sich selbst klein und hilflos und den Arzt groß und mächtig macht, weckt er in ihm bewußte oder unbewußte Phantasien, ein großer Heiler und Retter zu sein, und verhilft ihm so zu gesteigertem Selbstbewußtsein. Kein Arzt ist davor geschützt, in dieser Weise verführbar zu sein. Darüber hinaus weckt der Patient Impulse, ihn wie ein Kind versorgen und beschützen zu wollen. Viele Patienten brauchen regelmäßig ihre »Spritze«, und ihr Arzt gibt sie ihnen bereitwillig, auch wenn sie medizinisch nicht indiziert ist. Problematisch ist diese Form der Abhängigkeitsbeziehung, wenn sie die Hilflosigkeit des Patienten verstärkt. Nicht selten spürt der Arzt nach einer gewissen Zeit ein Unbehagen in dieser Beziehung, da er die inadäquaten Wünsche des Patienten wahrnimmt und sich diesen Forderungen entziehen möchte. Ist er zunächst sehr intensiv auf diese Wünsche einge-

gangen, kann nun der Impuls sich durchsetzen, sich abrupt aus der Beziehung zurückzuziehen. Abbildung 1 zeigt den maladaptiven Beziehungszirkel eines ängstlich-abhängigen Patienten.

In einzelnen Fällen wird es sich nicht vermeiden lassen – und kann auch therapeutisch sinnvoll sein – im Rahmen supportiver Maßnahmen eine gewisse Abhängigkeitsbeziehung zuzulassen, wenn eine konfliktaufdeckende Bearbeitung der Abhängigkeitsproblematik nicht möglich ist. In gewissem Umfang ist es auch nützlich, wenn ein Arzt die Fähigkeit hat, sich bewußt auch einmal von Patienten »benutzen« oder »gebrauchen« zu lassen, ohne darauf mit Enttäuschung oder Beziehungsabbruch reagieren zu müssen. Im Prinzip beruhen alle stützenden (supportiven) Psychotherapien hierauf. Gleich wichtig ist aber die Grenzsetzung. Gera-

Tab. 1. Hilfreiches Verhalten des Arztes im Umgang mit ängstlich-abhängigen Patienten.

- den Patienten in wohldosierter Form unterstützen
- Verständnis zeigen für die Wünsche des Patienten, versorgt und beschützt zu werden
- den Patienten in seinen Wünschen begrenzen
- die Selbständigkeit des Patienten fördern
- konstant, aber begrenzend in der Beziehung bleiben

de diese Patienten brauchen klare Grenzen, da ihnen selbst das Gefühl dafür fehlt, was die eigenen und was die Rechte des anderen sind. In diesem Falle hat der Arzt eine wertvolle Möglichkeit, dem Patienten dieses aufzuzeigen (Tab. 1).

Die Schwierigkeit besteht somit darin, dem Patienten gleichzeitig zu verstehen zu geben, daß sein Wunsch verstanden wird, ihn aber auch damit zu konfrontieren, daß die Erfüllung dieses Wunsches ihm nicht weiterhilft: »Ich kann gut verstehen, daß sie sich einen Arzt wünschen, der ihnen jeden Tag eine Spritze gibt, aber vielleicht hilft es Ihnen mehr, wenn wir versuchen zu verstehen, welches Problem in Ihrem Leben Ihnen Sorgen macht, so daß Sie dann Lösungsmöglichkeiten dafür finden können.«

13.2 Probleme in der Beziehung mit passiv-aggressiven Patienten

Problematischer als offen aggressive sind die sogenannten passiv-aggressiven Patienten. Sie bringen ihre aggressiven Regungen nicht offen, sondern nur indirekt zum Ausdruck. Bei oberflächlicher Betrachtung wirken sie daher betont freundlich und angepaßt, bisweilen unterwürfig, lassen alles mit sich geschehen, sind mit allem einverstanden. Ihre Aggressivität äußert sich jedoch in ihrer latenten Verweigerungs- und Vorwurfshaltung. Sie können unbewußt einer Besserung der Beschwerden einen zähen Widerstand entgegensetzen. Obwohl sich der Arzt die größte Mühe gibt, alles versucht und zahlreiche therapeutische Maßnahmen ergreift, tritt keine Symptombesserung ein, so daß Gefühle der Resignation und des Nichtgenügens entstehen:

»Ich kann machen, was ich will, es reicht sowieso nicht aus.« Manche Patienten sind offen vorwurfsvoll und anklagend, andere machen stille Vorwürfe und vermitteln zwischen den Zeilen: »Seit ich bei Ihnen in Behandlung bin, geht es mir immer schlechter.«

Manche Patienten bringen ihren Protest zum Ausdruck, indem sie die Nebenwirkungen einer Pharmakotherapie ganz in den Vordergrund rücken. Nicht ohne leisen Triumph zeigen sie den Beipackzettel des Medikaments, auf dem ja alle jetzt eingetretenen Nebenwirkungen verzeichnet sind. Der Arzt wird ins Unrecht gesetzt. Der Patient kann nichts dafür, daß er Nebenwirkungen entwickelt; das Medikament ist der Übeltäter, und damit indirekt der das Medikament verordnende Arzt.

Die häufigsten Reaktionen, die diese Patienten bei Ärzten auslösen, sind entweder Schuldgefühle oder Impulse, Gegenvorwürfe zu erheben: »Sie wollen ja nicht, daß es Ihnen besser geht! Sie arbeiten ja nicht richtig mit!« Beide Reaktionsweisen sind für eine therapeutische Zusammenarbeit ungünstig, und oft genug wird der Ausweg darin gesucht, dem Patienten die Weiterbehandlung durch einen anderen Kollegen nahezulegen. Solche Patienten werden dann unter medizinischem Vorwand »weitergereicht«. Der maladaptive Beziehungszirkel des passiv-aggressiven Patienten ist in Abbildung 2 dargestellt.

Rasch findet sich der Arzt von diesen Patienten in eine Rolle gedrängt, die mit seinem Berufsverständnis nicht vereinbar ist: er will in den Augen der Patienten nicht der sadistische Quäler sein, der »rücksichtslos mit Antibiotika schießt«, ebensowenig will er als derjenige dastehen, der seine Patienten mutwillig mit nebenwirkungsreichen Medikamenten traktiert. In diesen Fällen sollte er sich fragen, ob er wirklich gemeint ist oder ob der Patient eine andere, meist frühere Person seiner Erfahrungswelt meint, wobei er die Reaktion, die dieser Figur gelten sollte, nun »überträgt«. Wenn der Arzt merkt, daß ein Patient unbewußt eine Eltern-Kind-Situation konstellieren möchte, ist es günstig, ihn frühzeitig auf die realen Grundlagen der mündigen Arzt-Patient-Beziehung zurückzuverweisen, ihm zu einem realistischeren Blick auf Möglichkeiten und Grenzen, aber auch auf die

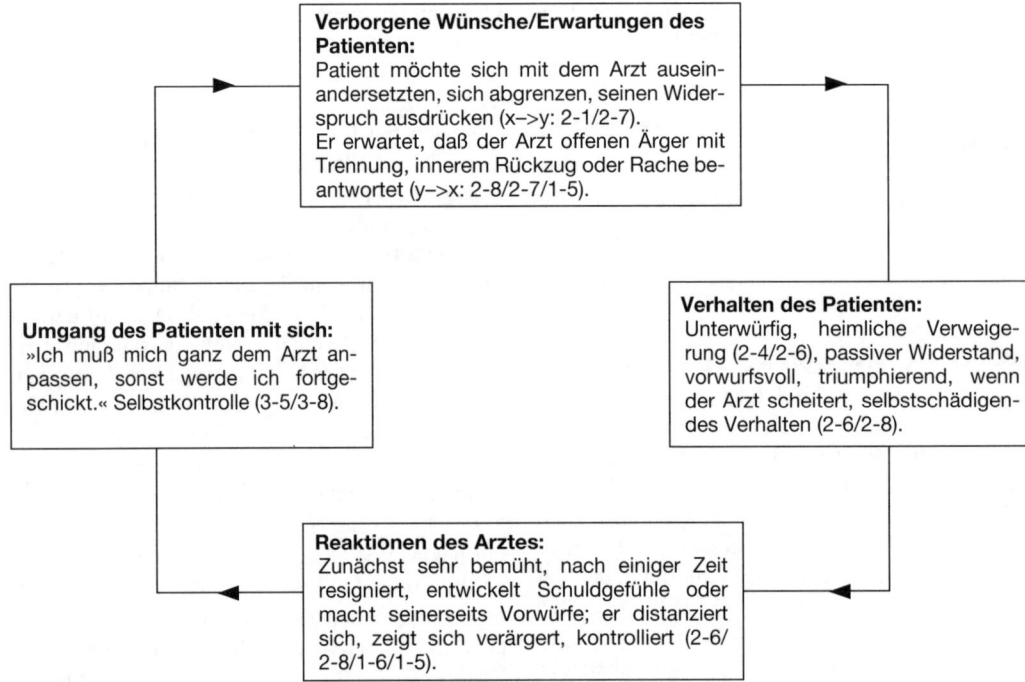

Verborgene Wünsche/Erwartungen des Patienten:
Patient möchte sich mit dem Arzt auseinandersetzten, sich abgrenzen, seinen Widerspruch ausdrücken (x–>y: 2-1/2-7).
Er erwartet, daß der Arzt offenen Ärger mit Trennung, innerem Rückzug oder Rache beantwortet (y–>x: 2-8/2-7/1-5).

Umgang des Patienten mit sich:
»Ich muß mich ganz dem Arzt anpassen, sonst werde ich fortgeschickt.« Selbstkontrolle (3-5/3-8).

Verhalten des Patienten:
Unterwürfig, heimliche Verweigerung (2-4/2-6), passiver Widerstand, vorwurfsvoll, triumphierend, wenn der Arzt scheitert, selbstschädigendes Verhalten (2-6/2-8).

Reaktionen des Arztes:
Zunächst sehr bemüht, nach einiger Zeit resigniert, entwickelt Schuldgefühle oder macht seinerseits Vorwürfe; er distanziert sich, zeigt sich verärgert, kontrolliert (2-6/2-8/1-6/1-5).

Abb. 2. Der maladaptive Beziehungszirkel des passiv-aggressiven Patienten

Ziele und Absichten zu verhelfen und ihn anzuhalten, unrealistische Erwartungen zurückzunehmen. So kann er am besten eine Arbeitsbeziehung mit ihm sichern und einer Infantilisierung des Patienten entgegenwirken.

In jedem Falle ist es hilfreich, die entstandenen Gefühle zunächst als vom Patienten induziert zu reflektieren. Besonders wichtig für den Umgang mit diesen Patienten ist es, sich klarzumachen, daß sie im allgemeinen keinen bewußten Zugang zu der in ihrer Verweigerungs- und

Tab. 2. Hilfreiches Verhalten des Arztes im Umgang mit passiv-aggressiven Patienten.

– sich innerlich von den Schuld- und Versagensgefühlen distanzieren
– ohne Vorwurf das selbstschädigende Verhalten des Patienten ansprechen
– den Patienten geduldig begleiten
– das Verhalten des Patienten als seinen Test für die Stabilität und Vertrauenswürdigkeit der Beziehung betrachten

Vorwurfshaltung liegenden Aggressivität haben, also nicht absichtlich »widerspenstig« sind und auch nicht bewußt Schuldgefühle machen wollen (Tab. 2). Ohne Zweifel erfordern die passiv-aggressiven Patienten viel Geduld, und es ist anstrengend, immer wieder eine Distanz zu den von Patienten ausgelösten Ärger- und Schuldgefühlen herzustellen.

13.3 Probleme in der Beziehung mit entwertenden Patienten

Sogenannte »narzißtische« Persönlichkeiten kompensieren eigene Minderwertigkeitsgefühle durch mehr oder weniger ausgeprägte Vorstellungen von eigener Größe und Wichtigkeit. Oberflächlich betrachtet, zeigen sie ein scheinbar unerschütterliches Selbstvertrauen, das mit einer Neigung zu Arroganz und Herablassung verbunden ist. Charakteristisch ist ihre enorme Kränkbarkeit und die überstarke Abhängigkeit von Lob, Bestätigung und Bewunderung. Wird

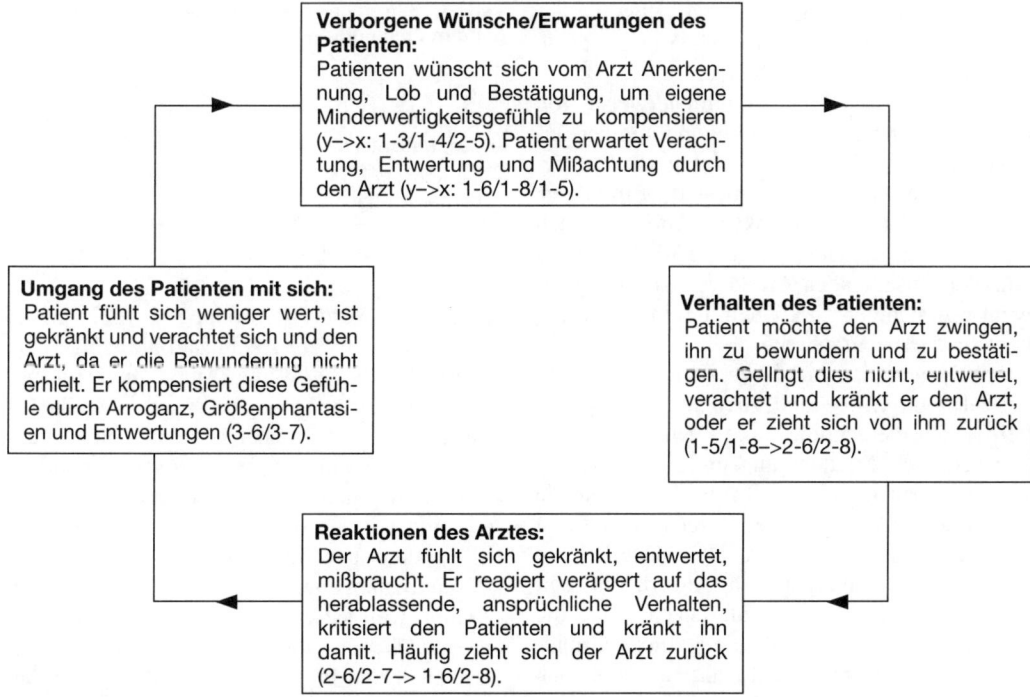

Abb. 3. Der maladaptive Beziehungszirkel des entwertenden Patienten

ihnen dies durch ihre Umwelt zuteil, können sie gut kompensiert leben, wird ihnen dagegen die Anerkennung und Bewunderung entzogen, setzt als Folge des verletzten Selbstwertgefühles die narzißtische Wut ein. Narzißtische Persönlichkeiten neigen dazu, andere Menschen nur unter dem Aspekt wahrzunehmen, ob sie der Stabilisierung des eigenen Selbstwertgefühles nützen oder nicht: wenn ja, werden sie möglicherweise hoch geschätzt, wenn nein, werden sie entwertet. All ihre Beziehungen sind im Kern ausbeuterisch. Während es einigen narzißtischen Persönlichkeiten gelingt, sich einen konstanten Zustrom von Anerkennung und Bewunderung zu verschaffen, sind andere fortwährend gezwungen, andere Menschen zu entwerten. Die Entwertung anderer dient der relativen Selbstaufwertung (»wenn die anderen nichts taugen, kann ich doch nicht so miserabel sein.«)

So wird auch dem Arzt das Gefühl vermittelt, daß er nur Ausführender zu sein hat, daß er und mit ihm seine Dienstleistung bei Bedarf in Anspruch genommen oder zurückgewiesen wird.

Ein narzißtischer Patient erwartet, daß sein Arzt sich unmittelbar und uneingeschränkt mit ihm befaßt, daß er seine Besonderheit und Einzigartigkeit würdigt. Ist der Arzt nicht unmittelbar »zu Diensten«, wird dies als Kränkung empfunden und mit Wut und Ärger oder aber mit Rückzug und Therapieabbruch beantwortet. In Ihrer Wut können narzißtische Patienten selbst schwere Kränkungen austeilen; nicht selten treffen sie ihren Interaktionspartner, in diesem Falle den Arzt, zielsicher an seiner verwundbarsten Stelle und provozieren derart natürlich heftige Reaktionen. Den Arzt zu verunsichern kann für den Patienten ein Weg sein, das eigene Selbstwertgefühl zu stabilisieren.

Eine andere Form der Entwertung besteht darin, dem Arzt immer wieder klarzumachen, wie wenig er von seinem Fach versteht. Diese Patienten wissen alles besser, stellen Fragen, die ihr Arzt nicht beantworten kann, warten darauf, daß er etwas Unzutreffendes sagt. Narzißtische Wurzeln hat auch das bekannte Phänomen des »Koryphäenkillers«. Das sind Patienten, denen es eine Genugtuung bereitet, daß selbst die geschätztesten ärztlichen Autoritäten außerstande sind, ihre Krankheit zu behandeln.

Ärzte fühlen sich verständlicherweise von diesen Patienten ausgenutzt und in ihren persönlichen und beruflichen Bemühungen nicht gewürdigt. Als Reaktion darauf sind sie nun verärgert, verletzt und gekränkt (s. Abb. 3 für den maladaptiven Beziehungszirkel). Wichtig ist es nun, den entstehenden Affekt der Kränkung bewußt wahrnehmen zu können, um ihn nicht unbewußt agieren zu müssen.

Hilfreich für den Arzt ist es, sich die hinter der Fassade von Größe und Arroganz verborgene tiefe Selbstverachtung und den intensiven Wunsch nach Anerkennung und Bewunderung klarzumachen, um nicht selbst in eine kränkende und verletzende Haltung zu geraten. Nur so ist es ihm möglich, sich in aller Deutlichkeit gegenüber der überzogenen Anspruchlichkeit narzißtischer Patienten abzugrenzen, ohne die freundliche und wohlwollende ärztliche Grundhaltung aufzugeben. Die Erfahrung zeigt, daß diese Patienten dankbar sind, wenn sie auf eine entschiedene Grenzsetzung stoßen, ohne daß ihnen ein Beziehungsabbruch droht (Tab. 3).

Tab. 3. Hilfreiches Verhalten des Arztes im Umgang mit entwertenden Patienten.

– das Verhalten des Patienten als Ausdruck des Minderwertigkeitsgefühls erkennen
– die Entwertungen registrieren, aber in der Beziehung wohlwollend-neutral bleiben
– unberechtigte Ansprüche zurückweisen

13.4 Probleme in der Beziehung mit pseudounabhängigen Patienten

Eine besonders schwierige und herausfordernde Patientengruppe sind die sogenannten »pseudounabhängigen« Patienten. Vordergründig geben sie sich betont selbständig, stark und selbstsicher; auf keinen Fall möchten sie sich von anderen Menschen abhängig machen, schon gar nicht von Ärzten. Sie neigen dazu, sich gesünder darzustellen als sie sind, leugnen Beschwerden und bagatellisieren Funktionseinbußen (»Indianer kennen keinen Schmerz«).

Tab. 4. Hilfreiches Verhalten des Arztes im Umgang mit pseudounabhängigen Patienten.

– den Patienten in die Entscheidungen aktiv miteinbeziehen
– dem Patienten Entscheidungsspielraum lassen
– die Angst vor der Abhängigkeit ansprechen und berücksichtigen

Angesichts realer Bedrohungen (z.B. Myokardinfarkt, schwere Asthmaanfälle) zeigen sie unverhältnismäßig wenig Angst. In lebensbedrohlichen Krisen verzögern sie oft lange die Inanspruchnahme ärztlicher Hilfe, möchten es um jeden Preis alleine schaffen. Teilweise schildern sie stolz, wie heroisch sie sich Gefahren ausgesetzt und wie sie schwierige Situationen ohne Hilfe anderer bewältigt haben.

Pseudounabhängig werden diese Patienten genannt, weil sie eben nicht wirklich unabhängig sind. Sie sind im Gegenteil im Grunde sehr verletzlich und brauchen ihre harte Schale, um ihre Verletzlichkeit zu verbergen und ihre Abhängigkeitswünsche abzuwehren. Krankenhauseinweisungen werden als besonders bedrohlich erlebt, weil dies die unbewußten Abhängigkeitswünsche aktiviert. »Nichts ist schlimmer, als die Abhängigkeit in Krankenhäusern.« Manchmal wird die Beschwerdesymptomatik auch deshalb verharmlosend dargestellt, weil der Patient so eine Krankenhauseinweisung verhindern will. Sind die Patienten endlich in stationärer Behandlung, lassen sie sich oft vorschnell, auch gegen ausdrücklichen ärztlichen Rat, entlassen.

Für den Arzt ist der pseudounabhängige Patient in zweierlei Hinsicht problematisch. Zum einen, weil er seine Beschwerden verleugnet und verschleppt und den Arzt »erst in letzter Minute« aufsucht. Zweitens, weil er pseudokritisch, skeptisch und besserwisserisch ist. Compliance-Probleme sind besonders häufig, Medikamente werden eigenständig ab- oder auch wieder angesetzt, die Dosierung wird abgewandelt.

Schwierig wird es, wenn pseudounabhängige Patienten das Gefühl bekommen, daß sie sich einem Behandlungsplan unterordnen sollen, dessen Sinn und Zweck sie nicht völlig durchschauen. Sich auf ein ärztlich angeordnetes Therapieregime einzulassen, kann in ihrem Erleben

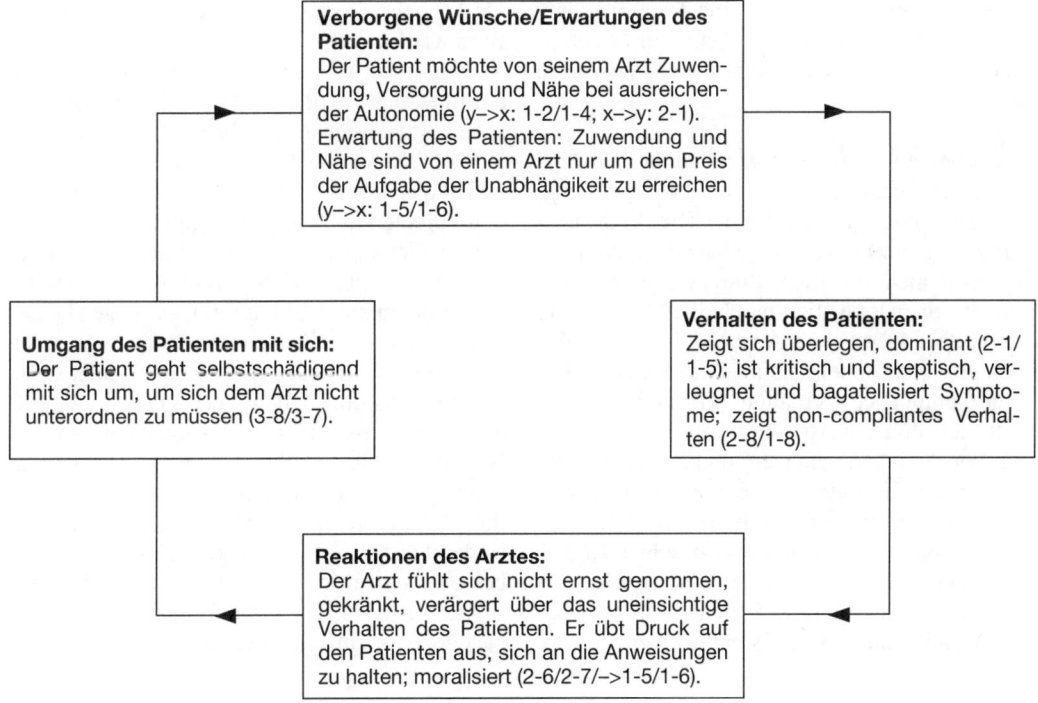

Verborgene Wünsche/Erwartungen des Patienten:
Der Patient möchte von seinem Arzt Zuwendung, Versorgung und Nähe bei ausreichender Autonomie (y–>x: 1-2/1-4; x–>y: 2-1). Erwartung des Patienten: Zuwendung und Nähe sind von einem Arzt nur um den Preis der Aufgabe der Unabhängikeit zu erreichen (y–>x: 1-5/1-6).

Umgang des Patienten mit sich:
Der Patient geht selbstschädigend mit sich um, um sich dem Arzt nicht unterordnen zu müssen (3-8/3-7).

Verhalten des Patienten:
Zeigt sich überlegen, dominant (2-1/1-5); ist kritisch und skeptisch, verleugnet und bagatellisiert Symptome; zeigt non-compliantes Verhalten (2-8/1-8).

Reaktionen des Arztes:
Der Arzt fühlt sich nicht ernst genommen, gekränkt, verärgert über das uneinsichtige Verhalten des Patienten. Er übt Druck auf den Patienten aus, sich an die Anweisungen zu halten; moralisiert (2-6/2-7/–>1-5/1-6).

Abb. 4. Der maladaptive Beziehungszirkel des pseudounabhängigen Patienten

leicht einer Unterwerfungsgeste gleichkommen. Wegen ihrer Autonomieproblematik sind sie dann gezwungen, sich aufzulehnen und sich in irgendeiner Weise anders zu verhalten. Ähnlich den entwertenden, »narzißtischen« Patienten neigen die pseudounabhängigen Patienten dazu, den Rat des Arztes als unbrauchbar oder undurchführbar zurückzuweisen. Manchmal kommt es zu einem regelrechten Machtkampf: Arzt und Patient wollen beide beweisen, daß sie im Recht sind.

Die typische Reaktion des Arztes auf diese Patientengruppe ist der Ärger. Zu unrecht glaubt er, nicht ernstgenommen oder an der Nase herumgeführt zu werden, wenn der Patient alles anders macht als er soll. Oder er ist gekränkt, weil der Patient es einmal wieder besser weiß (s. Abb. 4). Es kann dann entlastend sein, wenn der Arzt sich klarmacht , daß es dem Patienten darum geht, seine immer als bedroht erlebte Au-

tonomie zu sichern. Der Patient möchte nicht primär den Arzt verärgern oder kränken, er handelt aus der übersteigerten Angst, seine Selbständigkeit und somit auch sein Selbstwertgefühl zu verlieren.

Es ist ratsam, dieses Bedürfnis nach Unabhängigkeit und Selbständigkeit zu respektieren. Besonders vorteilhaft ist es, den Patienten in die Gestaltung und Planung des Therapieprozesses miteinzubeziehen. Allein dadurch räumt der Arzt ihm ein Stück Autonomie ein und vermeidet den Eindruck, als wollte er über seinen Willen hinweg bestimmen. Anders als der depressive oder ängstliche Patient, der klare ärztliche Handlungsanweisungen erwartet, ist es für den pseudounabhängigen Patienten wichtig, noch einen Entscheidungsspielraum zu haben. Günstig ist es, dem Patienten mehrere therapeutische Alternativen zu nennen, so daß er sich dann für eine Möglichkeit entscheiden kann. Die größten Erfolgschancen hat eine Therapie dann, wenn der Patient das Gefühl bekommt, sich aus freien Stücken zu diesem Schritt entschlossen zu haben.

Vermeiden sollte der Arzt in jedem Falle eine moralisierende, strafende oder vorwurfsvolle Haltung. Zum einen wird jeder Druck zwangsläufig Gegendruck zur Folge haben, da der Patient um so mehr rebelliert. Zum zweiten wird der Patient seine Opposition nun heimlich ausleben, indem er den Arzt – aus Angst, sich unsere Mißbilligung zuzuziehen – hinsichtlich des wirklichen Compliance-Verhaltens im unklaren läßt. Statt sich ihm anvertrauen zu können, muß er sich vor dem Arzt schützen, und er beginnt, ihn zu belügen. Es entsteht die vielfach bekannte Situation, daß wegen ausbleibenden Therapieerfolges die Medikationsdosis erhöht oder das Pharmakon durch ein anderes ersetzt wird, wo allein die Weigerung des Patienten, die verordnete Medikation vorschriftsmäßig einzunehmen, die Ursache der ausbleibenden Symptombesserung war.

Viel besser ist es, wenn Ärzte diese Patienten auf ihre Ängste vor Abhängigkeit in den spezifischen Situationen ansprechen (z.B. »Es ist unangenehm für Sie, ins Krankenhaus zu gehen. Was genau macht Ihnen Sorgen? In welchen Situationen fürchten Sie, in Abhängigkeiten zu geraten?«), die Ängste ernstnehmen und mit den Patienten erarbeiten, wie sie trotz ihrer Abhängigkeitsproblematik und mit ihr, nicht gegen sie, zu einem adäquaten Krankheitsverhalten gelangen können (z.B. »Lassen Sie uns doch überlegen, was Sie tun können, damit der Krankenhausaufenthalt für Sie nicht so unangenehm wird.«) (s. Tab. 4). Gelegentlich gibt es Situationen, in denen pseudounabhängige Patienten Zugang zu ihren abgewehrten Abhängigkeitswünschen finden können, z.B. im Rekonvaleszenzstadium bei Ulzera oder in den ersten Tagen nach einem erlittenen Myokardinfarkt. Dann sind sie auch psychotherapeutisch besser erreichbar.

14. Psychotherapie im Rahmen der Psychosomatischen Grundversorgung

U. Rosin, W. Tress

14.1 Indikationsstellung und Prognose

Psychotherapie ist eine abgrenzbare und honorarpflichtige Leistung. Für ihre Anwendung gilt – wie für alle vergüteten Leistungen ärztlichen Bemühens – die Trias Notwendigkeit, Zweckmäßigkeit und Wirtschaftlichkeit.

Die Leistungen der Psychosomatischen Grundversorgung sind dann medizinisch **notwendig**, wenn es darum geht, den Krankheitszustand in seiner bio-psycho-sozialen Komplexität zu diagnostizieren. Beratungen oder Maßnahmen, die nicht unmittelbar der Heilung, Besserung oder medizinischen Rehabilitation dienen, zählen nicht zu diesen Leistungen.

Medizinische Behandlungen sind dann **zweckmäßig**, wenn das eingesetzte Verfahren wirklich das Mittel der Wahl ist.

Mit **Wirtschaftlichkeit** im Rahmen der Psychosomatischen Grundversorgung ist gemeint: Art und Umfang der angewandten therapeutischen Methoden müssen in einem angemessenen Verhältnis zur Schwere der behandlungsbedürftigen Erkrankung stehen.

Für alle psychotherapeutischen Behandlungen schreiben die gesetzlichen Regelungen vor, daß die **Prognose** frühzeitig eingeschätzt wird: Die beabsichtigten Therapiemaßnahmen sollen nur dann eingesetzt werden, wenn ein Erfolg möglich und wahrscheinlich ist. – Die Psychosomatische Grundversorgung ist prophylaktisch orientiert: Es soll eine rasche Besserung der Symptome herbeigeführt und einer Chronifizierung vorgebeugt werden.

Wir möchten noch ausdrücklich darauf hinweisen, daß im Rahmen der Psychosomatischen Grundversorgung ein Gleichgewicht von Psychotherapie und Somatotherapie angestrebt wird. Dem primär somatisch tätigen Arzt sind die somatischen Vorgehensweisen, entsprechend dem Erfahrungsstand der sogenannten Schulmedizin, aus Studium, Weiter- und Fortbildung sowie Praxistätigkeit wohl vertraut. Die ganzheitliche Sichtweise trägt dazu bei, daß die psychosozialen Aspekte des Krankseins weder zu sehr noch zu gering gewichtet werden. Somit kommt es einerseits nicht zu einer vorzeitigen und übermäßigen und andererseits auch nicht zu einer verzögerten oder unzureichenden Somatotherapie.

14.2 Allgemeine Psychotherapie in der Psychosomatischen Grundversorgung

Als Allgemeine Psychotherapie könnte man die Gesamtheit der Verhaltensweisen bezeichnen, die mit rein kommunikativen Mitteln günstige Wirkungen auf kranke Menschen haben. Je nachdem, wie weit wir den Krankheitsbegriff fassen, könnte die freundliche Zuwendung des Wirts in einer Kneipe oder das kritische Wort eines Freundes als Psychotherapie aufgefaßt werden. Wir meinen hier jedoch mit Allgemeiner Psychotherapie eine Vielzahl von Einstellungen und Interaktionen des Arztes. Dabei kann es sich um folgende Aspekte handeln:

► Einige Haltungen der Allgemeinen Psychotherapie gehören zum an sich selbstverständlichen Menschsein (»hilfreich und gut«). Wir meinen damit z.B. die Achtung vor der Individualität des anderen Menschen, so wie er in die Praxis kommt, und zwar auch dann, wenn wir ihn in unserem privaten Alltag nicht mögen würden, weil uns vieles an ihm unangenehm oder auch »schlecht« vorkäme.

► Einige weitere Einstellungen des Arztes bei der Allgemeinen Psychotherapie resultieren aus der ärztlichen Ethik generell. So ist z.B. bei vielen Kollegen ein Selbstappell an das eigene professionelle Gewissen erforderlich, wenn ein Patient über depressive Verstimmungen klagt, die durch ein Strafverfahren gegen ihn, z.B. wegen sexuellen Mißbrauchs von Kindern, ausgelöst sind.

► Eine dritte Gruppe von Elementen der Allgemeinen Psychotherapie bilden die Faktoren, die nahezu allen speziellen psychotherapeutischen Methoden gemeinsam sind: Dazu gehört z.B. die Bedeutung einer therapeutischen Arbeitsbeziehung oder das abwägende Äußern tatsächlich echter Erlebnisinhalte des Arztes. Damit ist einerseits gemeint, daß alles, was der Arzt dem Patienten von seinen Wahrnehmungen, Gefühlen und Überlegungen sagt, einer Auswahl unterliegen muß. Es darf nämlich dem Patienten nicht schaden, muß dementsprechend »gefiltert« werden. Andererseits sollte der Arzt nichts sagen, auch nicht eine Not- oder Mitleidslüge, wovon er nicht überzeugt ist. Denn »Lügen haben kurze Beine«, sie zerstören jede psychotherapeutische Arbeitsbeziehung.

Die Unterschiede zwischen allgemeiner und spezieller Psychotherapie liegen darin, daß bei der ersteren einige Elemente der Definition von Strotzka nicht erfüllt zu sein brauchen. Es bedarf keiner expliziten Theorie der jeweiligen seelischen Gestörtheit und keines speziellen Therapieplans.

Wir möchten nun exemplarisch einige Merkmale für die **Allgemeine Psychotherapie** zusammenstellen:

► **Akzeptieren des Patienten**

Ihn annehmen, z.B. auch dann, wenn er »gar nicht gesund werden will«. Als ein Beispiel sei ein 45jähriger Diabetiker erwähnt, der von Ehefrau und 22jähriger Tochter in die Praxis gebracht wird. Sie erzählen, daß er seine Diät nicht einhalte und zeitweise exzessiv Alkohol trinke. Die allgemein-psychotherapeutische Grundeinstellung bestünde bei diesem Fall darin, daß der Arzt seine moralische und medizinische Bewertung zurückstellt und sich im Stillen fragt: »Welche 'guten' Gründe hat dieser Mensch, daß er sich, um ein inneres Gleichgewicht zu erhalten, in einer Art verhält, die von außen als so 'schlecht' angesehen wird?«

► **Eingehen auf das »Angebot« des Kranken**

Manche Patienten klagen beim Arzt über Beschwerden (sogenannte Präsentiersymptome),

die bei rein organmedizinischer Betrachtungsweise unbedeutend erscheinen: Wenn z.B. ein 50jähriger Mann schildert, er würde gequält von verschiedensten Mißempfindungen (Taubheit, Schwellung und Ameisenlaufen) an der Innenseite des rechten Unterarms und wenn er dabei eine ovale Begrenzung angibt, die nicht dem Versorgungsgebiet sensibler Nerven entspricht. Die allgemein-psychotherapeutische Haltung des Arztes besteht bei diesem Kranken darin, hinter dieser Symptombildung einen (kommunikativen) Sinn und damit eine beachtenswerte psychische Leistung zu sehen. Eine solche Einstellung führt zum Ernstnehmen. Dies im Kontrast dazu, daß die vom Patienten »angebotenen« Beschwerden, auch die Art ihrer Präsentation, bei den meisten Zuschauern mit sogenanntem gesundem Menschenverstand bestenfalls ein mitleidig-schwaches Lächeln auslösen bzw. oft eher eine genervte Abwendung, weil doch alles so offensichtlich lächerlich ist.

► **Zuhören**

Der Zeitdruck durch das volle Wartezimmer und die Vielzahl der Arbeitsaufgaben führen oft dazu, daß Ärzte in ihren Sprechminuten häufig die alltäglichen Höflichkeitsregeln des Zuhörens mißachten. So wird z.B. im Durchschnitt die erste Schilderung des Patienten nach weniger als 20 Sekunden unterbrochen, weil der Arzt medikozentrische Fragen stellt. Für die Auswirkungen der Beschwerden auf die Person des Kranken und seine Umwelt sowie für seine subjektive Krankheitstheorie zeigen viele Ärzte kein Interesse. Die allgemein-psychotherapeutische Bedeutung des Zuhörens liegt, über diese Zuwendungs- und Aufmerksamkeitsbereitschaft hinaus, im sogenannten Hören mit dem dritten Ohr: daß der Arzt nämlich wahrnimmt, wie der Patient etwas ausdrückt und auch, was er nicht zur Sprache bringt.

► **Signalisieren von Verständnis**

und Anteilnahme, Trösten und Unterstützen, Zusammenhänge aufzeigen und zu mehr Klarheit beitragen, Helfen bei der Vorsatzbildung und dem Durchführen von Veränderungen sowie Hoffnung vermitteln: Dies sind einige der weiteren Elemente einer Allgemeinen Psychotherapie.

Vieles, was wir hier zur Allgemeinen Psychotherapie dargestellt haben, klingt so ganz selbstverständlich. Manche Kollegen, gerade auch die ohne eine psychotherapeutische Aus-, Weiter- und Fortbildung, meinen von sich, daß sie bei allen ihren ärztlichen Tätigkeiten »immer auch Psychotherapeut« seien. Wir möchten betonen, daß es für uns, die wir Fachpsychotherapeuten in Versorgung, Lehre und Forschung sind, immer wieder erforderlich ist, uns bei ganz vielen Patienten gezielt an diese so einfach erscheinenden Regeln zu erinnern; und es bereitet auch uns oft große Mühe, diese Grundsätze tatsächlich zu verwirklichen.

Bei der Psychotherapie im Rahmen der Psychosomatischen Grundversorgung wird zwischen zwei heterogenen Ansätzen unterschieden: den übenden Verfahren einerseits und den verbalen Interventionen andererseits. Es handelt sich dabei um zwei spezifische Vorgehensweisen, die, aufgrund ihrer konzeptuellen Unterschiede, im Rahmen der Psychosomatischen Grundversorgung bislang nicht während ein und derselben Sitzung eingesetzt werden dürfen. – Wir selbst halten diese Vorschrift, im Einvernehmen mit vielen Fachkollegen, nicht für sinnvoll.

14.3 Übende Verfahren in der Psychosomatischen Grundversorgung

Zu den übenden Verfahren gehören das autogene Training und ähnliche Entspannungsverfahren. Sie können als Einzel- und Gruppentherapie angewandt werden.

▶ Das **autogene Training** ist eine gut erlernbare Vorgehensweise, die viele Patienten rasch überzeugt, und die bei mannigfachen Störungen recht gute Besserungen bewirkt. Eine sogenannte konzentrative Selbstentspannung wird dadurch erreicht, daß der Patient sich vorstellt, ruhig zu sein. Er kann das tatsächliche Eintreten von Entspannung, autosuggestiv eingeführt, selbst feststellen: er erlebt eine angenehme Schwere und Wärme der Arme, der Beine, des Bauches und des ganzen Körpers. Auch Herzschlag und Puls sowie die Atmung werden als ruhig und regelmäßig

empfunden. – Einmal erlernt und automatisiert, ist das autogene Training eine gute Selbsthilfemöglichkeit, insbesondere für nicht sehr schwer gestörte Menschen in schwierigen und Krisensituationen. Manche Personen betrachten und handhaben das autogene Training als eine allgemeine psychohygienische Maßnahme für sich selbst, die für sie so selbstverständlich geworden ist wie das Zähneputzen.

Für Patienten mit gravierenden Persönlichkeitsstörungen sowie bei schweren Neurotikern mit ausgeprägter psychosomatischer Symptomatik bringt das autogene Training meist nur initial und dann auch nur eine kurzfristige Entlastung. Der Widerstand dieser Menschen, die unbewußt die Symptome zur Stabilisierung ihres seelischen Gleichgewichts erhalten, führt zu einem Widerstreben der Patienten gegen das regelmäßige und ausreichende Anwenden der Übungen. Namentlich bei den latent-aggressiven Konflikten vieler psychosomatischer Patienten sind Entspannungsverfahren geradezu sinnwidrig. Die Symptomatik ist ja ein Versuch, die Aggressivität »unter der Decke zu halten«, um eine psychische Dekompensation zu vermeiden. Deshalb können hier nur expressive Verbalisierungsverfahren echte Hilfe bewirken.

▶ Zu den übenden Verfahren gehört auch die **Hypnose**. Es ist zwar eine ärztliche suggestive Behandlungsmethode, die, verglichen etwa mit der Zeit vor 100 Jahren, heute nur noch relativ selten eingesetzt wird. Allerdings gibt es in Konzeption und technischer Handhabung Entwicklungen von der mehr passivierend-»zudeckenden« Vorgehensweise zur eigengesteuerten Selbsttherapie. So stellt der Patient bei der »gestuften Aktivhypnose« mit Hilfe des autogenen Trainings selbst eine angenehme Ruhe und Entspannung her. Er bringt sich sodann auf einer Liege in einen schlafähnlichen Zustand: die Verständigung mit dem Arzt bleibt erhalten, während andere Reize aus der Umwelt kaum wahrgenommen werden. In dieser Verfassung wiederholt der Patient innerlich immer wieder »formelhafte Vorsätze« (z.B. bei einem Agoraphobiker: »Ich überquere die Straße rasch und sicher«). Diese Formeln, in der realen Alltagssituation wiederholt, können positiv verändernd wirksam werden. – Bei der Indikationsstellung zur Hypnose ist jedoch zu beachten, daß viele differenzierte Persönlichkeiten sich gegen die suggestiven Elemente sträuben. Auch ist die Besserung der Symptome meist nicht dauerhaft. – Diese Fakten waren übrigens wesentliche Gründe dafür, daß Freud die Hypnose aufgegeben und seine analytische Psychotherapie entwickelt hat. Ergänzend sei erwähnt: Keine Form der Psychotherapie kann in ihrer Kommunikation frei von suggestiven Aspekten sein. (Hypnose darf nur im Rahmen eines verhaltenstherapeutischen Vorgehens, nicht als ein Behandlungselement bei psychoanalytisch orientierter Vorgehensweise durchgeführt werden.)

14.4 Verbale Verfahren und ihre Anwendbarkeit in der Psychosomatischen Grundversorgung

Wir beschäftigen uns nun, in Abgrenzung zur Allgemeinen Psychotherapie und zu den übenden Verfahren, mit verbalen **Interventionen**. Die verschiedenen Therapieformen sind aus heterogenen Theoriegebäuden abgeleitet. Wir beschränken uns hier auf die beiden wichtigsten Methoden, die wissenschaftlich am besten fundiert und in ihrer Effektivität bestätigt sind: die aus der Psychoanalyse abgeleiteten und die an den Lerntheorien orientierten Verfahren.

14.4.1 Supportive Psychotherapie

In der Bezeichnung dieser Psychotherapieform kommt zum Ausdruck, daß dem Kranken eine »Unterstützung« (support) gegeben werden soll. (Dies kann sowohl mit psychoanalytischer als auch mit verhaltenstherapeutischer Orientierung erfolgen, so daß wir dieses Vorgehen hier zuerst darstellen.) Bei der Bewältigung, die jeder Mensch mit seiner Erkrankung zu leisten hat, stehen ihm unterschiedliche Ressourcen zur Verfügung: einerseits der sogenannte »social support«, d.h. die Unterstützung und Hilfe, die er in Familie, Bekanntenkreis und Berufsfeld erhält, andererseits seine persönliche Möglichkei-ten und Reserven, so der Rückgriff auf andere oder kompensierende Fähigkeiten; so könnte sich z.B. ein Sportler, der aufgrund eines Unfalls nicht mehr aktiv an Wettbewerben teilnehmen kann, zum Trainer oder Sportlehrer umschulen lassen.

Solche Krankheitsbewältigung und deren somato-psycho-sozialen Folgen kann und soll der Arzt bei jeder Erkrankung fördern. Über das in diesem Sinne »unterstützende« Vorgehen im Rahmen der Allgemeinen Psychotherapie hinaus meinen wir mit supportiver Psychotherapie ein ganz speziell die Rekompensation anzielendes Vorgehen. Fachpsychotherapie bei diesem Vorgehen ist die spezielle Kompetenz des Arztes, die Grenzen der Einsichts- und Veränderungsfähigkeit des Kranken einzuschätzen und dann dosiert verbal zu intervenieren. Voraussetzung ist also das Verständnis des Arztes für die Konfliktsituation des Patienten, seine Persönlichkeitsstruktur und das Leistungsniveau der Ich-Funktionen. So könnte der Arzt bei einem 55jährigen Patienten, der seit 20 Jahren an einem chronischen Duodenalulkus leidet, nach Operationen und vielfachen Kuren, folgenden schweren Konflikt erkennen: Der Kranke hat einerseits uneingestandene Wünsche nach passivem Versorgtwerden, etwa vom Arbeitgeber und der Familie, insbesondere der Ehefrau, aber auch durch das medizinische Versorgungssystem. Er reagiert aber andererseits mit aggressiven Tendenzen – die er ängstlich unterdrückt – auf ihn autoritär anmutende Persönlichkeiten, die ihn bevormunden wollen. Das Selbstbild dieses Mannes, der sich als »im Grunde unabhängig und friedlich« erlebt, läßt es nicht zu, ihm diese Konflikthaftigkeit aufzuzeigen. Ein gezielt-supportives Vorgehen könnte darin bestehen, diesem Patienten zunächst einmal aufzuzeigen, daß seine Beschwerden ihn, gegen seinen bewußten Willen, faktisch abhängig machen: so etwa von Art und Rhythmus der Einnahme der Nahrung oder von Ärzten und ihren Behandlungen. Er selbst könnte dazu angeregt werden, Vorstellungen zu entwickeln, was er tun und was ihm guttun könnte, so daß er nicht mehr auf Anordnungen von Ärzten angewiesen ist. So würden die Kräfteverhältnisse zwischen den persönlichkeitsbedingten Konfliktanteilen im Patienten günstig beeinflußt, und zwar mittels solcher Einstellungs- und Verhaltensempfehlungen, die seine sozialen Interaktionen für ihn weniger belastbar machen.

14.4.2 Tiefenpsychologisch fundierte Psychotherapie

Die tiefenpsychologisch fundierte Psychotherapie ist, wie die synonyme Bezeichnung analytisch orientierte Psychotherapie zum Ausdruck bringt, eine Modifizierung der psychoanalytischen Behandlungsmethode. Einige Grundannahmen der Psychoanalyse zur Entstehung der Symptome (als Kompromißbildung aus überwiegend unbewußten Konflikten) sowie die entscheidende Bedeutung von Übertragungs- und Widerstandsphänomenen für das therapeutische Vorgehen werden übernommen. Die Aufmerksamkeit wird weniger auf die kindlich-biographische Entwicklung, sondern mehr auf die aktuelle Lebenssituation und ihre Konflikte fokussiert. Diese betrachten wir überwiegend im Zusammenhang mit der Symptomentstehung und ihrer Aufrechterhaltung. Die angestrebten Einsichten sind nicht so »tief« wie bei der klassischen Psychoanalyse; sie beziehen sich mehr auf die vom Patienten bisher nicht wahrgenommenen oder in ihrer Bedeutung nicht reflektierten Erlebnis- und Verhaltensweisen, also auf die »Lücken« in der Selbst- und Fremdwahrnehmung. Die Interventionsverfahren sind vorwiegend auf Offenlegung ausgerichtet: Aufklärung und Differenzierung der eigenen Gefühle des Patienten, und dies auch in der Beziehung zum Therapeuten, jeweils betrachtet in ihrer Bedeutung fur die Entstehung der Symptome.

Tiefenpsychologisch fundierte Psychotherapie im engeren Sinne kann innerhalb der Psychosomatischen Grundversorgung nicht eingesetzt werden: Die Richtlinien für die Durchführung dieser Psychotherapie als eine Leistung im Rahmen der Reichsversicherungsordnung (RVO) setzen seitens des behandelnden Arztes voraus, daß ihm aufgrund einer qualifizierenden Weiterbildung die Zusatzbezeichnung »Psychotherapie« von der Ärztekammer zuerkannt und er von der Kassenärztlichen Vereinigung zur Durchführung ermächtigt ist. Vor jeder einzelnen Behandlung muß von einem Gutachter der jeweiligen Krankenkasse eine Kostenzusage erteilt werden, nachdem der Patient einen entsprechenden Antrag gestellt und der Arzt einen Bericht verfaßt hat. Darin müssen die medizinische Notwendigkeit, Zweckmäßigkeit und Wirtschaftlichkeit der beabsichtigten Therapie aufgezeigt werden. – Die Sitzungen haben eine Dauer von 50 Minuten. In der Regel werden zunächst 50 Sitzungen genehmigt. Nach einem gesonderten Verlängerungsantrag können weitere 30 oder manchmal mehr Sitzungen durchgeführt werden. – Auch die Kurzform dieser Methode, die in bis zu 25 Sitzungen angewendet werden kann, ist wegen des jeweiligen Zeiteinsatzes von 50 Minuten nicht innerhalb der Sprechstunden eines Primärarztes praktizierbar.

In der Psychosomatischen Grundversorgung sind allerdings einige Prinzipien der tiefenpsychologisch fundierten Behandlung, nämlich Aufklärung und die Fokussierung auf symptomrelevante Interaktionen in der Arzt-Patient-Beziehung, anwendbar.

14.4.3 Psychoanalyse

»Die« Psychoanalyse, offen in Stundenfrequenz und -zahl, hat als Behandlungsmethode innerhalb der kassenärztlichen Versorgung eine zahlenmäßige und damit auch technische Eingrenzung auf die »analytische Psychotherapie« erfahren. Indikationsstellung und die Regelungen für die Durchführung sind ähnlich wie bei der tiefenpsychologisch fundierten Psychotherapie. Unterschiede zu dieser bestehen darin, daß eine Besserung der Symptome durch eine wesentliche Veränderung in der psychischen Struktur des Patienten erfolgt. Damit ist eine Modifikation der sogenannten Instanzen Ich, Über-Ich und Es gemeint, insbesondere im Hinblick auf optimierte Abwehrmechanismen.

Die analytische Psychotherapie ist im Rahmen der Psychosomatischen Grundversorgung nicht einsetzbar. Anwendbar ist jedoch die Ausrichtung auf die Bedeutung unbewußter Prozesse bei der Entstehung der Beschwerden und bei den therapeutischen Veränderungsfaktoren, nämlich den Übertragungs- und Widerstandsphänomenen.

14.4.4 Verhaltenstherapie

Verhaltenstherapie ist, wie bereits erwähnt, neben der Psychoanalyse eine der beiden theoretischen Grundorientierungen in der psychotherapeutischen Versorgung in Deutschland. Die Wurzeln der Verhaltenstherapie sind einerseits die ursprünglich russische »Reflexologie« und andererseits die überwiegend nordamerikanische empirische Lerntheorie. Es sind hauptsächlich Psychologen (selten Ärzte), die Theorien und Techniken der Verhaltenstherapie entwickeln, meist an psychologischen Instituten mit einer mehr naturwissenschaftlich orientierten akademisch-empirischen Ausrichtung. Da es in Deutschland nur verhältnismäßig wenige ärztliche Verhaltenstherapeuten gibt, werden die Modelle des Lernens und des Veränderns psychogener Symptome im klinischen Studium und in der Weiterbildung kaum vermittelt. Wir stellen deshalb hier die drei wichtigsten Lerntheorien vor, jeweils in ihrer Bedeutung für psychotherapeutisches Vorgehen:

Das **klassische Konditionieren** wurde von Pawlow bei Experimenten an Hunden mit Magenfisteln detailliert untersucht: Ein Geräusch (oder andere willkürlich gewählte Signale), das mehrfach mit dem Reichen von Nahrung zugleich als Reiz dargeboten wurde, löste nach einiger Zeit, ohne daß Futter gereicht wurde, eine etwa gleich starke Sekretion von Magensaft aus. In Analogie zur Magensaftsekretion als Reaktion auf einen »falschen« Reiz kann man manche neurotische Verhaltensweisen als eine Art von Fehllernen auffassen. Die therapeutische Aufgabe bestünde dann darin, den »falschen« Auslöser zu erkunden und sein Auftreten zu vermeiden; oder aber die Reaktion (im obigen Beispiel die Magensaftsekretion, im Bereich der psychosomatischen Medizin das körperliche oder seelische bzw. zwischenmenschliche Fehlverhalten) wieder zu »ver«-lernen. – Dieses etwas schematisch wirkende Modell hat für die Praxis der verhaltenstherapeutischen Behandlung neurotischer Störungen zur Zeit nur eine sehr begrenzte Bedeutung. Möglicherweise werden aber in Zukunft manche psychoimmunologischen Therapieverfahren diesen Konditionierungsvorgang nutzen: Placebos, analog dem obigen »falschen« Reiz, können gleichzeitig mit der Injektion einer immunologisch aktiven Substanz verabreicht werden; nach einiger Zeit bewirkt die Placebogabe allein eine nahezu identische Verbesserung der zellulären und humoralen Abwehrprozesse.

Das **operante Konditionieren** wurde von Skinner bei Experimenten, insbesondere mit Tauben, sorgfältig untersucht. Wenn die Tiere bestimmte einzelne Bewegungen zufällig machten, erfolgte eine Gabe von Futterkörnern. Die »Verstärkung« dieses Verhaltens, durch die »Belohnung«, führt dazu, daß das bisher unbedeutende und seltene Verhalten der Tiere häufiger auftritt. Wenn, in analoger Versuchsanordnung, jeweils nach dem Auftreten eines (nicht erwünschten) Verhaltens systematisch eine »Bestrafung« erfolgt, dann werden diese Verhaltensweisen seltener (»Löschung«, Extinktion). In Analogie zu diesem Beispiel können gesunde erwünschte Verhaltensweisen angeeignet und neurotische Symptome, durch Kopplung mit unangenehmen Reizen (Aversionstherapie), »gelöscht« werden.

Für die verbalen Interventionen in der Therapeut-Patient-Beziehung hat ein Sichorientieren am Konzept des operanten Konditionierens eine große Bedeutung: Beim Auftreten oder bei der Schilderung pathologischer Verhaltensweisen (z.B. Stottern oder Enuresis) geht ein lerntheoretisch orientierter Arzt möglichst wenig auf diese Krankheitsbeschwerden unmittelbar ein, weil nämlich dies als Zuwendung und damit wie eine »Belohnung« empfunden würde, die dann ihrerseits die Wahrscheinlichkeit des Wiederauftretens des Symptoms erhöhen könnte. Sobald der Patient hingegen erwünschte gesunde Verhaltensweisen schildert oder zeigt, würde sich der Verhaltenstherapeut ihm freundlich zuwenden und Anteilnahme zeigen.

Die Wirksamkeit des **Lernens am Modell** hat Bandura vorwiegend an Kindern, denen Filme vorgeführt wurden, demonstriert. Die Verhaltensweisen von Personen, die die Zuschauer »gut« und »vorbildlich« fanden, wurden anschließend von den Kindern nachgemacht und übernommen. – In Analogie dazu können Patienten von ihren Therapeuten lernen; dies erfolgt in sogenannten In-vivo-Situationen.

Der naturwissenschaftliche Anspruch bei vielen Vertretern der ersten Generation von Verhaltenstherapeuten (in den 50er Jahren) hatte dazu geführt, daß eine Beschränkung der Behandlungen auf solche Störungen erfolgte, die objektiv beobachtbar, quantifizierbar und manipulativ gut zu beeinflussen waren. Viele dieser Verhaltenstherapeuten verstanden sich selbst als eine Art von »Sozialingenieur«, dessen Aufgabe darin bestehe, für die jeweilige fehlgelernte Verhaltensweise die richtige Technik auszusuchen und optimal einzusetzen.

Eine wesentliche Erweiterung der diagnostischen und therapeutischen Orientierung der Verhaltenstherapeuten ergab sich mit der sogenannten kognitiven Wende: Es wurden nun, somit unter partiellem Verzicht auf den früheren Objektivierungsanspruch, zunehmend auch die »inneren« Prozesse in den psychisch gestörten Menschen berücksichtigt. Dies wurde verbunden mit der Frage, welche Bedeutung die Patienten einerseits äußeren Ereignissen und andererseits eigenen inneren Prozessen beimessen (z.B. Gefühle, Gedanken, Phantasien, Körperempfindungen und Handlungstendenzen). Diese subjektiven Bedeutungszuschreibungen werden als »kognitive Attributionen« bezeichnet. Nachdem es mit Hilfe der sogenannten kognitiven Umstrukturierung insbesondere bei der Behandlung depressiver Patienten gute Erfolge gegeben hatte, stellte sich Ende der 80er Jahre eine zweite »Wende« ein, nämlich die zunehmende Berücksichtigung und dann auch sorgfältige empirische Untersuchung der Bedeutung der Beziehung zwischen Klient und Therapeut. Damit ist eine Annäherung der Verhaltenstherapie an die psychoanalytisch orientierten Therapien erfolgt, ähnlich wie umgekehrt viele Konzepte und technische Vorgehensweisen von Psychoanalytikern, unter dem Einfluß der empirischen Psychotherapieforschung, lerntheoretisch modifiziert worden sind.

Die Inhalte und der Umfang der verhaltenstherapeutischen Weiterbildung sind heute ähnlich wie bei den psychoanalytisch orientierten Verfahren; auch jeder Verhaltenstherapeut muß jetzt eine Selbsterfahrung absolvieren.

Methoden der Verhaltenstherapie wären grundsätzlich im Rahmen der Psychosomatischen Grundversorgung auch anwendbar; konkrete Schritte dazu sind jedoch noch nicht getan.

14.4.5 Sonderformen der Psychotherapie

▶ Gruppenpsychotherapie

Viele Schritte der psychosozialen Entwicklung des Menschen erfolgen innerhalb von Gruppen, z.B. in der Familie mit Eltern und Geschwistern, im Kindergarten, in der Schule und in der »peer-group« in Freizeit, Vereinen und Klubs. So ist es naheliegend, gestörtes Erleben und Verhalten therapeutisch gezielt in Gruppen zu verändern. Es gibt eine große Zahl unterschiedlicher gruppentherapeutischer Ansätze. In Deutschland ist das Göttinger Modell der Gruppentherapie von Heigl-Evers und Heigl am weitesten verbreitet. In Erweiterung und Modifikation der beiden oben erwähnten analytischen bzw. analytisch orientierten Methodiken der Einzeltherapie wurden die analytische und die analytisch fundierte Gruppentherapie entwickelt. Diese Verfahren, wie alle Sonderformen der Psychotherapie, müssen sehr sorgfältig erlernt werden. Meist besteht eine solche Gruppe aus acht bis neun Patienten, für die jeweils die Indikation zu dieser Spezialform der Psychotherapie in einer Gruppe gestellt werden muß. Als »psychosoziale Funktionsverteilung« bezeichnet man typische Konstellationen, bei denen die einzelnen Patienten unterschiedliche Positionen im Gruppenprozeß einnehmen: so z.B. des Wortführers einer als besonders »gut« (moralisch) deklarierten Ansicht, die Rolle des Vertreters einer antriebsfreundlicheren Lebensweise oder die von Mitläufern. Die Aufgabe des Therapeuten besteht darin, dazu beizutragen, daß innerseelische Konflikte einzelner Patienten sich in der Beziehung zu den anderen Gruppenmitgliedern manifestieren, daß diese Aktualisierung der jeweiligen Individualpathologie aber in ihrer Intensität begrenzt wird, um eine Reflexion und Verbalisierung dieser Prozesse zu gewährleisten.

Ein Vorteil der Gruppen- im Vergleich zur Einzeltherapie ist, neben der Ökonomie in der Versorgung, die spezielle Förderung psychosozialer Kompetenzen, insbesondere die Fähigkeit zu Empathie und zum Antizipieren der Wirkung des eigenen Verhaltens auf andere.

▶ Stationäre Psychotherapie

Die psychotherapeutische Versorgung kennt in Deutschland eine spezielle Variante, nämlich die klinische Intensivtherapie. Die besonderen Möglichkeiten einer solchen täglichen psychotherapeutischen Behandlung im Krankenhaus (auch teilstationär) liegen in der vielfältigen Kombination unterschiedlicher Behandlungsverfahren: Einzel- und Gruppentherapie, verbale und körperorientierte sowie kreative Therapieansätze und Arbeitstherapie. Die Indikation für die stationäre Psychotherapie liegt heute, nachdem die ambulante psychotherapeutische Versorgung zwar noch nicht ausreichend, aber doch deutlich verbessert worden ist, vorwiegend in der Vorbereitung der Kranken, die wegen der Schwere ihrer Symptomatik oder aufgrund ihrer zu geringen Motivation noch nicht ambulant psychotherapeutisch behandelt werden können. Vollstationäre oder tagesklinische Psychotherapie ist nicht nur bei sehr schwerkranken und nicht ambulant behandelbaren Patienten indiziert, sondern auch dann, wenn einem Kranken sehr rasch geholfen werden soll. Der Stellenwert dieser Therapieform wird frühzeitig im Rahmen eines Gesamtbehandlungsplans ermittelt.

Die stationäre Psychotherapie wird in etwa 1.000 Krankenhaus- und in ca. 7.000 Reha-Betten in psychosomatischen (Kur-)Kliniken durchgeführt. Für den Arzt in der Psychosomatischen Grundversorgung ist es sehr hilfreich, wenn er mit den Kollegen und dem Konzept von z.B. drei solcher Kliniken etwas vertraut ist, so daß er eine Differentialindikation für die Einweisung zu stellen vermag. – Eine Besonderheit ist, daß die meisten psychosomatischen Kliniken in der Trägerschaft privater Krankenhausgesellschaften sind. Die Qualität des Personals ist auch dort meist recht hoch; so konnte, auch unter dem Wirtschaftlichkeitsaspekt aus der Sicht von Krankenkassen, eine Effizienz der stationären Psychotherapie empirisch nachgewiesen werden, die deutlich positiver ist als die Ergebnisse sonstiger Kurbehandlungen es sind.

Wir sind davon überzeugt, daß es für die psychosomatisch/psychotherapeutische Versorgung günstiger wäre, wenn mehr Krankenhausbetten zur Verfügung stünden. Art und Dauer der Therapie könnten flexibler und spezialistischer durchgeführt werden. Durch mehr Gemeindenähe wären das Einbeziehen von Angehörigen und die Vor- und Nachsorge am Ort besser gewährleistet.

14.4.6 Weitere psychotherapeutische Verfahren

▶ Systemische Psychotherapie

Therapeuten mit systemischer Orientierung lenken ihre Aufmerksamkeit weniger auf die persönliche Problematik eines einzelnen Patienten, sondern mehr auf das System, in dem der Kranke seine Beschwerden entwickelt hat. Die Erfahrung hat gezeigt, daß der Symptomträger (»Indexpatient«) oft nicht derjenige ist, der z.B. in einer Partnerschaft, einer Familie, einer sonstigen Gemeinschaft oder eines anderen Teils der Gesellschaft am schwersten von einer Störung betroffen ist. Die Fragestellung des Systemikers ist: Welche Funktion hat die von einem Patienten gezeigte Symptomatik für seine soziale Gruppe? Welcher Zustand wäre z.B. in einer Familie aus dem Gleichgewicht geraten, wenn der Patient nicht die spezifischen Beschwerden entwickelt hätte?

Die Rückkopplungs- und Regelkreismodelle der ursprünglich mehr kybernetisch ausgerichteten Systemtheorie wurden modifiziert und erweitert. Dieser Ansatz kann zu einer wichtigen Verbreiterung des Indikationsspektrums und des Behandlungsrepertoires der Psychotherapeuten führen.

▶ Familientherapie

Bei diesem therapeutischen Ansatz wird nicht ein einzelnes Mitglied, sondern die Familie insgesamt als »der« Patient angesehen. Die Gespräche werden deshalb nicht mit dem Kranken allein, sondern mit möglichst allen Familienangehörigen geführt, und dies oft nicht nur mit der Kernfamilie, sondern auch mit Großeltern und Enkelkindern. Meist sind zwei oder mehr speziell weitergebildete Familientherapeuten tätig, die die schwierige Aufgabe haben, die Flut von Informationen zu ordnen und überschaubar-einleuchtende Interventionen zu entwickeln.

Auch in der Familientherapie hat sich eine Vielzahl von Schulrichtungen entwickelt. Einige der bekanntesten Konzepte sind nach dem jeweiligen Weiterbildungszentrum in Mailand, Palo Alto und Heidelberg benannt. Die deutsche Gruppierung um Stierlin hat ihre Aufmerksamkeit auf die folgenden fünf Konzepte gelegt:
– bezogene Bindung

– die Interaktionsweisen von Bindung und Aus-
stoßung
– Delegation
– Vermächtnis und Verdienst
– Status der Gegenseitigkeit.

Hier sei lediglich auf das Konzept der Delegation eingegangen, da der Primärarzt beim Einnehmen dieser Wahrnehmungsperspektive ein
besseres Verständnis für die Symptombildung
bei z.B. einer jugendlichen Patientin mit Anorexia nervosa gewinnen kann: So verwirklichen
manche magersüchtige Mädchen einerseits die
vom Vater oft nur teilweise erreichte intellektu-
elle Leistungsorientierung durch ein sehr gutes
Abitur und den Beginn eines anspruchsvollen
Studiums; andererseits demonstrieren sie eindrucksvoll eine Verachtung der weiblichen Ge-
schlechterrolle, wie sie von der Mutter innerlich
für gut gehalten wird, die die Mutter jedoch nach
außen hin, insbesondere dem Vater gegenüber,
aus »Schwäche« nicht leben kann. Aus der Sicht
des Delegationskonzeptes ist die Symptomatik
eines Kindes ein Kompromiß zwischen den verschiedenen und meist nicht verwirklichten entgegengesetzten Lebenstendenzen der Eltern. –
Eine Besserung des Symptomträgers wird, aus
der Sicht der Familientherapeuten, erst dann
möglich, wenn die Eltern ihre eigenen bisher latenten Tendenzen wahrnehmen, reflektieren und
zumindest auch partiell leben statt »das Gesetz,
nach dem sie angetreten«, an ihre Kinder zu de-
legieren.

► Wissenschaftliche Gesprächstherapie

Die Bezeichnung dieser Form einer verbalen
Psychotherapie als wissenschaftlich ist teils berechtigt und teils unangemessen. Einerseits wird
die Praxis des Therapierens während der Weiterbildung oft sehr sorgfältig erfahrungswissen-
schaftlich untersucht; dies gilt insbesondere für
die Einschätzung des Verhaltens der Therapeuten nach bestimmten Kriterien anhand von Tonbandaufzeichnungen. Andererseits betrachteten
die Begründer- und Propagierungspersönlich-
keiten wie C. Rogers und das Hamburger
Ehepaar Tausch ihre klientenzentrierte Gesprächstherapie als ein »humanistisches« Verfahren, für die sie keine Krankheitslehre im medizinischen Sinne entwickelt haben. Daraus ist
in Deutschland die widersprüchliche Situation

entstanden, daß die wissenschaftliche Gesprächstherapie nicht zur sogenannten Regel-
psychotherapie der Richtlinien gehört und damit
die Kosten einer solchen Behandlung nicht von
den Krankenkassen übernommen werden. Im
Gegensatz dazu steht, daß die Anwendung von
Gesprächstherapie bei medizinisch behandlungsbedürftigen psychogenen Störungen empirisch gesichert zu Besserungen führt.

Ein großer Verdienst der Forschungs-
bemühungen von Gesprächstherapeuten ist die
Entwicklung von Kriterien und Schätzskalen. Es
geht um eine detaillierte Erfassung der Merkmale im Verhalten von Therapeuten, die sich för-
dernd auf die Gesundung der Patienten auswirken. Da es sich um Eigenschaften handelt, die
auch für den Primärarzt in der Psychosomatischen Grundversorgung von Bedeutung sind,
seien hier die drei Grundvariablen genannt:
– Empathie (Achtung, Anteilnahme und emotionale Wärme)
– Verbalisieren der Gefühlsinhalte des vom
Patienten geäußerten Erlebens
– authentisches Verhalten des Therapeuten.

► Katathymes Bilderleben

Es handelt sich um ein tagtraumartiges Imagi-
nationsverfahren, bei dem sich der wie im Autogenen Training entspannte Patient Szenen vorstellt und sich in diesen Bildern aktiv bewegt,
sowohl als Regisseur wie auch als Akteur. Der
Therapeut lenkt die Auswahl der Szenen, so z.B.
zu den Symptomen und ihren Auswirkungen
oder zu grundsätzlicheren Themen des Lebens
wie Haus, Familie, Wiese und Wald. Der Therapeut bleibt mit dem »bildernden« Patienten in
verbalem Kontakt. Er steuert die Vertiefung und
Intensivierung des Erlebens bzw. die Zuwendung zu weniger beunruhigenden Vorstellungs-
inhalten. Sowohl diese therapeutische Einflußnahme als auch die anschließende Besprechung
der katathymen Tagträume erfolgt meist unter
tiefenpsychologischen Gesichtspunkten. Dieses
Verfahren kann auch in Gruppen angewendet
werden.

Für die Psychosomatische Grundversorgung
ist das katathyme Bilderleben kaum von prakti-
scher Relevanz. Es ist aber insofern auch für den
Primärarzt interessant, weil dieses Verfahren
einerseits im Zusammenhang mit Techniken der

Meditation und andererseits im Übergangsbereich zu künstlerisch-kreativen Vorgehensweisen gesehen werden kann.

► **Psychodrama**

Dem Drama wurde im griechischen Theater eine die Seele reinigende Funktion (Katharsis) zugeschrieben. Im Psychodrama sind es die Patienten, die für sie wichtige Erlebnisse »spielerisch« darstellen und dabei nicht nur Entlastung, sondern auch für sie neue Einsichten gewinnen können. In diesem von Anfang an als Gruppentherapie entwickelten Verfahren übernehmen andere Teilnehmer der Gruppe z.B. die Rollen von Vater, Mutter und Geschwistern eines Patienten. Dem Kranken können dabei ihm bis dahin nicht bewußte Gefühle deutlich werden, die er einzelnen Mitgliedern seiner Familie gegenüber hatte oder auch jetzt noch hat. Andererseits verbalisieren die Gruppenteilnehmer, die eine bestimmte Rolle in diesem Familiendrama übernommen hatten, wie sie den Patienten aus ihrer jeweiligen Erlebnisposition erlebt haben. Für den Patienten ist es oft erschütternd, wenn er damit konfrontiert wird, daß er mit anderen Menschen ähnlich uneinfühlsam, kränkend und entwertend umgeht, wie er es bisher nie bei sich, aber oft bei seinen Familienangehörigen wahrgenommen hat.

Für die Psychosomatische Grundversorgung hat das Psychodrama keine unmittelbare Bedeutung. Im Hinblick auf sein Tätigsein als Arzt für Familien kann der Primärarzt jedoch aus der Teilnahme an einer informatorischen Psychodramagruppe für seine Selbsterfahrung viele Anregungen erhalten. Er gewinnt Verständnis für seine Position als Arzt, z.B. für seine Rolle als »Übervater« und für seine Autorität.

► **Körpertherapien**

»Körper«-Therapien sind nicht, wie die Bezeichnung nahelegen könnte, somatisch-medizinische Behandlungen. Es handelt sich um Versuche, über die Förderung des Wahrnehmens körperlicher Veränderungen, insbesondere physiologischer Abläufe wie der Atmung, der Bewegung und Berührung, psychogene Störungen zu bessern. Eine grundlegende Annahme ist, daß die ursprünglich einheitlichen seelisch-körperlichen Vorgänge und Reaktionen überstark voneinander isoliert worden sind. Weil das Erleben

vieler Gefühle aufgrund pathologisierender Umwelteinflüsse kaum möglich ist, laufen die normalerweise mit emotionalen Prozessen einhergehenden physiologisch-biochemischen Prozesse allein (zu stark und zu lange) und weitgehend unbemerkt ab. Wenn auf diese Weise z.B. eine Daueranspannung entsteht, kann diese zu Muskelhartspann, Bluthochdruck oder Hypermotilität des Darmes führen. – Körpertherapeuten vermitteln ihren Patienten ein zum Teil erstmals differenziertes und intensives Erleben körperlicher Vorgänge und der damit verbundenen Gefühle.

Für den Arzt in der Psychosomatischen Grundversorgung haben die Körpertherapien nur eine indirekte Bedeutung: Wenn er nämlich Krankengymnastik oder Massage verordnet, kann er solche Physiotherapeuten empfehlen, die den Kranken (z.B. mit Nacken-Schulter-Arm- oder Lumbal-Syndromen) mittels Berührung und Bewegung eine Sensibilität insbesondere für den Tonus der Muskulatur vermitteln.

14.5 Krankenkassenregelungen für die psychotherapeutisch/psychosomatische Versorgung in Deutschland

1967 wurden in der Bundesrepublik erstmals Richtlinien für Psychotherapie als abgrenzbare und kostenpflichtige Leistung eingeführt. Es handelt sich um Vereinbarungen zwischen dem Bundesausschuß der Kassenärzte und den Verbänden der Krankenkassen. Diese Versorgung ist heute dreistufig gegliedert, und dementsprechend sind auch die Weiter- und die Fortbildung organisiert.

In der **Psychosomatischen Grundversorgung** soll eine möglichst frühzeitige differenzialdiagnostische Abklärung der somatischen, psychischen und sozialen Bedingungsfaktoren erfolgen. Die prophylaktische Orientierung hilft, Verschlimmerungen und Chronifizierungen zu vermeiden.

Die Qualität der psychosomatischen Tätigkeit könnte dadurch gesichert werden, daß die Primärärzte gegenüber der Kassenärztlichen Vereinigung nachweisen, entsprechende Kenntnisse und Fähigkeiten erworben zu haben. Bisher hat die Kassenärztliche Bundesvereinigung noch keine einheitlichen Voraussetzungen verabschiedet.

Die Honorierung der Leistungen der Psychosomatischen Grundversorgung ist, im Vergleich mit den anderen Tätigkeiten eines Arztes, zu gering, so daß ein kostendeckendes Arbeiten nicht möglich ist. So wird verständlich, daß nur 2-5 % der Patienten, die in Allgemeinpraxen kommen, entsprechend der Psychosomatischen Grundversorgung behandelt werden, während bekanntlich 40-60 % dieser Patienten unter psychogenen Störungen leiden und eigentlich auch der psychosomatischen Therapie bedürfen.

»Richtlinien-Psychotherapie« durch Ärzte, die die **Zusatzbezeichnungen Psychotherapie** und **Psychoanalyse** führen:

Diese Zusatzbezeichnungen sind von den Ärztekammern, in Abstimmung mit den Kassenärztlichen Vereinigungen, für solche Ärzte vorgesehen, die vorwiegend in einem somatischen Fachgebiet tätig sind und zusätzlich, außerhalb der allgemeinen Sprechstunde, einige Patienten ihres Fachgebietes psychotherapeutisch behandeln. Methoden sind die tiefenpsychologisch fundierte Psychotherapie, die analytische Psychotherapie und die Verhaltenstherapie. Die Dauer der Sitzungen ist jeweils mindestens 50 Minuten, so daß schon deshalb eine Behandlung innerhalb des üblichen Praxisablaufs nicht möglich ist.

Die psychotherapeutisch/psychosomatische Versorgung durch **Fachärzte** wurde 1992 durch die Einführung von zwei Gebietsbezeichnungen neu geregelt:
- Arzt für psychotherapeutische Medizin
- Arzt für Psychiatrie und Psychotherapie.

Der Begriff Psychosomatik ist bei diesen beiden Bezeichnungen leider nicht berücksichtigt. Das ist für die Überweisungspraxis der Primärärzte und für die Zugangswege der Patienten ungünstig; die jetzige Regelung resultiert aber aus den berufspolitischen Interessen anderer Facharztgruppen, die sich die Psychosomatik innerhalb ihres Gebietes nicht »wegnehmen« lassen wollten. – Der Arzt für psychotherapeutische Medizin wird der Spezialist für psychosomatisch Kranke sein; in seiner fünfjährigen Weiterbildungsordnung wird einerseits eine somatische, andererseits eine sowohl stationäre als auch ambulante psychotherapeutisch/psychosomatische Tätigkeit vorgeschrieben.

Für den Primärarzt ist es sinnvoll, aktiv die Kooperation mit einigen Ärzten für psychotherapeutische Medizin aufzunehmen. Denn wenn er im Rahmen der Psychosomatischen Grundversorgung die Indikation zur Verhaltenstherapie, zur tiefenpsychologisch fundierten oder zur analytischen Psychotherapie gestellt hat, ist es oft schwierig, die Patienten »weiterzugeben«, da die Zahl der kompetenten Psychotherapeuten weiterhin zu gering ist.

In diesem Zusammenhang geht es auch um die Qualifikation der an der kassenärztlichen psychotherapeutisch/psychosomatischen Versorgung beteiligten Diplompsychologen. Die Situation ist zur Zeit noch sehr unübersichtlich, da ein bereits seit vielen Jahren geplantes Psychotherapeuten-Gesetz (trotz detaillierter Referentenentwürfe mit Anhörungen von Fachgesellschaften und Erstellung von Gutachten) noch nicht verabschiedet ist. Nach inoffiziellen Schätzungen werden etwa 40 % aller Patienten, für die die Krankenkassen die Bezahlung übernehmen, von Diplompsychologen behandelt, die nicht die Voraussetzungen der Psychotherapierichtlinien erfüllen. Wir halten das Gesetz für dringend erforderlich, um diesen »Graubereich« zu regeln. Für eine erste Orientierung kann die Unterscheidung nach dem Weiterbildungsgang der Psychologen für den Primärarzt sehr hilfreich sein:

► Fachpsychologe für **analytische Psychotherapie**

mit Abschluß der Weiterbildung nach den Richtlinien der DGPT (Deutsche Gesellschaft für Psychoanalyse, Psychotherapie, Psychosomatik und Tiefenpsychologie). Die Qualifikation ist dadurch gesichert, daß diese Psychologen die Weiterbildung gemeinsam mit Ärzten absolvieren; sie sind oft, aufgrund ihrer psychologischen Vorbildung und entsprechender Tätigkeiten, im Vergleich zu den medizinisch vorgebildeten Kollegen länger, gründlicher und methodenbewußter mit Psychotherapie (allerdings manchmal nicht mit Psychosomatik) vertraut. Diese Gegebenheiten werden von der Kassenärztlichen Vereinigung dadurch bestätigt, daß Diplompsychologen mit dieser Weiterbildung eine eigene Abrechnungsnummer erhalten. – Entsprechende Regelungen gibt es auch für die analytischen Kinder- und Jugendpsychotherapeuten. – Für viele Primärärzte hat sich die Delegation und Zusammenarbeit mit diesen Psychologinnen und Psychologen sehr bewährt.

▶ Psychologen mit abgeschlossener Weiterbildung in **Verhaltenstherapie**

(nach Maßgabe der »Psychotherapierichtlinien«). In den letzten Jahren haben sich die Krankheitslehre, das Indikationsspektrum, das Repertoire der Techniken und die Weiterbildungsrichtlinien bei den Verhaltenstherapeuten so differenziert, daß die Kassenärztlichen Vereinigungen Regelungen getroffen haben, die denen für die analytischen Fachpsychotherapeuten entsprechen. – Ein Nachteil zumindest zur Zeit ist, daß viel zu wenig Ärzte, im quantitativen Vergleich mit Psychologen, als Weiterbilder und als Kandidaten an der Verhaltenstherapie beteiligt sind.

▶ Psychologen mit abgeschlossener Weiterbildung in **wissenschaftlicher Gesprächstherapie**

Im Abschnitt 14.4 wurde bereits dargestellt, daß diese Psychotherapeuten sich ursprünglich nicht medizinisch, sondern humanistisch verstanden haben; trotz des Nachweises der Wirksamkeit konnten die Gesprächstherapeuten bisher noch keine Honorarregelungen mit den Kassenärztlichen Vereinigungen erreichen. Die Qualifikation der Gesprächstherapeuten kann deshalb sehr unterschiedlich sein.

▶ Psychologen mit **anderen** psychotherapeutischen Weiterbildungen Die Vielzahl von psychotherapeutischen Behandlungsverfahren (sogenannter Psycho-Boom) ist verwirrend. In die kassenärztliche psychotherapeutische Versorgung haben folgende Einzelmethoden keinen Eingang als selbständige Therapien gefunden:

– Katathymes Bilderleben
– Psychodrama
– Familientherapie
– Primärtherapie
– Transaktionsanalyse.

Sofern dem Primärarzt keine ganz besondere Qualifikation solcher psychologischen Psycho-

therapeuten bekannt ist, sollte er seine Patienten nicht dorthin schicken.

Die psychotherapeutische Versorgung ist insgesamt bisher sehr unzureichend gewesen. Auch in den nächsten Jahren werden noch erhebliche Lücken bei den Behandlungskapazitäten bestehen. So wird verständlich, daß es den örtlichen Krankenkassen sinnvoll erschien, etwa 7.000 Diplompsychologen ohne die oben dargestellten Weiterbildungsqualifikationen in der Therapie von medizinisch behandlungsbedürftigen Patienten mit individueller Sonderabsprache tätig werden zu lassen. Sicherlich ist von vielen dieser Psychologinnen und Psychologen Gutes für die Patienten geleistet worden. Sie sind jetzt in ihrer beruflichen Existenz bedroht, wenn Ärzte ihnen gegenüber die Haltung einnehmen: »Der Mohr hat seine Schuldigkeit getan, der Mohr kann gehen«.

14.6 Psychopharmakotherapie in Kombination mit Psychotherapie

Die Primärärzte sind in den letzten Jahren mit einer Vielzahl von Untersuchungen konfrontiert worden, in denen ermittelt worden ist, daß in ihren Praxen zu viele Patienten zu lange Psychopharmaka bekommen. Die heftige Diskussion zum Thema der Benzodiazepine hat zum Teil dazu geführt, daß manche Ärzte einerseits häufig die klassischen psychiatrischen Psychopharmaka (insbesondere Neuroleptika, meist als Depotinjektion, oder Antidepressiva) verordnet oder andererseits versucht haben, ganz ohne diese Medikamente auszukommen.

Die verschiedenen Substanzgruppen bei den Psychopharmaka sind den Primärärzten wohl vertraut, so daß wir uns hier bezüglich der substanzbedingten Wirkung nicht zu äußern brauchen. Im Rahmen der Psychosomatischen Grundversorgung geht es um die Interaktion zwischen Medikament und »Droge Arzt«.

Der Primärarzt befindet sich in einer schwierigen Situation: 30 bis 40 oder noch mehr Prozent der Patienten in seiner Praxis klagen über Beschwerden, die er als im wesentlichen psychosozial bedingt diagnostiziert. Die bestehenden zeitlichen und ökonomischen (abrechnungs-technischen) Zwänge gestatten ihm jedoch nicht, bei vielen dieser Patienten die an sich indizierten psychotherapeutischen Verfahren der Psychosomatischen Grundversorgung durchzuführen. Die Überweisung an einen Psychotherapeuten ist bei vielen Patienten, weil diese noch nicht ausreichend motiviert sind, nicht möglich oder auch oft wenig erfolgversprechend, da zu wenig Behandlungsplätze verfügbar sind. Damit ergibt sich manchmal die Notwendigkeit, Psychopharmaka lediglich als Mittel der zweiten Wahl einzusetzen. Eine Möglichkeit zur Orientierung bei der Differentialindikation für die Gabe von Psychopharmaka ist die Ausrichtung auf die beabsichtigte Hauptwirkung. Die Indikationsstellung wird somit relativ unabhängig von der jeweiligen Diagnose. Wir können drei Aspekte unterscheiden:

▶ Beeinflussung des gestörten Wahrnehmens von Vorgängen in der Außenwelt

Bei Überempfindlichkeit (erniedrigte Reizschutzschwelle) oder qualitativen Veränderungen (z.B. Verkennungen und Halluzinationen) sind dämpfende Medikamente erforderlich. Die Wahl von Tranquilizern oder Neuroleptika wird bestimmt durch

● den Schweregrad der Störung,
● Verträglichkeit und
● voraussichtliche Dauer der Verordnung der Substanzen.

Einem innerlich und auch motorisch sehr unruhigen gespannten Zwangskranken wird man deshalb keine Tranquilizer rezeptieren; auch hat sich gezeigt, daß die Gabe eines Antidepressivums wirksamer ist als die von Neuroleptika.

▶ Modifizieren der Erlebnisverarbeitung

Bei Ängsten und Depressionen stehen die affektiven Prozesse so sehr im Vordergrund des Erlebens, daß eine rationale und adäquate Beurteilung der eigenen Situation kaum noch möglich ist. Wenn antriebsnahe Vorgänge, wie z.B. Wahn- und Halluzinationsphänomene, quantitativ z.B. mit Hilfe von Neuroleptika reduziert werden, dann verbessert das die Regulation des intrapsychischen Gleichgewichts.

▶ Förderung eines realitätsangemessenen Handelns

Das manifeste Verhalten eines Menschen ist ein aktiv hergestelltes Ergebnis aus der Wahrnehmung äußerer Gegebenheiten, ihrer inneren Verarbeitung und der Absicht, geplant ein Ziel zu erreichen. Deshalb können die auffälligen Vermeidungsaktionen eines Phobikers, die umständlich-wiederholten Kontrollhandlungen eines Zwangskranken oder die prophylaktisch-aggressiven Verhaltensweisen eines paranoiden Menschen nicht als solche medikamentös beseitigt (»weggespritzt«) werden. Hier ist lediglich eine allgemeine medikamentöse Herabminderung überschießender seelischer Funktionen z.B. durch Tranquilizer oder Neuroleptika möglich.

Für den Primärarzt besteht, wie bereits erwähnt, häufig die zeitlich-ökonomisch bedingte Notwendigkeit, nicht psychotherapeutisch im engeren Sinne zu handeln, sondern Psychopharmaka zu geben, um dem Patienten überhaupt zu helfen. In diesen Situationen sind dann ganz besonders die interaktionsbedingten Folgen der Therapie zu beachten. Aus der Placeboforschung ist bekannt, daß die Häufigkeit und der Schweregrad von Nebenwirkungen (die also nicht substanzbedingt sind) mit abnehmender Qualität der Arzt-Patient-Beziehung zunehmen. Wir möchten hier auf folgende zwei Einstellungen hinweisen, die Ärzte zu den von ihnen verabreichten Psychopharmaka haben können:

▶ Gabe von Psychopharmaka als eine Art Geschenk

Manche Ärzte vermitteln ihren Patienten das Gefühl, ihnen mit der Verordnung eines Medikamentes etwas wirklich Gutes zu geben, das bereits vielen anderen Kranken und vielleicht auch einmal ihm selber gut geholfen hat. Damit wird Mut vermittelt, sich etwas zuzutrauen und auch mal neue Erlebens- und Verhaltensmöglichkeiten auszuprobieren.

▶ Gabe von Psychopharmaka aus einer defensiven Position

Viele Patienten mit psychogenen Störungen wirken auf den Primärarzt bedrängend, unangenehm oder gar ängstigend. Damit wird als Reaktion induziert, sich persönlich von seinen Kranken zu distanzieren, sich nicht mehr so intensiv auf das Erleben der Patienten einzulassen. Die meisten Patienten fühlen sich dann mit Medikamenten abgeschoben und abgespeist. Das Psychopharmakon wäre dann lediglich eine Art von Ersatz für den nicht verfügbaren Arzt.

Die beiden hier geschilderten extremen Einstellungen mögen die Aufmerksamkeit darauf lenken, daß die Atmosphäre von Verabreichen und Einnehmen der Medikamente sowie ihre symbolische Bedeutung im individuellen Kontext der Arzt-Patient-Beziehung sehr wichtig sind. Aus dieser Sicht können psychiatrische Psychopharmaka wichtige Adjuvanzien einer Psychotherapie sein oder diese überhaupt erst ermöglichen; wenn nämlich die Quantität pathogener Prozesse reduziert und der Einfluß rationaler Fähigkeiten verstärkt worden ist.

15. Training zur Durchführung der Psychosomatischen Grundversorgung

U. Rosin, W. Tress, J. Kruse

Die Teilnahme eines Arztes an der Psychosomatischen Grundversorgung setzt eine mindestens dreijährige Erfahrung in selbstverantwortlicher ärztlicher Tätigkeit, den Erwerb von Kenntnissen in der psychosomatisch orientierten Krankheitslehre sowie reflektierte Erfahrungen über die psychodynamische und therapeutische Bedeutung der Arzt-Patient-Beziehung voraus. Dies sind die Vorgaben der Psychotherapierichtlinien, an denen sich die künftigen Regelungen orientieren werden (vgl. Tab. 1); alle drei Vorgaben sind jedoch nicht eindeutig definiert.

Tab. 1. Voraussetzungen des Arztes für die Teilnahme an der Psychosomatischen Grundversorgung.

– dreijährige selbstverantwortliche ärztliche Tätigkeit
– Kenntnisse in der psychosomatischen Krankheitslehre
– reflektierte Erfahrungen über die Bedeutung der Arzt-Patient-Beziehung

Die Einführung der Psychosomatischen Grundversorgung erfolgte durch die Kassenärztlichen Vereinigungen und nicht durch die Ärztekammern. Es handelt sich somit auch nicht um eine Weiterbildung, sondern um eine **Fortbildung** zum Erwerb einer speziellen Fähigkeit. Diese muß in Form eines Leistungsnachweises (etwa vergleichbar mit der Situation in der Sonographie) vorgelegt werden, damit eine Abrechnung erfolgen kann.

Da die Ärztekammern für die Gewährleistung der Weiterbildung (z.B. die sogenannten Facharztprüfungen) und für die Durchführung sonstiger Fortbildungsveranstaltungen zuständig sind, erscheint es sinnvoll, wenn die Akademien für ärztliche Fort- und Weiterbildung – gemeinsam getragen von den Ärztekammern und den kassenärztlichen Vereinigungen – die Fortbildung organisieren. Bei der Ärztekammer Nordrhein hat sich, in diesem Sinne, eine Arbeitsgruppe

zum Thema »Standortbestimmung Psychosomatik« gebildet. Hier wurden Empfehlungen für die Fortbildung in der Psychosomatischen Grundversorgung erarbeitet. Damit verbinden die standespolitischen Vertreter der Ärzte die Hoffnung, daß die Fortbildung zur Psychosomatischen Grundversorgung nicht ausschließlich in privatrechtlichen Vereinen (Instituten) erfolgen wird.

Es gibt bisher keine allgemein anerkannten Qualifikationsmerkmale, die ein Arzt erfüllen muß, um sich im Sinne der Psychotherapierichtlinien an der Psychosomatischen Grundversorgung beteiligen zu können. Auch fehlen Richtlinien für die Kompetenz der Fortbilder. Es liegt nahe, beim Training für die Psychosomatische Grundversorgung auf die klassische Trias der Weiterbildung zurückzugreifen, die zuerst innerhalb der Psychoanalyse entwickelt wurde und heute in allen psychotherapeutischen Richtlinien berücksichtigt wird: Wissensvermittlung, Supervision selbst durchgeführter Therapien und patientenzentrierte Selbsterfahrung.

In unserem **Düsseldorfer Schulungsmodell** nimmt die Ausbildung der **kommunikativen Kompetenz** des Arztes eine herausragende Rolle ein. Die Erweiterung der Fähigkeit des Arztes zur Gestaltung einer **hilfreichen** Beziehung zu seinem Patienten ist das primäre Ziel der Schulung.

In den vorhergehenden Kapiteln haben wir die strukturale Analyse des sozialen Verhaltens (SASB, vgl. Kap. 3) und das zyklisch-maladaptive Beziehungsmuster (CMP, vgl. Kap. 3) als Konzepte kennen gelernt, die es erlauben, die Beziehungsproblematik des Patienten systematisch zu erfassen. Diese Modelle ermöglichen es uns jedoch auch, die Interaktionen des Arztes mit seinen Patienten zu beschreiben. Sie erlauben es, während der Fortbildung den Arzt für

Probleme in seinem kommunikativen Verhalten zu sensibilisieren. Daher nimmt die Arbeit mit diesen Konzepten eine zentrale Rolle im Training für die Psychosomatische Grundversorgung ein.

Für das Training in der Psychosomatischen Grundversorgung sind Modifikationen gegenüber der Psychotherapieausbildung erforderlich: Die einzelnen Bausteine sollten nicht in voneinander getrennten Veranstaltungen, sondern »integrativ« in einer konstanten Gruppe von Ärzten vermittelt werden. Theorievermittlung, Supervision, Training der interaktiven Kompetenz und Selbsterfahrung sollten kombiniert bezogen jeweils auf einen gerade behandelten problematischen Fall aus der Praxis, in Abstimmung mit den Teilnehmern erfolgen (vgl. Tab. 2).

Wir möchten dieses Vorgehen verdeutlichen: Wie zahlreiche Fortbilder demonstrieren wir Videoaufzeichnungen von eigenen Gesprächen mit schwierigen Patienten in der Praxis. Wir zeigen diese gleich zu Beginn der Seminare, weil so die Hemmschwelle der Kritik an den Lehrenden gesenkt wird und die Kooperationsbereitschaft und -fähigkeit zwischen den sehr und den weniger erfahrenen Kollegen gefördert wird.

Anschließend diskutieren wir die verbalen und nonverbalen Verhaltensweisen insbesondere des Interviewers. So z.B. die Art seines Fragens, sein Fördern oder Hemmen der Mitteilungsbereitschaft des Patienten, die Signale von Anteilnahme sowie Fokussierungen oder unterstützende Interventionen (vgl. Kap. 14).

In einem weiteren Schritt wird überlegt, wie das nächste Gespräch mit diesem Patienten in der Praxis erfolgen könnte. Die Rollen von Arzt und Patient werden aus dem Kreis der Teilnehmer besetzt; wir zeichnen auch dieses Gespräch auf Videoband auf, um es anschließend detailliert zu diskutieren. In dieser Phase der Fortbildung führen wir die strukturale Analyse sozialen Verhaltens (SASB) sowie das zyklisch-maladaptive Beziehungsmuster (CMP) ein und nutzen diese Verfahren in der Analyse der Gespräche.

Schließlich entwickeln wir – orientiert am CMP des Patienten – Leitlinien für ein mögliches diagnostisch-therapeutisches Vorgehen, die beim nächsten Besuch des Patienten in der

Tab. 2. Bausteine des Düsseldorfer Schulungsprogrammes für die Psychosomatische Grundversorgung.

– Wissensvermittlung über spezielle psychosomatische Krankheitsbilder/Konzepte
– Schulung der interaktiven Kompetenz (SASB) und Einüben verbaler Interventionstechniken
– Einüben der Beziehungsdiagnostik (CMP)
– patientenzentrierte Selbsterfahrung
– Supervision von Therapien

Sprechstunde berücksichtigt werden können. Hier ist dann auch Gelegenheit, psychosomatisches Wissen »am Fall« zu vermitteln. Da die meisten Patienten mehrere psychogene Beschwerden gleichzeitig haben, sind oft theoretische Ausführungen zu gleich mehreren Symptomen und Syndromen erforderlich; so etwa zu den verschiedenen Arten des Depressivseins (vgl. Kap. 9), zu Magenschmerzen (vgl. Kap. 5), auch zu Ängsten und Phobien (vgl. Kap. 10) sowie zum protektiven Verhalten. In der Dosierung dieser »Unterrichtung am Fall« treffen wir eine Auswahl unter dem Gesichtspunkt der Handlungsrelevanz für die Praxissituation. Insbesondere die in diesem Buch beschriebenen charakteristischen Formen, in denen diese Patientengruppen ihre Beziehung zum Arzt gestalten, stehen im Zentrum der Wissensvermittlung. Dabei orientieren wir uns an dem jeweiligen Interesse der Teilnehmer sowie ihrer Rezeptionsbereitschaft.

Manchmal führen wir, nachdem einige Leitlinien für die bereits vorgestellte Arzt-Patient-Beziehung aufgestellt worden sind, ein weiteres Rollenspiel durch, in dem ein antizipierendes Üben erfolgt. Für den seine ärztliche Rolle spielenden Kollegen wie für die anderen ist es oft sehr eindrucksvoll, wenn er das beabsichtigte Tun nicht aufgrund eines Mangels an Wissen und Können, sondern infolge von Widerstreben und Widerstand nicht verwirklichen kann. In einer solchen Situation ist es dann angezeigt, zur patientenzentrierten Selbsterfahrung überzugehen. In dieser von Michael Balint entwickelten Gruppenarbeit geht es darum, daß ein Arzt eine Episode aus der Begegnung mit seinem Patienten erzählt. Zusätzlich zu den üblichen medizinischen Informationen stellt der behandelnde Arzt dar, wie sein Patient sich verhalten und wie er als Arzt darauf reagiert hat. Die emotionalen Verwicklungen des Arztes mit seinem Patienten, sein Widerstreben kann nun in dieser Gruppe anhand der Einfälle der Kollegen betrachtet und verstanden werden (vgl. Kap. 4.1).

Diese Kombination und Integration der verschiedenen Arbeitsformen – Diskussion, Rollenspiel, Analyse der Interaktion, Theorievermittlung und Balint-Gruppe – erfordert von Fortbildern und Teilnehmern viel Flexibilität und eine hohe Fähigkeit zur kooperativen Abstimmung. Interpersonale Kompetenz, wie sie für die Psychosomatische Grundversorgung in der Praxis erforderlich ist, kann so zumindest teilweise in den Seminaren selbst trainiert werden. In unseren Düsseldorfer Seminaren zur Psychosomatischen Grundversorgung legen wir großen Wert auf das **Einüben** der beschriebenen integrierten Fortbildungselemente in ein und derselben Lerngruppe. Der ständige Wechsel zwischen der Position des Akteurs und des Beobachters hat sich als sehr einsichtsvermittelnd erwiesen.

Von allen medizinischen Behandlungen wird verlangt, daß ihre Wirksamkeit nachweisbar ist und sie lehr- und lernbar sind. Um das zu gewährleisten, müssen überprüfbare Konzepte vorgelegt werden. Analoge Qualitätsansprüche müßten auch an die Fort- und Weiterbildung gestellt werden.

> Die strukturale Analyse sozialen Verhaltens (SASB) und das Modell des zyklisch-maladaptiven Beziehungsmusters (CMP) erlauben eine **Qualitätssicherung** im Bereich der Psychosomatischen Grundversorgung.

Als Verfahren der Psychoptherapieforschung sind SASB und der CMP nicht nur zur Diagnose der Beziehungsproblematik des Patienten und zur Erarbeitung der Interventionsstrategien geeignet. Sie können auch das Interaktionsverhalten und dessen Veränderungen empirisch messen. Somit läßt sich die erweiterte interaktive Kompetenz des Arztes ebenso bestimmen, wie die daraus resultierenden Veränderungen im Verhalten des Patienten.

Darüber hinaus ermöglichen SASB und der CMP, daß die an einer Fortbildung teilnehmenden Ärzten selber recht rasch den Non-compliance-Anteil eines Kollegen an schwierigen Beziehungen zu seinen Patienten (manchmal auch zu den anwesenden Gruppenteilnehmern) erfassen können. Die kontinuierliche Zusammenarbeit in der Fortbildungsgruppe läßt z.B. bald deutlich werden, welche negativen Erwartungen ein Arzt gegenüber seinen Patienten hat; wie er sich, davon bestimmt, in seinem realen interpersonalen Handeln eingeschränkt-repetitiv verhält; welche typischen Reaktionsmuster der Arzt damit bei vielen seiner Patienten in der Praxis auslöst; und schließlich, wie diese Erfahrungen sich auf das Selbstbild des Arztes auswirken, was dann wiederum seine pessimistischen Erwartungen an die Patienten verstärkt.

Aus der Perspektive des maladaptiven Zirkels ist es sehr wichtig, zunächst tatsächlich vorhandene positive Aspekte im Verhalten des Arztes herauszuarbeiten und sie zu unterstützen. Wenn der Arzt die Zunahme seiner psychosomatischen Kompetenz einzuschätzen und zu berücksichtigen lernt, kann er sich selbst besser akzeptieren. Er ist eher bereit, freundliche Resonanz bei seinen Patienten auszulösen, er reduziert damit seine bisherigen defensiven oder unterschwellig abweisenden Beziehungsangebote (vgl. Kap. 3.2, komplexe Kommunikationsstile). Damit wäre auch ein Beitrag zur Psychohygiene des Arztes (vgl. Kap. 4.1) geleistet, der sich in eine Fortbildung zur Psychosomatischen Grundversorgung eingruppiert, die sowohl didaktisch umschrieben als auch inhaltlich anspruchsvoll ist.

Literaturverzeichnis

Abrams RD. The patient with cancer – his changing pattern of communication. New Engl J Med 1966; 274: 317–22

Adler G, Schüffel W. Funktionelle Syndrome im gastrointestinalen Bereich. Internist 1991; 32: 19–25

Adler R. Schmerz. In: Psychosomatische Medizin. Uexküll Th von, Adler R, Herrmann JM, Köhle K, Schonecke OW, Wesiack W, Hrsg. München: Urban & Schwarzenberg 1990: 537-48

Adler R, Hemmeler W. Anamnese und Körperuntersuchung. Stuttgart, Jena, New York: Gustav Fischer 1992

Adler RH, Zlot S, Hürny C, Minder C. Engel's »psychogener Schmerz und der zu Schmerz neigende Patient«: Eine retrospektive, kontrollierte klinische Studie. Psychother med Psychol 1989; 39: 209–18

Ahrens S, Lamparter U. Objektale Funktion des Schmerzes und Depressivität. Psychother med Psychol 1989; 39: 219–22

Alexander F. Psychosomatische Medizin. Berlin, New York: Walter de Gruyter 1977

Antonovsky A. Unraveling the mystery of health. How people manage stress and stay well. San Francisco: Jossey-Bass 1987

Aries P. Studien zur Geschichte des Todes im Abendland. München: DTV 1981

Balint M. Der Arzt, sein Patient und die Krankheit. Stuttgart: Klett 1951

Bass Chr, ed. Somatization: physical symptoms and psychological illness. Oxford, London, Edinburgh: Blackwell 1990

Bastiaans J. Emotiogene Aspekte der essentiellen Hypertonie. Verh Dtsch Ges Inn Med 1963; 69: 7–9

Beaurepaire JE, Jones M, Eckstein RP, Smith RC, Piper DW, Tennant C. The acute appendicitis syndrome: Psychological aspects of the inflamed and non-inflamed appendix. J Psychosom Res 1992; 36: 425–37

Beck D. Das Koryphäen-Killer-Syndrom. Zur Psychosomatik chronischer Schmerzzustände. Dtsch Med Wochenschr 1977; 102: 303–7

Benedetti G. Zur Psychodynamik der Depression. Nervenarzt 1981; 52: 6218

Benjamin LS. Structural analysis of social behavior. Psychol Rev 1974; 81: 392–425

Benjamin LS. Use of structural analysis of social behavior (SASB) to define and measure confrontation in psychotherapy. In: Huber W, ed. Progress in Psychotherapy Research. Louvain-la-Neuve: Presses Universitaires de Louvain 1987

Benjamin LS. SASB short form user's manual. Salt Lake City, Utah 84103, 675 Cortez Street, 1988

Bennett E, Beaurepaire J, Langeluddecke P, Kellow J, Tennant Ch. Life stress and non-ulcer dyspepsia: a case-control study. J Psychosom Res 1991; 35: 579–90

Besel K, Haisch J, Strobel M, Wiesenauer M, Zeitler HP. Der Rheumapatient in der Allgemeinpraxis. Z Allg Med 1991; 67: 1553–76

Beutel M. Bewältigungsprozesse bei chronischen Erkrankungen. Weinheim: Edition Medizin VCH 1988

Bischoff C, Zenz H, Traue HC. Kopfschmerz. In: Psychosomatische Medizin. Uexküll Th von, Adler R, Herrmann JM, Köhle K, Schonecke OW, Wesiack W, Hrsg. München: Urban & Schwarzenberg 1990: 549–64

Böckle F. Menschenwürdig sterben. Zürich, Einsiedeln, Köln: Benzinger 1979

Bösch J. Familienmedizin. In: Psychosoziale Medizin. Heim E, Willi J, Hrsg. Bd. 2. Klinik und Praxis. Berlin, Heidelberg, New York, Tokyo: Springer 1986: 511–9

Bowlby J. Trennung. Psychische Schäden als Folge der Trennung von Mutter und Kind. München: Kindler 1976

Bräutigam W, Clement U. Sexualmedizin im Grundriß. Einführung in Klinik, Theorie und Therapie der sexuellen Konflikte und Störungen. 3. erw. Aufl. Stuttgart: Thieme 1989

Bräutigam W, Christian P. Psychosomatische Medizin. Stuttgart: Thieme 1986

Browning JS, Houseworth JH. Development of new symptoms, following medical treatment for duodenal ulcer. Psychosom Med 1953; 15: 328–36

Bruch H. Eating disorders: Obesity, anorexia nervosa and the patient within. New York: Basic 1973

Buddeberg C. Sexualberatung. Stuttgart: Enke 1983

Buddeberg C. Sexualmedizin. In: Psychosoziale Medizin. Willi J, Heim E, Hrsg. Bd. 2. Klinik und Praxis. Berlin, Heidelberg, New York, Tokyo: Springer 1986: 503–11

Buddeberg C. Soziale Systeme und ihre Regelung. In: Psychosoziale Medizin. Willi J, Heim E, Hrsg. Bd. 1. Grundlagen. Berlin, Heidelberg, New York, Tokyo: Springer 1986: 41–54

Buddeberg C. Brustkrebs. Stuttgart, New York: Schattauer 1992

Carlson GA. Suicide, affektive disorders and women physicians. Am J Psychiat 1981; 138: 1330–5

Christian P. Anthropologische Medizin. Berlin, Heidelberg, New York, Tokyo: Springer 1989

Cierpka M. Der juvenile Diabetiker und seine Familie. Z Psychosom Med 1982; 28: 363–84

Corney RH, Stanton R, Newell R, Clare A, Fairclough P. Behavioural Psychotherapy in the treatment of irritable bowel syndrome. J Psychosom Res 1991; 35: 461–9

Cremerius J. Die Prognose funktioneller Syndrome. Stuttgart: Enke 1968

Cuntz U, Pollmann H, Enck P. Verhaltenstherapie bei gastrointestinalen Funktionsstörungen. Z Gastroenterol 1992; 30: 24–34

De Boor C. Zur Psychosomatik der Allergie, insbesondere des Asthma bronchiale. Bern: Huber 1965

Deter HC. Psychosomatische Behandlung des Asthma bronchiale. Berlin, Heidelberg, New York, Tokio: Springer 1986

Dilling H, Weyerer S. Epidemiologie psychischer Störungen und psychiatrischer Versorgung. München: Urban & Schwarzenberg 1978

Dührssen A. Vorwort zum Themenheft. Zsch psychosom Med 1990; 36: 1023

Egle UT, Hoffmann SO. Psychotherapie und ihre Wirksamkeit bei chronischen Schmerzzuständen. Schmerz 1989; 3: 8–21

Egle UT, Kissinger D, Schwab R. Eltern-Kind-Beziehung als Prädisposition für ein psychogenes Schmerzsyndrom im Erwachsenenalter. Psychother Psychosom Med Psychol 1991; 41: 247–56

Egle UT, Schwab R, Porsch U, Hoffmann SO. Ist eine frühe Differenzierung psychogener von organischen Schmerzpatienten möglich? Nervenarzt 1991; 62: 148–57

Egle UT. Das benigne chronische Schmerzsyndrom. Psychother Psychosom Med Psychol 1992; 42: 261–72

Egle UT, Heucher K, Hoffmann SO, Porsch U. Psychoanalytisch orientierte Gruppentherapie mit psychogenen Schmerzpatienten. Ein Beitrag zur Behandlungsmethodik. Psychother Psychosom Med Psychol 1992; 42: 79–90

Eich W, Hrsg. Psychosomatische Rheumatologie. Berlin, Heidelberg, New York, Tokyo: Springer 1991

Eisendrath SJ. Factitious physical disorders: Treatment without confrontation. Psychosomatics 1989; 30: 383–7

Eisler KR. Der sterbende Patient. Zur Psychologie des Todes. Stuttgart: Frommann-Holzbog 1978

Enck P. Streß und Streßverarbeitung bei chronisch-entzündlichen Darmerkrankungen am Beispiel des Morbus Crohn. Z Praxis der Klinischen Verhaltensmedizin und Rehabilitation 1992; 192–7

Engel GL. Studies of ulcerative colitis. V. Psychological aspects and their implications for treatment. Am J Dig Dis 1958; 3: 315–37

Ermann M. Zur Psycho- und Soziodynamik der Herzneurose. Prax Psychother Psychosom 1986; 31: 250–60

Ermann M. Die Persönlichkeit bei psychovegetativen Störungen. Berlin, Heidelberg, New York, Tokyo: Springer 1987

Esler M, et al. High-renin essential hypertension: adrenergic cardiovaskular correlates. Clin Sci Mol Med 1976; 51: 181–4

Eysenck HJ. The effects of psychotherapy: An evaluation. J Comp Psychol 1952; 16: 319–24

Faber FR, Haarstrick R. Kommentar. Psychotherapie-Richtlinien. Gutachterverfahren in der Psychotherapie. Psychosomatische Grundversorgung. Neckarsulm, München: Jungjohann Verlagsgesellschaft 1989

Fairburn CG. The current status of the psychological treatments for bulimia nervosa. J Psychosom Res 1988; 32: 635–45

Fairburn CG. The heterogeneity of bulimia nervosa and its implications for treatment. J Psychosom Res 1991; 35: 3–9

Feiereis H. Bauchschmerzen aus psychosomatischer Sicht. Therapiewoche 1988; 38: 1452–60

Feiereis H. Bulimia nervosa. In: Psychosomatische Medizin. Uexküll Th von, Adler R, Herrmann JM, Köhle K, Schonecke OW, Wesiack W, Hrsg. München: Urban & Schwarzenberg 1990: 614–34

Feiereis H. Colitis ulcerosa. In: Psychosomatische Medizin. Uexküll Th von, Adler R, Herrmann JM, Köhle K, Schonecke OW, Wesiack W, Hrsg. München: Urban & Schwarzenberg 1990: 782–97

Feiereis H. Morbus Crohn. In: Psychosomatische Medizin. Uexküll Th von, Adler R, Herrmann JM, Köhle K,Schonecke OW, Wesiack W, Hrsg. München: Urban & Schwarzenberg 1990: 798–814

Feuerlein W. Alkoholprobleme des Arztes. Münch med Wschr 1986; 128, 21: 385–8

Forgas P. Soziale Interaktion und Kommunikation. Weinheim: Beltz Psychologie Verlags Union 1992

Fowlie S, Eastwood MA, Ford MJ. Irritable bowel syndrome: The influence of psychological factors on the symptom complex. J Psychosom Res 1992; 36: 169–73

Franz M. Das chronische lumbale Schmerzsyndrom als symptomatische Endstrecke eines psychogenen Konflikts. Nervenarzt 1992; 63: 21–7

Freidl W, Egger J, Friedrich G. Persönlichkeit und Streßverarbeitung bei funktionellen Dysphonikern. Psychother Med Psychol 1989; 39: 300–5

Freidson E. Der Ärztestand. Stuttgart: Enke 1979.

Freyberger H, Müller-Wieland K. Funktionelle Störungen bei chronisch rezidivierender Colitis und Proctosigmoiditis ulcerosa in der Remission. Gastroenterol 1968; 3: 196–203

Freyberger H. Psychotherapeutische Ansätze bei Dialysepatienten und ihren Partnern. In: Psychonephrologie. Balck FB, Koch U, Speidel H, Hrsg. Heidelberg: Springer 1984

Gask L, Goldberg D, Porter R, Creed F. The treatment of somatization: evaluation of a teaching package with general practice trainees. J Psychosom Res 1989; 33: 697–703

Gaus E, Köhle K. Psychische Anpassungs- und Abwehrprozesse bei körperlichen Erkrankungen. In: Psychosomatische Medizin. Uexküll Th von, Adler R, Herrmann JM, Köhle K; Schonecke OW, Wesiack W, Hrsg. 4. Aufl. München, Wien, Baltimore: Urban & Schwarzenberg 1990

Gaus E, Köhle K, Koch U, Beutel M, Muthny FA. Psychosomatische Gesichtspunkte beim künstlichen Organersatz und der Transplantation. Beispiel: Die Behandlung der chronisch terminalen Niereninsuffizienz. In: Psychosomatische Medizin. Uexküll Th von, Adler R, Herrmann JM, Köhle K; Schonecke OW, Wesiack W, Hrsg. 4. Aufl. München, Wien, Baltimore: Urban & Schwarzenberg 1990

Geissner E, Jungnitsch G, Hrsg. Psychologie des Schmerzes. Weinheim: Psychologie Verlag Union 1992

George W, Beckmann D, Vaitl D. Aktuelle empirische Daten zu den Sterbebedingungen im Krankenhaus. Psychother Med Psychol 1989; 39: 3069

Gerhardt U. Parson's Role Theory and Health Interaction. In: Medical Sociology and Sociological Theory. Scambler G, ed. London: Tavistock 1988

Glaser BG, Strauss AL. Interaktion mit Sterbenden. Göttingen: Vandenhoeck und Ruprecht 1974

Groen JJ, Valk JM van der, Ben-Ishay D. Psychological factors in pathogenesis of essential hypertension. Psychother Psychosom 1971; 19: 113

Groeneweg CE, Sidler D, Vasella DL, Adler RH. Das Verpassen somatischer Krankheiten: Berechtigte Furcht oder Chimäre. Schweiz Rundsch Med Prax 1991; 80: 529–36

Grol RPTM. Die Prävention somatischer Fixierung. Berlin, Heidelberg, New York, Tokyo: Springer 1985

Hahlweg K, Feinstein E, Müller U, Dose M. Folgerungen aus der Expressed Emotion-Forschung für die Rückfallprophylaxe Schizophrener. In: Die Schizophrenien. Kaschka WP, et al, Hrsg. Berlin, Heidelberg, New York: Springer 1988: 201–10

Hahn P. Der Herzinfarkt in psychosomatischer Sicht. Göttingen: Vandenhoeck & Ruprecht 1971

Hahn P. Die Bedeutung des »somatischen Entgegenkommens« für die Symptombildung bei der phobischen Herzneurose. Therapiewoche 1976; 26: 963–5

Hahn P. Psychosomatik (2 Bde). Weinheim, Basel: Beltz 1983

Hand I, Wittchen HU, eds. Panic and phobias. Berlin, Heidelberg, New York, Tokyo: Springer 1986

Hansen O, Vogeler K. Körperbezogene Redewendungen in der Therapie psychosomatischer Patienten. Therapiewoche 1981; 31: 943–8

Hau TF. Psychosomatische Medizin. München: Verlag für angewandte Wissenschaften 1986

Heim E. Die Arzt-Patient-Beziehung. In: Psychosoziale Medizin. Heim E, Willi J, Hrsg. Bd. 2. Berlin, Heidelberg, New York, Tokyo: Springer 1986

Heim E. Coping und Adaptivität: Gibt es ein geeignetes oder ungeeignetes coping? Psychother Psychosom Med Psychol 1988; 38: 8–10

Heim E. Stressoren der Heilberufe. Z Psychosom Med 1992a; 38: 207–26

Heim E. Bewältigung der Berufsstressoren in den Heilberufen. Psychoth Psychosom Med Psychol 1992b

Heim E, Willi J. Psychosoziale Medizin. Berlin, Heidelberg, New York, Tokyo: Springer 1986

Helmich P, Hesse E, Köhle K, Mattern HJ, Pauli H, Uexküll Th von, Wesiack W. Psychosoziale Kompetenz in der ärztlichen Primärversorgung. Berlin, Heidelberg, New York, Tokyo: Springer 1991

Helsing KJ, Comstock GW, Szklo M. Causes of death in a widowed population. Amer J Epidemiol 1981; 116: 524–32

Henseler P. Narzißtische Krisen. Zur Psychodynamik des Suizids. Reinbek bei Hamburg: Rowohlt 1974

Herrmann JM, Beischer W, Probst-Geigges Ch. Diabetes mellitus. In: Psychosomatische Medizin. Uexküll Th von, Adler R, Herrmann JM, Köhle K, Schonecke OW, Wesiack W, Hrsg. München: Urban & Schwarzenberg 1990: 859–76

Herrmann JM, Geigges W. Infektionskrankheiten. In: Psychosomatische Medizin. Uexküll Th von, Adler R, Herrmann JM, Köhle K, Schonecke OW, Wesiack W, Hrsg. München: Urban & Schwarzenberg 1990: 877–902

Herrmann JM, Rassek M, Schäfer N, Schmidt TH, Uexküll Th von. Essentielle Hypertonie. In: Psychosomatische Medizin. Adler R, Herrmann JM, Köhle K, Schonecke OW, Uexküll Th von, Wesiack W, Hrsg. München: Urban & Schwarzenberg 1990: 719–44

Herrmann JM, Schonecke OW, Radvila A, Uexküll Th von. Das Hyperventilationssyndrom. In: Psychosomatische Medizin. Uexküll Th von, Adler R, Herrmann JM, Köhle K, Schonecke OW, Wesiack W, Hrsg. München: Urban & Schwarzenberg 1990: 522–8

Herrmann JM, Schonecke OW, Geigges W. Fibromyalgie. In: Psychosomatische Medizin. Uexküll Th von, Adler R, Herrmann JM, Köhle K, Schonecke OW, Wesiack W, Hrsg. München: Urban & Schwarzenberg 1990: 829–34

Herschbach P. Streß im Krankenhaus - Die Belastungen von Krankenpflegekräften und Ärzten/Ärztinnen. Psychother Psychosom Med Psychol 1991; 41: 176–86

Herzog DB. Eating disorders. Psychosomatics 1992; 33: 10–15

Hoffmann SO, Bassler M. Psychodynamik und Psychotherapie von Angsterkrankungen. Nervenheilkunde 1992; 11: 8–11

Hoffmann SO, Egle UT. Die Psychodynamik des Schmerzkranken. Psychother Med Psychol 1989; 39: 183–4

Hoffmann SO, Egle UT. Der psychogen und psychosomatisch Schmerzkranke. Psychother Med Psychol 1989; 39: 193–201

Hoffmann SO, Hochapfel G. Einführung in die Neurosenlehre und Psychosomatische Medizin. 4. erw. Aufl. Stuttgart, New York: UTB Schattauer 1991

Hokanson JE, Shetler S. The effect of overt aggression physiological arousal. J Abnorm Soc Psychol 1961; 63: 446–8

Hokanson JE, Burgess M, Cohen MF. The effect of displaced aggression on systolic blood pressure. J Abnorm Soc Psychol 1963; 67: 214–8

Hollander E, Neville D, Frenkel M, Josephson S, Liebowitz MR. Body dysmorphic disorder. Psychosomatics 1992; 33: 156–65

Jacobs SL, Ostfeld A. An Epidemiological review of the mortality of bereavement. Psychosom Med 1977; 39: 344–57

Johnson CL, Stucky MK, Lewis LD. Bulimia: A descriptive survey of 316 cases. Int J Eating Dis 1983; 2: 3–16

Jordan J, Wagner U. Einweisung in psychosomatische Fachkliniken. Z Allg Med 1992; 68: 778–81

Jordan J, Wagner U. Hausärztliche Begleitung stationärer psychosomatischer Therapie. Z Allg Med 1992; 68: 782–6

Jores A. Der Kranke mit psychovegetativen Störungen. Göttingen: Vandenhoeck & Ruprecht 1973

Jores A. Praktische Psychosomatik. Bern, Stuttgart, Wien: Huber 1981

Karush A, Daniels GE, O'Connor JF, Stern LO. The response to psychotherapy in chronic ulcerative colitis. Psychosom Med 1968; 30: 255–76

Kast V. Trauern. Phasen und Chancen des psychischen Prozesses. Stuttgart: Kreuz 1984

Kiss A. Patient mit funktionellen Beschwerden – was tun? Schweiz Med Wschr 1992; 122: 470–4

Klußmann R. Psychosomatische Überlegungen zum Phänomen Schmerz als Grundlage zum Verständnis des Rheumakranken. Aktuel Rheumatol 1987; 12: 340–6

Klußmann R. Psychosomatische Medizin. 2. Aufl. Berlin, Heidelberg, New York, Tokyo: Springer 1992

Kochen M, Hrsg. Allgemeinmedizin. Stuttgart: Hippokrates 1992

Köhle K, Simons C. Anorexia nervosa. In: Psychosomatische Medizin. Uexküll Th von, Adler R, Herrmann JM, Köhle K, Schonecke OW, Wesiack W, Hrsg. München: Urban & Schwarzenberg 1990: 582–613

Köhle K, Gaus E. Psychotherapie von Herzinfarktpatienten während der stationären und poststationären Behandlungsphase. In: Psychosomatische Medizin. Uexküll Th von, Adler R, Herrmann JM, Köhle K, Schonecke OW, Wesiack W, Hrsg. München: Urban & Schwarzenberg 1990: 697–718

Köhle K, Simons C, Kubanek B. Zum Umgang mit unheilbar Kranken. In: Psychosomatische Medizin. Uexküll Th von, Adler R, Herrmann JM, Köhle K, Schonecke OW, . München: Urban & Schwarzenberg 1990.

Köhle K. Funktionelle Syndrome in der inneren Medizin: Epidemiologie, Ätiologie, Pathogenese, Psychodynamik und Differentialdiagnose. Internist 1991; 32: 3–11.

König K. Angst und Persönlichkeit. Das Konzept vom steuernden Objekt und seine Anwendungen. Göttingen: Vandenhoeck & Ruprecht 1981

Korczak B. Psychische Situation der Akne-Patienten. Fortschr Med 1989; 107: 309–13

Krause R. Die Zweierbeziehung als Grundlage der Psychotherapie. Psyche 1992; 46: 588–612

Kübler-Ross E. Interviews mit Sterbenden. Gütersloh: Gütersloher TB 1978

Küchenhoff J. Zur kommunikativen Funktion psychogener Körperstörungen. Z Psychosom Med 1992: 240–50

Kütemeyer M, Schultz U. Neurologie. In: Psychosomatische Medizin. Uexküll Th von, Adler R, Herrmann JM, Köhle K, Schonecke OW, Wesiack W, Hrsg. München: Urban & Schwarzenberg 1990: 975–99

Kütemeyer M, Schultz U. Lumbago-Ischialgie-Syndrome. In: Psychosomatische Medizin. Uexküll Th von, Adler R, Herrmann JM, Köhle K, Schonecke OW, Wesiack W, Hrsg. München: Urban & Schwarzenberg 1990: 835–47

Leedom L, Meehan WP, Procci W, Zeidler A. Symptoms of depression in patients with Type II diabetes mellitus. Psychosomatics 1991; 32: 280–6

Levenson RW, Ekman P, Friesen W. Vountary facial action generates emotion – specific autonomic nervous system activity. Psychophys 1990; 27: 363–84

Loewit K. Sexuelle Störungen. In: Psychosomatische Medizin. Uexküll Th von, Adler R, Herrmann JM, Köhle K, Schonecke OW, Wesiack W, Hrsg. München: Urban & Schwarzenberg 1990: 635–43

Lürßen E. Psychoanalytische Theorien über die Suchtstrukturen. Suchtgefahren 1974; 20: 145–51

Lüth P. Vor der ersten Sprechstunde. Wiesbaden: Medical Tribune 1981

Maas G. »Non-Compliance«; Probleme der Arzt-Patienten-Beziehung bei der Hypertonie-Dauerbehandlung. In: Zur Psychosomatik von Herz-Kreislauf-Erkrankungen. Köhle K, Hrsg. Berlin: Springer 1982

Masters WH, Johnson WE. Die sexuelle Revolution. Reinbek: Rowohlt 1970

Masters WH, Johnson WE. Impotenz und Anorgasmie. Zur Therapie funktioneller Sexualstörungen. Frankfurt am Main: Goverts 1973

Medalie JH, Goldbourt U. Angina pectoris among 10 000 men. Am J Med 1976; 60: 910–21

Meerwein F. Die Arzt-Patient-Beziehung des Krebskranken. In: Einführung in die Psycho-Onkologie. Meerwein F, Hrsg. 4. Aufl. Bern, Stuttgart, Wien: Huber 1991

Melzack R. Pain perception. Res Publ Assoc Nerv Ment Dis 1970; 48: 272–85

Meyer AE. Die Psychosomatik der Kranken mit Störungen des oberen Verdauungstraktes. In: Praktische Psychosomatik. Jores A, Hrsg. Bern: Huber 1981: 146–58

Meyer AE, et al. Forschungsgutachten zu Fragen eines Psychotherapeutengesetzes im Auftrag des Bundesministeriums für Jugend, Familie, Frauen, Gesundheit. Hamburg-Eppendorf: Universitätskrankenhaus 1991

Meyer JE. Tod und Neurose. Göttingen: Vandenhoeck und Ruprecht 1973

Meyer-Fehr P. Rollentheorie. In: Psychosoziale Medizin. Heim E, Willi J, Hrsg. Bd. 2. Berlin, Heidelberg, New York, Tokyo: Springer 1986

Miller A. Das Drama des begabten Kindes. Frankfurt a.M.: Suhrkamp 1982

Miltner W, Birbaumer N, Gerber W-D. Verhaltensmedizin. Berlin, Heidelberg, New York, Tokyo: Springer 1986

Mitscherlich A. Krankheit als Konflikt. Studien zur psychosomatischen Medizin I. Frankfurt a.M.: Suhrkamp 1966

Mitscherlich A. Krankheit als Konflikt. Studien zur psychosomatischen Medizin II. Frankfurt a.M.: Suhrkamp 1967

Moran MG. Psychological factors affecting pulmonary and rheumatologic diseases. Psychosomatics 1991; 32: 14–23

Muthny F. Krankheitsverarbeitung: Hintergrundtheorien, klinische Erfassung und empirische Ergebnisse. Berlin: Springer 1990

Overbeck G, Biebl W. Psychosomatische Modellvorstellungen zur Pathogenese der Ulkuskrankheit. Psyche 1975; 29: 542–67

Parsons T. The Social System. London: Routledge & Kegan 1951

Paulley JW, Pelser HE. Psychological Managements for Psychosomatic Disorders. Berlin, Heidelberg, New York: Springer 1989

Pennebaker JW, O'Heeron R. Confinding in others and illness rate among spouses of suicide and accidental death. J Abnorm Psychol 1984; 93: 473–6

Perini C, Amann FW, Bolli P, Bühler FR. Personality and adrenergic factors in essential hypertension. Contrib Nephrol 1982; 30: 64–9

Pöldinger W. Einleitung: Ängste in der Schweizer Bevölkerung. In: Angst und Angstbewältigung. Pöldinger W, Hrsg. Bern, Stuttgart, Toronto: Huber 1988: 7–41

Probst B, Wietersheim J von, Wilke E, Feieris H. Soziale Integration von Morbus Crohn- und Colitis ulcerosa-Patienten. Z Psychosom Med 1990; 36: 258–75

Pröll U, Streich W. Arbeitszeit und Arbeitsbedingungen im Krankenhaus. Dortmund: Bundesanstalt für Arbeitsschutz. Forschungsbericht Nr. 386, 1984

Pudel V, Meyer JE. Die Fettsucht als Störung des Appetitverhaltens unter Stress. Dtsch Med Wochenschr 1974; 99: 618–28

Pudel V. Zur Psychogenese und Therapie der Adipositas. Berlin, Heidelberg, New York, Tokyo: Springer 1982

Pudel V, Westenhöfer J. Verhaltenstheoretische Überlegungen zur Entstehung und Behandlung von Eßstörungen. In: Stoffwechsel. Klußmann R, Hrsg. Berlin, Heidelberg, New York: Springer 1988 (Psychosomatische Medizin im interdisziplinären Gespräch)

Raspe HH. Chronische Polyarthritis. In: Psychosomatische Medizin. Uexküll Th von, Adler R, Herrmann JM, Köhle K, Schonecke OW, Wesiack W, Hrsg. München: Urban & Schwarzenberg 1990: 815–28

Rechenberger I. Tiefenpsychologisch ausgerichtete Diagnostik und Behandlung von Hautkrankheiten. Göttingen: Vandenhoeck & Ruprecht 1976

Reimer Ch, Hempling L, Dahme B. Iatrogene Chronifizierung in der Vorbehandlung psychogener Erkrankungen. Prax Psychother Psychosom 1979; 24: 123–33

Reister G, Schepank H. Anxiety and depression in an urban population: Results of the Mannheim Cohort Study. Psychiatr Psychobiol 1989; 4: 299–306

Reister G. Tiefenpsychologische und epidemiologische Aspekte der Angst. In: Angst und Angsterkrankungen.

Medizinische und soziale Aspekte. Müller U, Hrsg. Regensburg: Roederer 1992: 59–70

Reister G, Tress W. Frühkindliche Erfahrung und seelische Gesundheit. Ein Beitrag zur Bedeutung protektiver Faktoren. In: Gefährdung der kindlichen Entwicklung. Poustka F, Lehmkuhl U, Hrsg. München: Quintessenz 1993; 220–9

Richter HE, Beckmann D. Herzneurose. Stuttgart: Thieme 1969

Richter HE. Lernziel Solidarität. Reinbek: Rowohlt 1979

Rogers MP, Reich P. On the health consequences of bereavement. New Engl J Med 1988; 319: 510–2

Rosin U. Balint-Gruppen: Konzeption – Forschung – Ergebnisse. Berlin, Heidelberg, New York, Tokyo: Springer 1988

Rost W-D. Psychoanalytische Modelle des Alkoholismus. Psyche 1986; 22: 289–309

Rudolf G. Psychodynamische und psychopathologische Aspekte des Diabetes mellitus. Z Psychosom Med 1970; 16: 246–63

Rutter M. Psychosocial resilience and protective mechanisms. Amer J Orthopsychiatry 1987; 57: 316–31

Sandler J, Sandler AM. On the Development of Object Relationships and Affects. Int J Psychoanal 1978; 59: 285–96

Sänger-Alt C, Steimer-Krause E, Wagner G, Krause R. Mimisches Verhalten psychosomatischer Patienten. Z Klin Psychol 1989; 18: 243–56

Sapira JD, et al. Differences in perception between hypertensive and normotensive populations. Psychosom Med 1973; 33: 3–9

Saunders C, Baines M. Leben mit dem Sterben. Bern, Göttingen, Toronto: Huber 1991

Schepank H. Psychogene Erkrankungen der Stadtbevölkerung. Berlin, Heidelberg, New York, Tokyo: Springer 1987

Schepank H. Psychogene Erkrankungen der Stadtbevölkerung. Eine epidemiologisch-tiefenpsychologische Feldstudie in Mannheim. Berlin, Heidelberg, New York, Tokyo: Springer 1987

Schepank H, Tress W. Die stationäre Psychotherapie und ihr Rahmen. Berlin, Heidelberg, New York, Tokyo: Springer 1988

Schepank H, Hrsg. Verläufe. Seelische Gesundheit und psychogene Erkrankung heute. Berlin, Heidelberg, New York, Tokyo: Springer 1990.

Schneider-Helmert D. Schlaf und Schlafstörungen. In: Psychosomatische Medizin. Uexküll Th von, Adler R, Herrmann JM, Köhle K, Schonecke OW, Wesiack W, Hrsg. München: Urban & Schwarzenberg 1990: 644–50

Schonecke OW. Psychosomatik funktioneller Herz-Kreislauf-Störungen. Berlin, Heidelberg, New York, Tokyo: Springer 1987

Schonecke OW, Herrmann JM. Das funktionelle kardiovaskuläre Syndrom. In: Psychosomatische Medizin. Uexküll Th von, Adler R, Herrmann JM, Köhle K, Schonecke OW, Wesiack W, Hrsg. München: Urban & Schwarzenberg 1990: 492–511

Schors R. Psychoanalytische Therapie bei chronischen Schmerzsyndromen. Nervenheilkunde 1987; 6: 255–9

Schüffel W, Maass G. Curriculum der Hessischen Landesärztekammer für eine Psychosomatische Grundversorgung. In: Psychosomatische Einrichtungen. Neun H, Hrsg. Göttingen: Vandenhoeck & Ruprecht 1990

Schüffel W, Uexküll Th von. Funktionelle Syndrome im gastrointestinalen Bereich. In: Psychosomatische Medizin. Uexküll Th von, Adler R, Herrmann JM, Köhle K, Schonecke OW, Wesiack W, Hrsg. München: Urban & Schwarzenberg 1990: 512–21

Schüffel W, Herrmann JM, Dahme B, Richter R. Asthma bronchiale. In: Psychosomatische Medizin. Uexküll Th von, Adler R, Herrmann JM, Köhle K, Schonecke OW, Wesiack W, Hrsg. München: Urban & Schwarzenberg 1990: 745–60

Schüffel W, Uexküll Th von. Ulcus duodeni. In: Psychosomatische Medizin. Uexküll Th von, Adler R, Herrmann JM, Köhle K, Schonecke OW, Wesiack W, Hrsg. München: Urban & Schwarzenberg 1990: 761–81

Schütze G. Die Anorexia nervosa. Z Allg Med 1992; 68: 284–8

Seidl O, Klußmann R. Zur Psychosomatik des Weichteilrheumatismus, insbesondere der Fibromyalgie. In: Der Schmerz- und Rheumakranke. Klußmann R, Schattenkirchner M, Hrsg. Berlin, Heidelberg, New York, Tokyo: Springer 1989 (Psychosomatische Medizin im interdisziplinären Gespräch)

Senn HJ. Wahrhaftigkeit am Krankenbett. In: Einführung in die Psycho-Onkologie. Meerwein F, Hrsg. 4. Aufl. Bern, Stuttgart, Wien: Huber 1991

Siegrist J. Die Bedeutung von Lebensereignissen für die Entstehung körperlicher und psychosomatischer Erkrankungen. Nervenarzt 1980; 51: 313–20

Siegrist J, Dittmann K, Rittner K, Weber J. Soziale Belastung und Herzinfarkt. Stuttgart: Enke 1980

Siegrist J. Medizinische Soziologie. München, Wien, Baltimore: Urban & Schwarzenberg 1988

Sigusch V. Therapie sexueller Störungen. 2. Aufl. Stuttgart: Thieme 1980

Silber TJ, D'Angelo LJ. The role of the primary care physician in the diagnosis and management of anorexia nervosa. Psychosomatics 1991; 32: 221–5

Solschenizyn A. Krebsstation. Neuwied: Luchterhand 1968

Sontag S. Krankheit als Metapher. München: Hanser 1981

Sperling E, Massing A. Besonderheiten in der Behandlung von Magersuchtfamilien. Psyche 1972; 26: 257–369

Sporken P. Umgang mit Sterbenden. Düsseldorf: Patmos 1976

Strotzka H. Psychotherapie: Grundlagen, Verfahren, Indikationen. München: Urban & Schwarzenberg 1975

Strupp HH, Binder J. Psychotherapy in a new key: A guide to time-limited dynamic psychotherapy. New York: Basic Books 1984

Stunkard AJ, Pudel V. Adipositas. In: Psychosomatische Medizin. Uexküll Th von, Adler R, Herrmann JM, Köhle K, Schonecke OW, Wesiack W, Hrsg. München: Urban & Schwarzenberg 1990: 565–81

Sullivan HS. Die interpersonale Theorie der Psychiatrie. Frankfurt a.M.: Fischer 1953

Svedlund J. Psychotherapy in irritable bowel syndrome. A controlled outcome study. Acta Psychiatr Scand 1983; 67 [Suppl.306]: 1–86

Swift CR, Seidmann F, Stein H. Adjustment problems in juvenile diabetes. Psychosom Med 1967; 29: 555–71

Tausch AM. Gespräche gegen die Angst. Reinbek: Rowohlt 1981

Thomae H. Anorexia nervosa. Stuttgart: Thieme 1961

Thommen M, Krieger K. Bulimia nervosa. Z Allg Med 1991; 67: 1500–10

Traue HC. Gefühlsausdruck, Hemmung und Muskelspannung unter Streß. Verhaltensmedizin myogener Kopfschmerzen. Göttingen: Hogrefe 1989

Tress W. Zur Psychoanalyse der Sucht. Forum Psychoanal 1985; 1: 61–72

Tress W. Das Rätsel der seelischen Gesundheit. Traumatische Kindheit und früher Schutz gegen psychogene Störungen. Göttingen: Vandenhoeck & Ruprecht 1986

Tress W. Sprache, Person, Krankheit. Vorklärungen zu einer psychologischen Medizin der Person. Berlin, Heidelberg, New York, London, Paris, Tokyo: Springer 1987

Tress W, Hrsg: Die Strukturelle Analyse Sozialen Verhaltens – SASB. Heidelberg: Asanger 1993

Tress W, Henry WP, Strupp HH, Reister G, Junkert B. Die strukturale Analyse sozialen Verhaltens (SASB) in Ausbildung und Forschung. Ein Beitrag zur »funktionellen Histologie« des psychotherapeutischen Prozesses. Z Psychosom Med 1990; 36: 240–57

Tress W, Junkert B. Das SASB-Modell. In: Tress W (Hrsg). Die Strukturelle Analyse Sozialen Verhaltens – SASB. Heidelberg: Asanger 1993

Tress W, Manz R, Sollors-Mossler B. Epidemiologie in der psychosomatischen Medizin. In: Psychosomatische Medizin. Uexküll Th von, Adler R, Herrmann JM, Köhle K, Schonecke OW, Wesiack W, Hrsg. München: Urban & Schwarzenberg 1990: 63–74

Tress W, Schubart W, Fürstenau P. Kommentare zu Peter Fürstenau:»Progressionsorientierte psychoanalytisch-systemische Therapie«. Forum Psychoanal 1992; 8: 77–86

Uexküll Th von. Die funktionellen Symptome in der Praxis. Psyche 1959; 12: 481–96

Uexküll Th von, Adler R, Herrmann JM, Köhle K, Schonecke OW, Wesiack W, Hrsg. Psychosomatische Medizin. München, Wien, Berlin: Urban & Schwarzenberg 1990

Uexküll Th von, Köhle K. Funktionelle Syndrome in der Inneren Medizin. In: Psychosomatische Medizin. Uexküll Th von, Adler R, Herrmann JM, Köhle K, Schonecke OW, Wesiack W, Hrsg. München: Urban & Schwarzenberg 1990: 475-96

Uexküll Th von, Wesiack W. Theorie der Humanmedizin: Grundlagen ärztlichen Denkens und Handelns. 3. Aufl. München, Wien, Baltimore: Urban & Schwarzenberg 1991

Vogel PG. Psychosomatische Aspekte der Psoriasis vulgaris. Z Psychosom Med 1977; 22: 177–89

Watzlawick P, Beavin JH, Jackson DD. Menschliche Kommunikation. Bern, Stuttgart, Toronto: Huber 1990

Weimann G. Die Hyperventilation als pathogenetischer Faktor im Rahmen funktioneller Syndrome. Fortschr Med 1968; 86: 230–2

Weisman AD. On Dying and Denying. New York: Behavioral Publications 1972

Weisman AD. The Psychiatrist and the Inoperable. In: New Meanings of Death. Feifel H, ed. New York: McGraw-Hill 1977

Werner A, Kröger F, Bergmann G, Hahn P. Funktionelle kardiovaskuläre Syndrome. Internist 1991; 32: 12–8

Werner EE, Smith RR. Vulnerable but invincible: a longitudinal study of resilient children and youth. New York: McGraw-Hill 1982

Wicki W, Angst J. Funktionelle Magen- und Darmbeschwerden bei jungen Erwachsenen: Vorkommen, Verlauf, Persönlichkeit und psychosoziale Faktoren. Psychother Psychosom Med Psychol 1992; 42: 371–80

Wietersheim J von, Köhler T, Feiereis H. Relapse – precipitating life events and feelings in patients with inflammatory bowel disease. Psychother Psychosom 1992; 58: 103–12

Willi J. Der Arzt – die Ärztin. In: Psychosoziale Medizin Heim E, Willi J, Hrsg. Bd. 2. Berlin, Heidelberg, New York, Tokyo: Springer 1986

Wirsching M. Krebs. Bewältigung und Verlauf. Berlin, Heidelberg, New York, London, Paris, Tokyo, Hong Kong: Springer 1990

Wirsching M. Kassenärztliche Psychosomatisch/Psychotherapeutische Versorgung. Denkanstöße für die Weiterentwicklung. Dt Ärzteblatt 1991, 88, 49: 2832–4

Wolfgang AP. Job Stress in the Health Professions: A Study of Physicians, Nurses, and Pharmacists. Behav Med 1988; 14: 43–7

Wöller W, Kruse J, Alberti L, Kraut D, Richter B, Worth H, Tress W. Affektiv – Kognitive Anfallsverarbeitung bei Patienten mit Asthma bronchiale Psychother Psychosom Med Psychol 1992; 42: 63–70

Wöller W, Kruse J, Arnolds S, Kraut D, Richter B, Worth H. Negatives Kortisonbild bei Asthma bronchiale. Pneumologie 1992; 46: 326–9

Zander W. Psychosomatische Forschungsergebnisse beim Ulcus duodeni. Ein Beitrag zur Strainforschung. Göttingen: Vandenhoeck & Ruprecht 1977

Zintl-Wiegand A, Cooper B, Krumm B. Psychisch Kranke in der ärztlichen Allgemeinpraxis. Weinheim, Basel: Beltz 1980

Ziolko HU. Hyperphage Eßstörungen. MMW 1982; 124: 285–688

Ziolko HU. Bulimie. Z Psychosom Med 1985; 31: 23–246

Zorn F. Mars. München: Kindler 1977

Sachverzeichnis

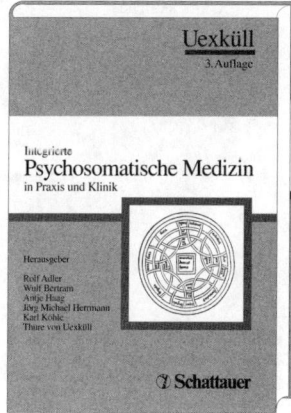
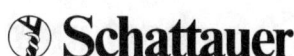

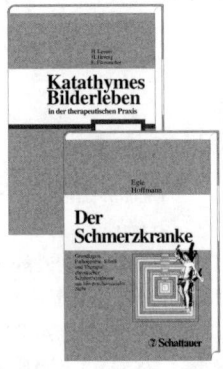
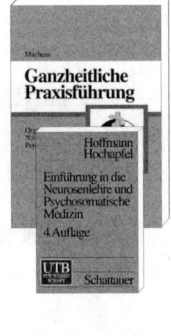
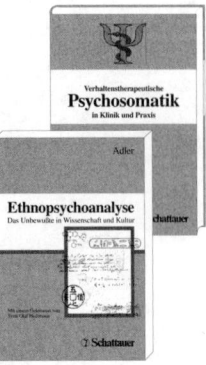
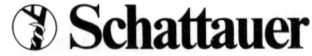